PANDEMIA, CAMBIO CLIMÁTICO, DESASTRES NATURALES...

EN BUSCA DEL EQUILIBRIO DEL "GRAN ECOSISTEMA" MUNDIAL

¿ESTAMOS TAL VEZ PASANDO POR ALTO LA CLAVE PRINCIPAL?

La realidad en la que vivimos y de la que formamos parte, es sumamente compleja, y dada la crítica situación por la que atraviesa la sociedad humana actual, puede merecer la pena reflexionar sobre sus posibles causas, e incluso tal vez indagar en el pasado, en la búsqueda de respuestas a preguntas que han estado en el pensamiento humano desde la antigüedad.

La historia de la humanidad no es meramente una colección de hechos inconexos y sin relación; desde la perspectiva ventajosa del presente, puede apreciarse que el panorama actual del mundo es, en gran parte, una herencia de nuestro pasado, y que podríamos estar encaminándonos al punto culminante al que inevitablemente habrían de llevarnos los grandes errores que se cometieron en él, y que se han repetido cada vez con más intensidad a lo largo de los siglos.

¿Podríamos estar pasando por alto la clave principal, la lección más importante que la historia y la situación actual deberían enseñarnos?

A lo largo de la historia, como veremos, muchos se han sentido intrigados y fascinados por las cosas asombrosas que nos rodean, y han buscado el mayor conocimiento y entendimiento posibles de ellas.

En la actualidad, según creemos, se sabe más que en ninguna época anterior de la que tengamos constancia, pero quizá uno de los mayores descubrimientos de nuestro tiempo es lo mucho que aún desconocemos; todo es mucho más complejo de lo que tal vez hayamos podido pensar, y la investigación sigue; y sin embargo, en general, cuando los equilibrios naturales no se trastornan por diversos motivos (algunos parcialmente conocidos y otros no, o aún no), todo funciona de manera coordinada, asombrosamente coordinada en realidad.

Es cierto que muchas cosas perjudiciales que ocurren parecen deberse a que todo está muy desajustado, pero se reconoce que muchos de estos desajustes son resultado de la intervención humana; desde cierta perspectiva podríamos pensar que vivimos en una realidad caótica, llena de peligros y descontrolada; pero tal vez lo que podría estar diciéndonos realmente la historia, y lo que se sabe actualmente, es que vivimos en una realidad en la que operan fuerzas demasiado poderosas y complejas, como para ser controladas y administradas de manera independiente por la humanidad sola.

Un ejemplo puede ser lo que les está ocurriendo a muchos ecosistemas, cuyo delicado equilibrio se ha visto trastocado por diversas razones; incluso parece que tendríamos que considerar a la Tierra entera, y hasta a todo el Universo, del que la Tierra forma parte, como un gigantesco "ecosistema", en el que cada cosa que existe juega un papel, pero es un hecho que nuestra comprensión y nuestro poder son insuficientes para controlar algo de tal potencia y complejidad; aquí mismo en la biosfera de la Tierra, todo organismo tiene su función, incluidos los microorganismos, sin los cuales la vida no sería posible; por razones que no entendemos plenamente, parece que es cuando no están en el lugar que les corresponde, o cuando su cantidad se descontrola, o su estructura cambia, o nuestras defensas no funcionan como debieran, cuando causan daño; este hecho debería hacernos reflexionar sobre cuál puede ser la posible clave esencial que estamos pasando por alto.

INDICIOS EN NUESTRA HISTORIA RECIENTE

Los descubrimientos científicos han conseguido resolver muchos problemas, y son muchas las cosas beneficiosas que el conocimiento avanzado de nuestros días ha puesto a disposición de la humanidad.

Pero la historia de la ciencia, y del uso que se ha dado muchas veces a sus descubrimientos, tiene también su "lado oscuro": el que hace alusión a los peligros, las desigualdades, y los daños que también se han causado, bien sea por un conocimiento incompleto, o de manera intencionada, motivados por ambición, egoísmo en lugar de altruismo, deseo desmesurado de poder y riquezas, que conduce a guerras y al abuso de los recursos del planeta, y falta de empatía, de la capacidad de "ponernos en la piel" de los más desfavorecidos.

La combinación de técnicas experimentales cada vez más potentes, junto a un entendimiento teórico cada vez más extenso y profundo, ha hecho posible manipular los ingredientes fundamentales de la realidad, las "fuerzas fundamentales", para obtener productos y resultados que, en muchos casos, han sido usados para mejorar la vida de las personas; la medicina, por ejemplo, puede combatir ahora con éxito, enfermedades que en el pasado fueron plagas mortíferas, que causaron la muerte de miles o hasta millones de personas; el conocimiento aumentado también ha hecho posible el desarrollo tecnológico actual, que ha puesto a disposición de la humanidad la posibilidad de realizar cosas que hubieran sido consideradas prodigios, prácticamente milagros, por personas del pasado.

La ciencia ha desvelado que la realidad en la que vivimos es un auténtico "País de las Maravillas" donde ocurren y pueden ocurrir todo tipo de cosas extrañas, aunque no todas son buenas; algunas, de hecho, son terribles; después de todo, Alicia también pasó miedo cuando estuvo en el "País de las

Maravillas", cuyos habitantes parecían estar todos locos; y en ese aspecto puede que nuestro mundo no se diferencie mucho.

Desgraciadamente, lo que se ha conseguido no beneficia por igual a toda la sociedad humana, y hay muchos desequilibrios.

Intereses egoístas y un conocimiento incompleto pueden conducir a un agotamiento de los recursos de nuestro planeta; y, como en el cuento de "El aprendiz de brujo", se han desatado enormes poderes que no se sabe bien como controlar, y que incluso se han usado a veces para causar mucho daño.

Consideraremos con más detalle, algunas de las cosas más graves que el "progreso" y el desarrollo tecnológico también han ocasionado, con la intención de que reflexionemos sobre las muchas cosas que se deberían corregir, y las lecciones que la historia más reciente nos enseña.

EL "LADO OSCURO" Y UNA REFLEXIÓN FINAL

Los científicos son seres humanos como los demás, con sus virtudes y defectos, y la historia de la ciencia no siempre es un relato sobre los esfuerzos y logros de personas bien intencionadas, y que colaboran con gusto por el bien común.

En muchos casos sí es así, o al menos la intención de muchos de sus protagonistas probablemente ha sido buena.

Pero también ha habido y hay mucha competencia, más que colaboración, una carrera por ser el primero, y obtener prestigio y beneficios económicos.

Por otro lado, las investigaciones científicas requieren financiación, y en el mundo en que vivimos (y parece haber sido así a lo largo de toda la historia humana), los que disponen de los medios económicos y el poder político, no suelen ser filántropos desinteresados y humanitarios; más bien parece que lo que abunda es todo lo contrario.

Los descubrimientos de la ciencia han producido también sus "daños colaterales".

En muchos casos los investigadores han estado expuestos a sustancias peligrosas sin saberlo, y el progreso en el conocimiento se ha cobrado sus víctimas.

La investigación con animales y seres humanos no siempre está moderada por elevados principios morales y éticos, y eso, junto con un conocimiento incompleto, seguramente ha sido causa de mucho sufrimiento en organismos vivos, así como de daños permanentes y gran cantidad de sacrificios; las opiniones sobre estas prácticas pueden estar divididas sobre si el fin justifica los medios, pero uno se estremece al leer en los libros de historia que "para poner fin a la 2ª guerra mundial", fue "necesario" el lanzamiento de dos bombas atómicas.

¿Qué hay, o qué falta en el ser humano, que permita entender que conseguir "paz duradera", solo sea posible causando una tremenda destrucción y un horrible sufrimiento?. ¿No es capaz una sociedad humana avanzada de encontrar otros medios?.

Es una terrible y patética ironía, el hecho de que en tiempos de guerra, los descubrimientos científicos y progresos tecnológicos se aceleran.

Todos los recursos se ponen al servicio de la prioridad del momento: obtener la victoria; y seguramente todos los talentos científicos que colaboran para lograrlo, lo hacen convencidos de que están "en el lado bueno", pero.......¿quién sabe......?.

LA ASOMBROSA Y ESTREMECEDORA HISTORIA DE LA "BOMBA ATÓMICA"

Cuando se desarrollaron las primeras bombas atómicas, que utilizan la fisión nuclear para producir una reacción en cadena, parecía existir la opinión de que la posesión del "arma definitiva" por parte de un solo país, garantizaría la "paz duradera".

Pero, ¿cuál es el "arma definitiva"?.

Para ese tiempo, los científicos ya sabían que existía otro proceso nuclear, la fusión, que liberaba unas cantidades de energía muchísimo mayores, solo que no disponían de ningún medio que generase la energía necesaria para que se produzca la fusión.

En ese momento, tal cantidad de energía solo estaba disponible en el Sol y en las estrellas.

Sin embargo, algún tiempo después del lanzamiento de las bombas atómicas sobre Hiroshima y Nagasaki, se desarrollaron las bombas de Hidrógeno, de un poder destructivo muchísimo mayor.

Los científicos ahora sí disponían de la "cerilla" que al encenderse generase la temperatura necesaria para producir la fusión: la bomba atómica de fisión.

Sí, una bomba atómica convencional, de Uranio o Plutonio, como las que se lanzaron sobre Japón, es "simplemente" el "detonante" de las bombas de Hidrógeno, pues genera al estallar, la enorme temperatura necesaria para que se produzca la fusión nuclear del hidrógeno, imitando el proceso por el que el Sol y las estrellas generan energía, lo que nos permite hacernos una idea del tremendo poder destructivo de tales artefactos.

Es cierto que uno también se estremece al pensar lo que hubiera ocurrido si Adolf Hitler y los suyos hubiesen obtenido la victoria en la 2ª guerra mundial, y hubiesen tenido éxito sus planes de obtener la dominación mundial; y está claro que hacía falta poner fin a la barbarie "nazi".

Pero lo cierto es que, aunque el "proyecto Manhattan" para desarrollar la bomba atómica, que duró varios años, se había puesto en marcha cuando todavía no estaba claro cuál sería el resultado de la guerra en Europa, antes de que se consiguiese por fin obtener la bomba, ya era evidente que Hitler no iba a obtener la victoria.

Sin embargo el proyecto siguió adelante; Estados Unidos y Japón, estaban librando su propia batalla para obtener el dominio en el Pacífico (¿Pacífico?), y ya se había producido el ataque japonés a Pearl Harbor.

El desarrollo de la bomba hizo necesaria la participación de muchas personas, y la construcción de muchas instalaciones.

Hacían falta plantas químicas, pues los materiales radiactivos se encuentran distribuidos en la naturaleza en cantidades muy pequeñas, y obtener la cantidad necesaria fue un proceso laborioso; se requirió también por supuesto, la participación de muchos de los científicos más destacados de aquel tiempo.

La primera bomba atómica que hizo explosión en nuestro planeta, no fue la que se lanzó sobre Hiroshima, sino la que se dejó caer desde una elevada torre construida con ese fin, sobre el desierto de Nuevo Méjico; había que hacer una prueba antes de utilizarla contra el enemigo.

A varios kilómetros del lugar de la explosión, se había construido un bunker, en el que se encontraba el físico al que se había puesto a cargo de la dirección del proyecto, J. Robert Oppenheimer, junto con otros científicos y mandos militares, provistos también de protección para los ojos, puesto que se había calculado que si la prueba tenía éxito, la explosión generaría un enorme resplandor que les cegaría; la prueba tuvo éxito, y de hecho la potencia de la explosión fue mayor de lo que se había calculado.

Todos los que estaban allí quedaron atónitos; Oppenheimer era un hombre sumamente culto, que entre otras cosas, sabía leer sánscrito, y se interesaba por la religión hindú; al contemplar la explosión le vino a la mente un pasaje del Bhagavad-Guita, que al parecer pronunció en voz baja: "Me he convertido en Muerte, el Destructor de Mundos".

Hubo algunos científicos que expresaron la opinión de que no era necesario lanzar la bomba sobre una ciudad habitada, y causar la muerte de muchísimas personas; podría bastar con una demostración sobre una zona deshabitada, para que el gobierno japonés, cuya máxima autoridad era el Emperador Hirohito, comprendiese claramente que Estados Unidos poseía ahora un arma de destrucción masiva, de una potencia nunca vista hasta entonces, a la cual no podían enfrentarse.

Pero esas opiniones no fueron compartidas por muchos otros, y las bombas se lanzaron, la primera sobre Hiroshima, y la siguiente, poco después, sobre Nagasaki; se puso fin inmediatamente a la guerra.

Es cierto que si la guerra hubiese seguido, hubieran muerto miles de personas más; pero es muy lamentable que la "paz" solo se pudiese conseguir así.

Oppenheimer mismo, aunque como científico estaba satisfecho de que el "proyecto" que se le encomendó dirigir diese resultado, sintió una enorme tristeza y remordimiento, que no dudó en expresar públicamente, llegando incluso a decir, en una conversación con el presidente, que sentía que sus manos estaban manchadas de sangre, y desde entonces manifestó la importancia de que hubiese un control internacional sobre el desarrollo y construcción de armas nucleares y evitar que empezase una "carrera armamentística".

Pero la Unión Soviética ya había puesto en marcha con éxito su programa para construir y probar artefactos nucleares, y la "carrera" que Oppenheimer temía no se pudo detener.

Curiosamente, la postura que mantuvo, finalmente condujo a que se le retirara su "credencial de seguridad" sobre asuntos de armas nucleares, y no tuvo más participación, siendo como había sido el director científico del proyecto que obtuvo la primera bomba atómica.

Comenzó entonces un periodo de competencia entre Estados Unidos y la Unión Soviética, que duró muchos años, la llamada "guerra fría", en la que hubo momentos de mucha tensión internacional, como el episodio de "los misiles de octubre", en la época del presidente norteamericano John Fitzgerald Kennedy, cuando la Unión Soviética instaló en Cuba misiles nucleares.

Se considera que la "guerra fría" terminó cuando se disolvió la Unión Soviética en el siglo XX, aunque Rusia sigue siendo un país poderoso, y ahora muchos otros países poseen armamento nuclear.

Aunque confiamos en que se mantenga y se imponga la cordura, lo cierto es que la cantidad de armas nucleares que podrían ser usadas, junto a "armamento más convencional", que con el desarrollo tecnológico actual se ha hecho "terriblemente sofisticado", hacen que la Tierra que habitamos, desgraciadamente, y pese a la belleza que alberga en muchos lugares, también puede ser considerada como un "enorme polvorín".

Cabe preguntarse qué estaban haciendo Oppenheimer, y muchos otros de los físicos que participaron en el "proyecto Manhattan", antes de ser reclutados para desarrollar la bomba atómica.

LOS HOMBRES QUE ESTUDIABAN LAS ESTRELLAS

Y la respuesta no puede ser más irónica: estaban fascinados estudiando algo sumamente hermoso; estaban comenzando a obtener un entendimiento profundo sobre las estrellas que brillan en el cielo nocturno, sobre cómo generan su gran cantidad de energía.

Las bonitas fotografías tomadas por el telescopio espacial Hubble, que ahora podemos ver en muchos libros o en Internet, son una muestra de toda la belleza que hay allí arriba.

Oppenheimer y el equipo que trabajaba con él, estudiaban el colapso gravitacional que se produciría en una estrella de masa tan elevada, que ni siquiera la luz podría escapar de su poderosa atracción gravitatoria; su estudio era teórico, pero si con el tiempo se detectase la posible presencia de un objeto semejante, se percibiría en los grandes telescopios de la Tierra como un "agujero negro", una región del espacio interestelar que ejercería una fuerte atracción sobre las estrellas visibles "próximas" (en escala astronómica), pero que parecería desde aquí una región vacía.

En el libro de Kip Thorne: "Agujeros negros y Tiempo curvo", aparece una fotografía de Oppenheimer en ese periodo, que muestra el rostro de alguien que está impresionado y embelesado al estudiar las estrellas, una expresión de admiración y entusiasmo, muy diferente a las imágenes posteriores que se ven de él en documentales, en alguno de los cuales incluso se le ve llorando en público; es cierto que el paso de los años, el suicidio de su esposa, y el trato que recibió posteriormente del gobierno, tuvieron que contribuir a su aspecto deteriorado, pero su consternación por los efectos, a corto y largo plazo, de su trabajo sobre la bomba, debió ser uno de los factores que más le afectaron, pues él mismo lo manifestó así.

Hay una anécdota real que se cuenta, del tiempo en el que se estaba obteniendo la comprensión del proceso por medio del cual el Sol y las estrellas brillan, llegando a alcanzar temperaturas tan elevadas que se produce la fusión del hidrógeno y se genera helio, e incluso elementos más pesados en su interior.

Cierto físico salió con su novia una noche, y mientras estaban tumbados sobre la hierba, contemplando el cielo, ella comentó: "!qué bonito brillan las estrellas esta noche!", y él contestó: "sí, y en este momento yo soy la única persona en el mundo que sabe por qué brillan".

¿Quién les iba a decir a los físicos que estaban entusiasmados con el entendimiento que estaban obteniendo, que éste iba a ser usado con tan terribles consecuencias?.

En los libros "Mi visión del mundo", "Mis ideas y opiniones", y en otros escritos, Albert Einstein habló mucho sobre el tema de la paz mundial.

Fue más lejos incluso que Oppenheimer al manifestar su opinión sobre la necesidad de un "gobierno mundial", y no solo un "organismo internacional", que frenase la proliferación de armas nucleares, y garantizase el mantenimiento de la paz en el mundo.

Él no fue llamado a participar en el proyecto para fabricar la bomba; sin embargo, varios físicos de renombre, redactaron una carta dirigida al presidente norteamericano, en la que expresaban su temor de que Alemania pudiese construir una bomba atómica de fisión, pues sabían que los físicos alemanes ya habían hecho experimentos en los que habían conseguido la fisión del átomo; pensaron que si

Einstein añadía su firma a la carta, junto a la de ellos, ésta tendría mucho más peso, debido al reconocimiento y prestigio de Einstein como científico.

Consiguieron transmitir a Einstein su temor, y éste finalmente accedió a firmar también la carta.

Él mismo, que era de origen judío, había tenido que abandonar Europa y trasladarse a los Estados Unidos cuando Hitler accedió al poder.

Bajo el gobierno nazi, las teorías científicas de Einstein fueron criticadas y negadas, y hasta se llegó a publicar un libro titulado; "Cien autores en contra de Einstein", que compilaba los comentarios de cien científicos contra las teorías formuladas por Einstein.

Cuando supo de ello comentó: "¿Por qué cien?, si estuviera equivocado con uno solo hubiera sido suficiente".

Einstein se mostró profundamente consternado cuando supo del lanzamiento de las bombas, y de sus terribles efectos sobre la población.

Resulta sumamente irónico, una especie de "broma macabra, de mal gusto y muy pesada", que personas tan amantes de la paz como Albert Einstein, y los científicos que estudiaban las estrellas, y sentían admiración por la belleza de lo que estaban aprendiendo, de repente se vieron arrastrados a utilizar sus conocimientos, con fines destructivos aquí en la Tierra.

Los secretos que los cielos les estaban desvelando, acabaron siendo imitados aquí, en este bello planeta azul, en una "escala pequeña" (relativamente hablando), con la explosión de la primera bomba de hidrógeno, una bomba de fusión termonuclear, que evaporó un atolón entero en medio del océano, perteneciente al archipiélago de las islas Marshall, en la región de Micronesia, y esparció una radiación letal que afectó gravemente al ecosistema de la zona, a su flora y fauna.

Es tan paradójico que uno se pregunta si no habrá alguna "mano siniestra" que mueve los hilos, escondida entre bastidores (¿quién mueve los hilos?).

LAS DESIGUALDADES DE NUESTRA "CIVILIZACIÓN AVANZADA"

Cómo se ha comentado antes, la medicina dispone ahora de medios para combatir enfermedades que fueron plagas en el pasado.

Pero es lamentable que esos adelantos no estén disponibles para todos, y que haya niños, y también mayores, que están sufriendo, o que incluso mueren, a causa de enfermedades para las que ya existe remedio, simplemente porque han nacido en lugares de la Tierra en los que tales recursos no están disponibles.

En muchos lugares las personas no disponen de un alojamiento adecuado, ni de recursos para obtener la alimentación necesaria.

Esto ocurre en países enteros, donde prácticamente la mayor parte de la población es pobre.

Pero también en países donde la gente por lo general, tiene acceso a lo necesario para tener una vida digna, y hasta más de lo necesario, lo cual en sí mismo no es malo, hay muchas personas "sin techo", y con recursos muy escasos.

Se podría argüir que la "economía" es un asunto muy complejo, y es cierto que lo es; se han ensayado una variedad muy amplía de "sistemas económicos", y se han puesto en práctica diferentes "teorías económicas", y aunque se ha comprobado que algunas son mejores que otras, ninguna parece ser la que se necesita para satisfacer con equidad las necesidades de todos por igual.

Hay muchos factores sociales que habría que analizar, es cierto, y también puede ser verdad que muchas personas se buscan su propia ruina, pero no se puede usar ese argumento para justificar la gran cantidad de desigualdades que existen, sobre todo cuando se sabe que "unos pocos", un porcentaje relativamente pequeño de la población mundial, acumula un porcentaje muy grande de la riqueza disponible.

EL AGOTAMIENTO DE LOS RECURSOS DEL PLANETA

Y por último dirigimos la atención a un tema que debería preocupar a todos; y "afortunadamente" preocupa a muchos, pero "desgraciadamente", el poder para abordar este problema como se debiera, por lo general está en las manos de los pocos a los que no parece preocuparles, porque son los que más se benefician del abuso que se hace de los recursos disponibles.

Es cierto que muchos "desastres naturales" ocurren sin que podamos hacer nada, porque en este planeta operan fuerzas muy poderosas sobre las que no tenemos control.

También es verdad que los ecosistemas son muy complejos, y todavía no tenemos un conocimiento completo, ni un entendimiento lo suficientemente profundo, y eso puede causar daño a la Tierra, que no es deliberado; el intentar progresar en tal entendimiento es lo único que se puede hacer en la actualidad.

Pero todos sabemos que mucho del perjuicio que se le está haciendo a nuestro hogar en el Universo, sí se podría evitar, como la tala indiscriminada de bosques, que convierte paraísos en desiertos, la emisión a la atmosfera de una gran cantidad de productos nocivos, la contaminación de los mares y océanos, y muchas cosas más a las que se podría poner remedio, si todavía estamos a tiempo para ello, si el mundo no se moviera solo por intereses comerciales y beneficios a corto plazo, si fuésemos capaces de mirar hacia el futuro, y reflexionásemos sobre qué les vamos a legar a las generaciones venideras, si estamos dispuestos a dejar algo para ellos, pues son nuestros hijos, nietos, bisnietos y tataranietos (si es que el planeta no se arruina por completo, antes incluso de que nazcan), en definitiva, si aplicamos mesura, y tomamos solo de este bello planeta azul, solo lo que realmente necesitemos y en la medida apropiada, y si es posible, tratamos de enmendar el daño que ya se ha causado.

¿De qué nos serviría trocar toda la vegetación y la fauna de la tierra y de los mares por "papel moneda"? ¿Qué haríamos con el dinero si no hemos dejado nada que podamos comprar?.

INDICIOS EN LA INGENIOSA ESTRUCTURA MATEMÁTICA DEL MUNDO

El famoso físico Paul Dirac, del que hablaremos después, que descubrió cómo fusionar la mecánica cuántica y la relatividad especial, y contribuyó así a una profunda e inesperada comprensión de la Tabla Periódica de los Elementos, el fundamento de toda la química, la bioquímica y la biología molecular, dijo, al hablar de sus descubrimientos, algo semejante a esto: "Uno podría expresar la situación diciendo que

Dios es un matemático de orden muy elevado, y que Él usó matemática muy avanzada para crear el Universo"

Más adelante consideraremos la ingeniosa matemática que modela nuestro mundo.

Las matemáticas que trataremos se aplican generalmente al estudio de cosas inanimadas, como las estrellas y los átomos; después de observar su aplicación a las estructuras más sencillas, será bueno reflexionar en las siguientes preguntas: ¿somos capaces de imaginarnos las complejas "fórmulas" que serían necesarias para describir los complicados sistemas biológicos, los organismos vivos, los ecosistemas o el cerebro humano?; se considera "grandes matemáticos" a los que descubrieron las complicadas e ingeniosas relaciones que analizaremos; ¿hay que considerar necesariamente irrazonables y anticientíficas a las personas que piensan que esas relaciones, y las increíblemente complejas que serían necesarias para describir la vida, señalan a la existencia de un "Gran Matemático"?

Aunque a veces leemos, al explicar declaraciones como esa, que los científicos usan la expresión "Dios" en sentido metafórico, para referirse a lo que

Einstein llamó "la ***inteligencia*** manifiesta en la naturaleza", al menos habría que admitir creo, que no se debería menospreciar a los que no pueden evitar asociar "matemática avanzada" e "inteligencia" con una "Mente Superior".

Hay científicos que consideran que hay que evitar relacionar de cualquier manera "ciencia" y "Dios", alegando que lo que llaman "el Dios de los vacíos", recurrir a la idea de "Dios" para explicar todo aquello que no se entiende plenamente, es un freno para la investigación científica (aunque hay una cantidad considerable de científicos que manifiestan creer en Dios).

A diferencia de esa manera de pensar, hay muchos que encuentran el respeto, curiosidad y admiración que generan en nosotros las cosas que nos rodean, como una fuerte motivación para seguir investigando, porque se "interesan intensamente en todas Sus maravillosas obras".

Los argumentos de tipo ontológico, de los que también hablaremos, que han sido objeto de consideración desde la antigüedad, por parte de pensadores, filósofos, matemáticos y otros científicos, les han hecho llegar a conclusiones, de un tipo o de otro, sin necesidad de relacionarlos con los argumentos de diseño, reflexionando solamente sobre el tema de la "existencia" y el límite máximo de lo que existe; creo que sería difícil convencer a un matemático de que las "entidades abstractas" o "abstracciones", que estudia con tanto interés, no son algo real, independientemente de cual sea su postura filosófica sobre lo que son las matemáticas, o sobre la naturaleza de la "realidad" que tienen esas estructuras abstractas.

Pero aunque sean campos de estudio distintos, creo que podría haber una sutil conexión entre "ontología" y "diseño".

¿A qué conclusiones podemos llegar?

La ontología es la rama de la filosofía que se ocupa del tema de la existencia, de qué es lo que puede existir, del "Ser" y todo lo que se relaciona con un tema tan interesante e importante.

Parece claro que _algo existe_ , pues si no es así, ¿qué es todo lo que percibimos, y que estudiaremos parcialmente aquí?

El pensamiento "solipsista", y otras formas de pensar que se asemejan, parecen llegar a la conclusión de que los descubrimientos que se han hecho hasta ahora, corroboran la idea de que "nada es real".

Lo que se ha desvelado parece que ha llevado a algunas personas a pensar así, o que confirma que es cierto lo que ya pensaban antes.

Pero los descubrimientos realizados hasta ahora no muestran que "nada existe en realidad"; lo que se ha descubierto más bien tiene que ver con la manera tan sorprendente en qué se genera lo que experimentamos como "realidad"; no se parece a la manera en que la experimentamos directamente a través de nuestros sentidos; esa experiencia directa es sumamente hermosa cuando pensamos en toda la belleza que se percibe en el mundo natural; pero la comprensión más profunda que se ha obtenido hasta ahora sobre cómo se genera, revela otro tipo de belleza, una "belleza oculta" que nos deja atónitos, la belleza de unas ingeniosas y profundas relaciones, que nos llenan de admiración.

Los argumentos de tipo ontológico y los argumentos de diseño, parecen reforzarse mutuamente. Los argumentos ontológicos parecen llevar inevitablemente a la conclusión de la existencia del "Ser Supremo", y si es así, necesariamente todo lo demás que "llegue a ser" debe revelar también una "Inteligencia Infinita".

(El pensamiento llamado: "creacionista", que sostiene entre otras cosas, que todo lo que existe fue creado en seis días de veinticuatro horas, y hace solo unos pocos miles de años, se usa a menudo para mostrar la flagrante contradicción de la historia bíblica con los descubrimientos científicos; pero un entendimiento correcto del relato de los primeros capítulos del libro de "Génesis", analizando el significado de las palabras del lenguaje original en que fue escrito, revela más bien una sorprendente concordancia con las deducciones de la cosmología y la geología, en cuanto al estado inicial de la Tierra, y el orden progresivo general que condujo a la aparición de la vida).

¿Qué es la realidad?

Los descubrimientos de la ciencia actual sugieren ideas que se parecen notablemente a las concepciones sobre la naturaleza de la realidad que se tienen desde tiempos antiguos, puesto que nuestro familiar "mundo material" se ha "evaporado" ante los descubrimientos de la teoría cuántica, la relatividad y la neurociencia, para convertirse en algo que parece ser más "espiritual" que "material".

No es que lo que siempre hemos llamado "materia" no exista, sino que se ha descubierto que la propia "materia" parece ser algo "espiritual", generado por relaciones matemáticas abstractas, y con la intervención de una entidad de naturaleza mental.

La información consiste en conceptos y relaciones entre ellos, que tienen **_significado_** , y son los programas informáticos los que generan la "realidad virtual" y la "realidad simulada".

Hoy se ha hecho popular la idea de que podríamos estar viviendo en una "simulación", pero si alguien genera la realidad en la que vivimos, y a nosotros mismos, si alguien tiene esa capacidad, ¿por qué habría de "simular" una realidad que ya conoce; ¿por qué no "generar" otro tipo de realidad?.

Tendríamos que hablar entonces de "realidad generada", más bien que de "simulación".

Por los escritos que nos han llegado sabemos que los antiguos griegos propusieron ideas sobre la realidad, y sobre los elementos fundamentales que componían todo lo que observamos.

Pármenides de Elea relató en un poema, lo que según él le había revelado una diosa, en el que enfatiza una distinción entre lo que es, o existe, y lo que no es, o no existe, entre el "Ser" y el "No ser"; del "No ser" no puede originarse nada, puesto que no existe, por tanto el "Ser" (o lo que es, lo que sí existe) no se ha originado de lo que no es; de hecho, de acuerdo con Parménides el cambio es imposible, puesto que implica que algo deja de ser lo que es para convertirse en otra cosa, lo que requeriría (al dejar de ser lo que es), pasar de Ser a No ser y de No ser a Ser (a ser algo distinto), lo que contradice la conclusión anterior de que del "No ser" no puede originarse nada.

Por tanto "el Ser" no puede haber tenido origen ni principio.

Platón propuso posteriormente que el mundo de apariencias que percibimos puede ser algo así como un reflejo imperfecto de un mundo superior que da origen a nuestra realidad, el "mundo de las ideas", y entre las ideas que, al parecer, siempre han sido ciertas, como "verdades intemporales", cabe destacar los conceptos y relaciones que se estudian en matemáticas; un ejemplo sencillo es el valor preciso del número π, la "razón" entre la longitud de una circunferencia y la de su diámetro; ese valor preciso no ha sido inventado por el hombre, sino que tiene que calcularlo usando determinados procedimientos o algoritmos; ese valor seguiría siendo el mismo aunque desapareciera de todos los lugares en los que esté registrado, incluidos cerebros humanos; siempre ha sido el mismo y siempre lo será, aun cuando no estuviera registrado en ningún "soporte material"; no necesita, por lo tanto, "espacio" para ser verdad, y es además una "verdad eterna e intemporal".

Incluso hoy día muchos científicos comparten el punto de vista platónico de las matemáticas, y se ha llegado a proponer que la realidad que experimentamos no es otra cosa que matemáticas o información.

Wigner expresó su asombro ante "la casi irrazonable efectividad de las matemáticas en la descripción del mundo físico", y John Wheller, cuando se le preguntó sobre cual creía que finalmente resultaría ser el elemento fundamental de la realidad, acuñó la famosa frase: "It from bit", para referirse al hecho de que la "información" es el fundamento de la realidad.

Hasta algo tan complejo como un ser humano, con cerebro incluido, podría ser descrito por unas relaciones matemáticas muy complicadas y elaboradas, pues estamos hechos de las entidades más fundamentales que tienen naturaleza matemática, y que son descritas por relaciones matemáticas.

Por supuesto, al crecer en complejidad las estructuras matemáticas, aparecen nuevas capacidades y propiedades emergentes, que no parecen tener los entes más fundamentales; resulta sorprendente pensar que pudiéramos ser estructuras matemáticas que habitan en el mundo platónico, abstracto e intemporal que concibieron Parménides, Platón y otros filósofos posteriores, pero eso es lo que están considerando algunos científicos de hoy, sumamente impresionados por el poder de las relaciones matemáticas, por su potencia para describir el "mundo físico", lo que inspira una sensación de que tienen poder generador, y que su misma existencia, que parece ser una necesidad lógica, y el hecho de que describan con tanta precisión tal "mundo físico", podría estar realmente diciéndonos que este no es otra cosa que la mismísima manifestación del "mundo matemático", y que por lógica debe contener estructuras de tan alto nivel de complejidad que llegan a ser autoconscientes.

Si es realmente así, cabe preguntarse por qué el Universo parece tener una "historia", y nosotros mismos no tenemos consciencia de haber existido siempre; pero eso podría estar relacionado con los "recuerdos".

Platón mismo expuso su teoría de la reminiscencia, en la que proponía que ya habíamos vivido en su "mundo de las ideas", pero lo habíamos olvidado; hay casos de personas que pierden la capacidad de grabar nuevos recuerdos, y para ellos es como si el tiempo no existiese, como si cada pocos minutos todo empezase de nuevo; en filosofía se consideran los ejemplos que han sido llamados "Tierra de cinco minutos" y "cerebro en una cubeta", que sugieren que nuestra percepción de la existencia y la realidad serían las mismas que tenemos, si alguien o algo activase las regiones adecuadas de "nuestro cerebro", que podría estar en una cubeta, y la Tierra y todo lo demás, tener solo cinco minutos, pero "nuestros recuerdos" y otros registros hacernos creer otra cosa; hay neurocientíficos que hablan de que nuestro "cuerpo" y nuestro "yo" pudiera ser una creación del "cerebro", como en la "realidad virtual"; a veces se menciona que la realidad podría consistir en "instantes de experiencia" que contienen recuerdos de otros instantes; tales "instantes" podrían existir eternamente como estructuras matemáticas, y aunque fuesen experimentados una y otra vez, no lo notarían, pues cada "instante" no contiene el recuerdo de haber sido ya experimentado.

Estas ideas, aunque han sido sugeridas por los descubrimientos en neurociencia, y por el avance de las simulaciones por ordenador, y las técnicas de "realidad virtual", "realidad simulada" y "videojuegos", no son nuevas; ya hemos hablado de la ideas de Parménides y de Platón, y también René Descartes consideró el ejemplo de un "geniecíllo" que nos hiciese experimentar el "mundo" a su antojo; Fred Hoyle, científico que también escribió libros de ciencia ficción, ilustró la idea que estamos considerando sobre la "realidad" y el "tiempo" de manera semejante; todos los "instantes de experiencia" están ya ahí, eternamente, como casilleros que contienen los recuerdos de otros instantes; sin importar el orden o el número de veces que cada casillero es "activado", los "sujetos" que "viven en ellos" experimentan su "mundo" tal como nosotros, con un "orden temporal" y una existencia construida de "instantes únicos".

Pero la propuesta de que la realidad sea el mundo matemático, un mundo de conceptos e ideas y relaciones entre ellos, intemporal, y que existe necesariamente porque la lógica lo exige, tiene profundas implicaciones.

¿Cuál es el límite máximo de lo que existe?; según las matemáticas no hay límite pues estas son infinitas; pero entonces todo lo imaginable e incluso lo no imaginable existe; los "unicornios" que usó Kant para invalidar el argumento ontológico sobre la existencia de Dios de Anselmo de Canterbury también existen, pues cualquier forma geométrica puede ser descrita por matemáticas, y no parece imposible que pudiera existir un genoma de ADN que tuviese la capacidad de generar el cuerno en la cabeza del unicornio.

¿Significa esto que todo sin excepción existe?; quizá la propuesta del Universo Matemático, que parece encontrar en esto un problema, venga con la respuesta ya incorporada.

Hemos comentado antes, que al crecer en complejidad, las matemáticas pueden llegar a contener estructuras autoconscientes; además, seres autoconscientes, como los seres humanos tienen también poder causal, pues pueden tomar decisiones y realizar acciones que tendrán un efecto determinado; pero llevando la idea hasta su límite lógico, habrá que llevarla hasta el infinito, y eso conduce a una Consciencia Infinita, con poder causal infinito, que por tanto podrá decidir qué estructuras activar o no, de modo que estas lleguen a experimentar autoconsciencia, y así "lleguen a ser" en un sentido más pleno.

Considerando con más amplitud la idea del "límite de lo que existe", pensemos en lo siguiente:

Las matemáticas mismas no parecen tener límite, y se utiliza necesariamente en ellas el concepto de "infinito" , y se estudia tal concepto.

Y los estudios sobre el "infinito", sobre todo los que realizó el matemático Georg Cantor, llevan a conclusiones sorprendentes; Cantor estudió los conjuntos infinitos, como el conjunto de los números naturales, y llegó a la conclusión de que existen diferentes "tamaños" de "infinito", y "números transfinitos", pero hay un "Infinito Máximo", al que Cantor prácticamente identificó con "Dios".

Se podría considerar que las matemáticas llevan directamente a la misma conclusión que las personas creyentes sostienen, y necesariamente existe una Entidad Suprema y sin limitaciones.

Si es así, se podría explicar también la objeción, de la que hablamos antes, que se pone a veces a estos argumentos de tipo ontológico: "no todo lo que puede existir tiene que existir necesariamente", pues si fuera así existirían, por ejemplo los "unicornios", volviendo a la argumentación, mencionada antes, que usó Kant para objetar al argumento ontológico de Anselmo de Canterbury (en realidad a los rinocerontes también se les podría llamar "unicornios").

El "Ser Supremo", al no tener limitaciones, tendría el poder de determinar, qué o quién, "llega a existir" en un sentido más pleno, tal como en la ilustración que usó el científico Fred Hoyle, de la que hablaremos después, los casilleros que representan "instantes de experiencia", que contienen los "recuerdos" de otros "instantes", pueden ser "activados" o "desactivados".

Creo que no tiene que haber un enfrentamiento constante entre los que tienen diferentes puntos de vista sobre este tema y otros, y tal vez todos tendríamos que tener la humildad de reconocer que no lo sabemos todo, y mientras se sigue intentando aprender más, podemos tener una actitud respetuosa hacia los demás.

Pero pasemos a considerar más a fondo este interesante tema de la "existencia", y la "realidad", y las conclusiones a las que pueden llevarnos lo que se ha descubierto a lo largo de siglos de investigación.

El "Universo en bloque", intemporal e inmutable, y el "libre albedrío"

La Relatividad General, debido a la íntima relación entre "espacio" y "tiempo" que apareció ya cuando se descubrió la Relatividad especial o restringida, y condujo a la idea del "espacio de Minkowski", en la que se considera que espacio y tiempo deben tratarse como "una sola cosa", el "espacio-tiempo", llevó por lo tanto a la idea del "Universo en bloque".

Esa idea hace pensar en la Realidad como un "bloque" formado por una pila de "hojas", en cada una de las cuales se encuentran todos los "sucesos" del Universo que son simultáneos; es como si cortáramos una tira de película cinematográfica, fotograma a fotograma, y apilásemos todos los fotogramas en orden consecutivo. Este bloque de "sucesos" es estático e intemporal, de modo que nada puede cambiar en él; es eterno e inmutable.

Eso vuelve a poner sobre el tapete una cuestión que se ha debatido desde la antigüedad. Parménides sostuvo la idea de que la Realidad es eterna, intemporal e inmutable (y desde luego cuesta comprender que algo *inmutable* permita que exista el "libre albedrío", la posibilidad de elegir entre alternativas, y los resultados diferentes a los que conducen las distintas elecciones).

En contraste, Heráclito enfatizó que todo lo que percibimos y experimentamos está en continuo cambio.

Evidentemente estas cuestiones tienen que ver con los conceptos de "tiempo" y "eternidad" y la relación entre ellos. ¿Pueden coexistir "pacíficamente" sin conducir a "contradicciones"?.

La Relatividad y la Teoría cuántica, las dos magníficas teorías que se descubrieron en el siglo XX, que explican tantas cosas y que han sido confirmadas con una precisión sorprendente, han arrojado mucha luz y entendimiento sobre la naturaleza de conceptos tan fundamentales para comprender la Realidad, como son los conceptos de "espacio", "tiempo", "materia" y "energía".

Es interesante notar que en ambas teorías desempeña un papel importante el "observador", y ya desde el principio, se debatió sobre el papel que tal vez pudiera desempeñar la "mente" y la "consciencia", sobre todo en la Teoría cuántica.

La moderna neurociencia dispone ahora de métodos experimentales avanzados para la investigación del cerebro, y posee ya una gran cantidad de conocimiento adquirido, aunque se admite que falta mucho por descubrir y entender.

Hay fuertes indicios de que las dos teorías, parafraseando a Richard Feynmann, "deben ir juntas". Cuando hizo ese comentario, registrado en las famosas "Lecciones de Feynmann", aludió a algo verdaderamente sorprendente que ocurrió cuando Paul Dirac consiguió fusionar en una teoría única la Relatividad especial y la Mecánica cuántica: el "espín" del electrón, una propiedad que fue introducida antes para ajustarse a los resultados experimentales, y fue una idea clave para explicar nada menos que la Tabla periódica de los elementos, *apareció automáticamente* (sin necesidad de introducirla "a mano" para concordar con los experimentos, pero sin entender plenamente por qué).

Sin embargo está resultando mucho más difícil conseguir una visión unificada de la Teoría cuántica con la Relatividad general, y una de las razones principales es "el problema del tiempo", la manera tan diferente en que el "tiempo" parece que tiene que ser considerado en ambas teorías. Además en Mecánica cuántica, según el principio de incertidumbre, las variables "posición" y "momento lineal (o cantidad de movimiento)" no pueden "existir a la vez", de modo que si algo tiene una posición determinada y bien definida, su "cantidad de movimiento (su evolución *temporal* subsiguiente)" está completamente indeterminada. En Mecánica cuántica estas variables no pueden "existir a la vez" con una precisión completa.

La "evolución temporal" se representa matemáticamente en la ecuación de Schrödinger de la mecánica cuántica como la derivada con respecto al tiempo $\left(\frac{d}{dt}\right)$, y la relatividad especial emplea la misma derivación, al tratar solo movimientos rectilíneos uniformes.

Si se aplica el principio de incertidumbre a la visión del "Universo en bloque" de la Relatividad general, tal "Universo" no puede tener a la vez "posiciones definidas y evolución temporal". Además, debido a que la coordenada temporal es completamente arbitraria, y al igual que las espaciales puede "estar deformada" de cualquier manera, siendo diferente en diferentes "lugares" de la "variedad espacio-temporal", no se le puede aplicar la sencilla derivación respecto al tiempo $\left(\frac{d}{dt}\right)$.

El enfoque inicial en "Gravedad cuántica" fue "cortar en rebanadas" (matemáticamente), el "bloque" espacio-temporal, es decir, separar el "espacio" del "tiempo"; cada "rebanada" contiene todos los "sucesos" en un "instante de tiempo", pero estáticos y por tanto intemporales, al igual que si cortáramos una tira de película de cine fotograma a fotograma. En lenguaje matemático se llama a cada una de las rebanadas, una "hipersuperficie". El problema está en que, tal como uno puede cortar en rebanadas un bloque de "pan de molde" de muchas formas distintas, así ocurre con el "bloque espacio-temporal" de la Relatividad general, y todas deben considerarse igualmente válidas. Todos los "sucesos" contenidos en cada hipersuperficie han de considerarse "simultáneos", pero la "simultaneidad" es relativa, como veremos después, de modo que las posibles maneras de hacer los "cortes de hipersuperficiess" son prácticamente infinitas.

Sin embargo, tras décadas de investigación y el estudio de muchos modelos y propuestas, podría estar emergiendo una solución al problema, que toma rasgos de muchas de las diferentes propuestas.

Hace tiempo que el astrofísico Fred Hoyle ilustró en una obra de ciencia ficción, cómo se podría "construir el tiempo" a partir de "instantes" estáticos e intemporales, pero que contienen cada uno de ellos los "recuerdos" de otros "instantes", aunque hay un recuerdo que ninguno de ellos contiene: ***el de haber sido ya experimentado anteriormente*** , de modo que sin importar el número de veces que se experimente, para los personajes de cada "instante" particular ***siempre es la primera vez,*** y por tanto todos los "instantes" podrían existir y haber existido siempre, y sin embargo los personajes que "viven" en ellos, experimentar la realidad como una "secuencia de vivencias distintas", y el "orden temporal" se crea por sí solo debido a los "recuerdos" que cada "instante" individual contiene.

Puede parecer extraño (ya hace mucho que sabemos que la explicación de la realidad es extraña), pero lo sorprendente es que en neurociencia hace tiempo que se sabe de personas que por alguna disfunción cerebral pierden la capacidad de fijar nuevos recuerdos, y para ellos, aunque hayan pasado por la misma experiencia infinidad de veces, ***siempre es la primera vez***.

Esto también podría ayudarnos a entender por qué tenemos la sensación y la experiencia de que "no podemos parar el tiempo". En nuestra manera de experimentar la realidad, el "flujo del tiempo" sigue adelante de manera implacable, sin que podamos hacer nada para detenerlo. Si, desde el punto de vista intemporal alternativo ya está detenido, pero cada "instante de experiencia" no contiene el recuerdo de haber sido ya experimentado, en nuestra experiencia nunca sentiremos que haya "repetición de instantes" (tal como realmente hay casos de personas que no sienten que están repitiendo la misma vivencia de nuevo, porque no lo recuerdan, como se ha mencionado en el párrafo anterior). Por tanto cada instante que experimentemos será distinto y generará en nosotros la sensación de un "flujo continuo" sobre el que no tenemos control.

Einstein ya aludió al hecho de que, evidentemente, nuestra concepción y manera de experimentar el "tiempo" está relacionada con la facultad de la memoria.

Julian Barbour, de manera independiente, propuso una concepción de la realidad semejante a la que estamos considerando aquí, y a la que Fred Hoyle utilizó en su novela "El primero de octubre es demasiado tarde".

Pero, ¿de qué están hechos los instantes?; ¿de "partículas elementales", de "campos cuánticos"?, ¿o quizá de algo aún más abstracto?.

"It from bit", contestó John Wheeler cuando le preguntaron por su idea sobre cual resultaría ser el ingrediente fundamental de la realidad, aludiendo al hecho de que la "información" podría serlo.

Vemos una película que narra una historia y genera en nosotros emociones semejantes a las que tendríamos si la viviéramos realmente, pero ¿de qué está hecha la película?. Se ha realizado filmando a personas reales (a menos que sea de "dibujos animados"), pero la imagen y el sonido están ahora grabados como "información", que puede ser copiada, ser reproducida de nuevo, ser convertida a otros formatos, y almacenada en otros soportes, como un DVD o un "archivo de ordenador", o en impulsos eléctricos, y entonces ser "troceada" y enviada a través de Internet, tal vez cada "trozo" o "paquete de información" por diferentes canales, y después serán todos recompuestos en el orden correcto al llegar al destino.

Actualmente se está proponiendo que la realidad que nosotros experimentamos podría originarse a partir de "información" almacenada en una "frontera" de menor dimensión que envuelve a nuestro Universo; es el llamado "principio holográfico" que surgió del estudio de la entropía de los agujeros negros. O también que podríamos estar viviendo dentro de algún tipo de "ordenador", a medida que las técnicas de "realidad virtual" y las "simulaciones por ordenador" van consiguiendo cada vez más realismo.

Aun así, es difícil de asimilar que no haga falta ningún "soporte" en el que se almacene la "información", pero lo cierto es que ahora se sustituye "hardware" por "software" en muchos casos; lo que sí parece claro es que la "información" es más importante que el "soporte"; hasta en nuestro ADN los átomos y moléculas son sustituidos, pero se conserva el orden de los nucleótidos, y en el "orden" está la "información".

Y según el conocimiento actual, átomos y moléculas, los constituyentes de cualquier posible "soporte", de lo que experimentamos como "materia", parecen ser algo muy diferente de lo que aparentan a la percepción directa de nuestros sentidos.

¿No parecen decirnos la Relatividad y la Teoría Cuántica que se originan también de algo muy diferente?; ¿no se han hecho cada vez más abstractos a medida que hemos aprendido más sobre ellos?.

Sí, la "materia sólida" se ha evaporado ante nuestra mirada perpleja, dejándonos solo unas "relaciones abstractas" que representamos con símbolos matemáticos. De modo que tal vez tengamos que acostumbrarnos a pensar de manera más abstracta y comprender que las propias "ideas" (información), pueden formar entre ellas estructuras tan complejas que interaccionen entre sí hasta el punto de influirse y percibirse y ser autoconscientes. (De hecho reconocemos que las ideas, aunque quizá en otro sentido, tienen poder de influencia).

Es sorprendente (aunque si meditamos detenidamente en ello, quizá no lo sea tanto), que esta concepción de la realidad a la que parecen conducirnos los descubrimientos científicos, ya fue intuida por pensadores de la antigüedad. Platón, por ejemplo, consideraba más real su "mundo de las ideas", que el que experimentamos a través de nuestros sentidos.

Y ¿qué hay del "libre albedrío", en esta imagen de la realidad que estamos tratando?. Desde el descubrimiento de la teoría cuántica, ya se sugirió que la indeterminación inherente que se descubrió en ella, nos podría tal vez librar del "determinismo rígido" que según

Laplace implicaba la física clásica, y actualmente se está comprendiendo que bastaría con lo que se está descubriendo en "la teoría del caos y la complejidad", aunque se parta de "leyes deterministas".

Pero la Teoría Cuántica parece estar diciéndonos que la manera correcta de "calcular", no es desde abajo hacia arriba, sino desde arriba hacia abajo. En la teoría cuántica no se empieza con una combinación de "partículas elementales" arregladas de alguna manera, y se prueba para ver si se consigue alguna estructura en la que todas las piezas encajen, de modo que se genere algo que pueda tener permanencia, y si no es así, se prueba con otra combinación, y si tampoco funciona se van probando una tras otra y otra y otra.......; podríamos hacer pruebas durante siglos y milenios y no conseguir una estructura que se mantenga. Pero en la Teoría Cuántica se empieza desde el principio con todos los arreglos posibles; todos están ya en la "función de onda", y se asignan probabilidades a cada uno. Una manera alternativa de representar la "función de onda" es por medio de la "integral de caminos", de Feynmann. En este enfoque se empieza con todos los caminos posibles por los que una "partícula" puede ir de un sitio a otro (o pasar de un estado a otro), y el resultado es que la inmensa mayoría de posibilidades se cancelan entre sí por estar representados por "ondas" cuyas fases no coinciden y por tanto interfieren destructivamente entre ellas: Se cancelan porque no hay un buen encaje posible entre ellas. Pero las que quedan son las que tienen fases muy semejantes o iguales, por lo que, al contrario que las otras, se refuerzan mutuamente, y así son las que tienen mayor probabilidad de mantenerse para formar estructuras estables, de buen encaje, y curiosamente resultan ser aquellas que coinciden con la "trayectoria" que predice la física clásica.

Julian Barbour explica que cuando Schrödinger obtuvo su ecuación, estaba en realidad descubriendo "las leyes de la creación", por el proceso explicado por Feynmann: solo sobreviven las "ondas" que encajan bien entre ellas, desarrollando la idea original de De Broglie, que explicaba por la misma razón, por qué solo determinadas "órbitas" son estables en el modelo atómico de Bohr. Y actualmente están ideas se han ampliado, especialmente por Wojciech Zurek y su equipo, y se considera que el "mundo clásico" que percibimos y experimentamos emerge del "mundo cuántico" por un proceso similar, y es algo así como el remanente que "sobrevive" después de la "decoherencia por el entorno" que experimenta un sistema cuántico grande (incluso todo el Universo); permanecen las estructuras "de buen encaje" con sus entornos.

En las estructuras sumamente complejas que son los cerebros humanos, podrían estar pasando muchas cosas, entre lo que experimentamos como "dos instantes consecutivos de experiencia consciente", puesto que el cerebro funciona también a nivel subconsciente, y ese nivel es mucho más rápido que el consciente. (De hecho, si adoptamos el punto de vista "temporal", podrían transcurrir "millones de años" entre esos dos instantes, pero nosotros experimentaríamos que solo ha transcurrido una "fracción de segundo" entre ellos, al haber estado inconscientes todo ese tiempo; ¿cómo podemos saber que no es así realmente?). El subconsciente regula todas las actividades internas necesarias para mantener el organismo en buenas condiciones; también está en operación, en colaboración con el nivel consciente, cuando realizamos tareas para las que nos hemos entrenado a fondo, y las realizamos casi automáticamente. Debido a qué es un nivel mucho más rápido que el consciente, ¿podría estar también operando en el proceso de toma de decisiones, tal vez ponderando a toda velocidad información de experiencias previas, descartando opciones y cuando "llega a una conclusión" enviándola al nivel consciente, sobre todo cuando hay que tomar decisiones rápidas?.

¿Podría participar también incluso en las decisiones más pausadas?.

Se han hecho experimentos que parecen indicar que el cerebro ya está funcionando y encaminándose hacia una opción, incluso antes de que seamos conscientes de ello, aunque se deja abierta la posibilidad de que el nivel consciente pueda, por decirlo así, "vetar" la elección del subconsciente. Son cuestiones muy interesantes sobre las que se sigue investigando.

La existencia de "libre albedrío" puede encajar con la imagen intemporal en la que todos los "instantes" coexisten a la vez, pero sus "habitantes" experimentan una realidad secuencial, temporal.

Todas las experiencias posibles están presentes, pero no todas tienen que ser activadas necesariamente, lo que permite capacidad de elección.

Es como en la teoría cuántica: todas las posibilidades están presentes desde el comienzo, pero la inmensa mayoría se cancelan.

En la propuesta de Julian Barbour también todos los "instantes" posibles están presentes, en lo que él llama "Platonia", pero no todos tienen la misma probabilidad de ser, por decirlo así, "elevados al status de autoexperimentarse". Curiosamente los más complejos, los que contienen historias coherentes, "recuerdos" y estructuras que encajan bien entre sí, son los que tienen la mayor probabilidad, y como los "caminos de fases coincidentes" de Feynmann, o las estructuras del mundo cuántico que encajan bien con su entorno, de Zurek, son los que se experimentan. Y Barbour identifica esas "probabilidades mayores" con las probabilidades de la teoría cuántica.

Por todo lo comentado, "tiempo" y "eternidad", la experiencia de un "tiempo que fluye" generada en una realidad intemporal, puede ser posible. Tal vez pueden ser consideradas como dos maneras alternativas de experimentar la realidad, que pueden coexistir pacíficamente, y como hemos visto, aunque parece extraño, es un punto de vista sobre la naturaleza del "tiempo", que surgió de los primeros intentos de unificar la Relatividad general y la Teoría Cuántica.

CONSIDERACIÓN GENERAL DE DESCUBRIMIENTOS CIÉNTÍFICOS IMPORTANTES Y CÓMO SE HICIERON: Del Universo a los átomos y al ADN (el asombroso "programa" que genera a los seres vivos)

LAS TRES LEYES DE KEPLER DEL MOVIMIENTO PLANETARIO

El orden descubierto por Kepler

Estudiando las minuciosas observaciones de Brahe sobre Marte, Kepler consiguió determinar la forma de la órbita del planeta, y descubrió que no era circular sino elíptica; el Sol se encuentra en uno de los focos de la elipse, de modo que el planeta no se encuentra siempre a la misma distancia del Sol. Al estudiar su modelo, junto con los datos de las observaciones descubrió que el planeta viaja más rápido cuando está más cerca del Sol. Si la distancia aumenta la velocidad disminuye, y si la distancia disminuye la velocidad aumenta, de modo que hay una compensación entre distancia y velocidad, que conduce a una ley de conservación: el radio imaginario que une al Sol y al planeta barre áreas iguales en tiempos iguales, como se ve en la figura.

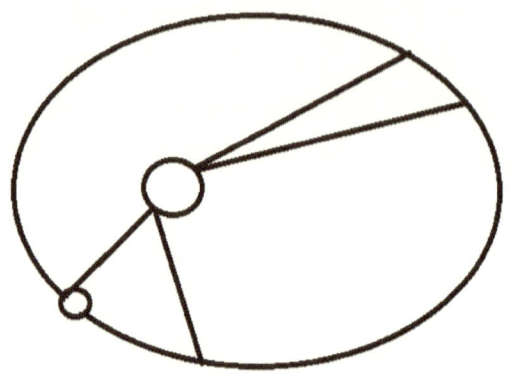

Después de varios años más de estudio, Kepler descubrió otra regularidad: Los cuadrados de los periodos de revolución de los planetas (o sea, el tiempo que tarda cada uno en completar una vuelta alrededor del Sol), son proporcionales a los cubos de sus distancias medias al Sol. Esta ley permitía establecer la escala del sistema solar, es decir, las distancias relativas entre los planetas (por ejemplo, si un planeta tarda un tiempo determinado más que otro en dar la vuelta al Sol, es porque está más alejado en una proporción que se podía calcular a partir de esta tercera ley). Como los periodos de revolución se podían observar desde la Tierra, en el momento en que se conociese la distancia entre solamente dos planetas, se podrían determinar todas las demás. Estas son las llamadas: "3 leyes de Kepler del movimiento planetario": (1) Las órbitas de los planetas en torno al Sol son elípticas, y el Sol se encuentra en uno de los focos de la elipse; (2) El radio imaginario que une al Sol y al planeta barre áreas iguales en tiempos iguales; (3) Los cuadrados de los periodos de revolución de los planetas son proporcionales a los cubos de sus distancias medias al Sol. Son leyes empíricas (es decir, descubiertas por el experimento o la observación), pero se desconocía su causa: Kepler intuyó que algún tipo de fuerza estaba implicada. Pero se necesitaba conocer más sobre el movimiento y sus causas.

LOS DESCUBRIMIENTOS DE KEPLER Y GALILEO:
Newton "a hombros de gigantes"

Isaac Newton , cuyos importantes descubrimientos fueron el fundamento principal de la física actual, dijo que si había podido ver más que otros hombres en su estudio de las leyes de la naturaleza, es porque se había apoyado en hombros de gigantes, aludiendo a los estudiosos que descubrieron las claves que condujeron a la gran síntesis que él realizó.

En la entrada anterior hemos hablado de "las leyes de Kepler del movimiento planetario", descubrimientos que fueron fundamentales para Newton.

En esta consideraremos los descubrimientos de Galileo, y en la próxima veremos cómo Newton unificó los de ambos, mostrando que eran consecuencia de las mismas leyes.

Los estudios de Galileo sobre el movimiento

El filósofo griego Parménides había enseñado que las cosas verdaderamente "reales" deberían ser inmutables, de modo que solo hay apariencia de cambio. Probablemente para explicar y reconciliar la permanencia y el cambio, Leucipo y su discípulo Demócrito, propusieron y enseñaron que todo está compuesto por átomos indivisibles e inmutables. Si cambia la ordenación de los átomos cambia la apariencia exterior, pero la "realidad" subyacente es inmutable.

Aristóteles por su parte, propuso que todo lo constituyen cuatro elementos (aire, agua, tierra y fuego). En contraste con las cosas terrenales los cielos eran inmutables y eternos, y estaban compuestos por un quinto elemento o "quintaesencia" llamada éter. Cuando Galileo enfocó el telescopio (recientemente inventado) al cielo, descubrió muchas cosas interesantes. Descubrió que en la Luna había montañas, cráteres y valles como en la Tierra. Descubrió también que había varios satélites girando en torno a Júpiter, lo que demostraba que no todo gira en torno a la Tierra, como suponía el sistema geocéntrico. Observó que Venus presentaba fases como la Luna, lo que se podía explicar suponiendo que Venus giraba en torno al Sol en una órbita más interna que la de la Tierra (ver figura).

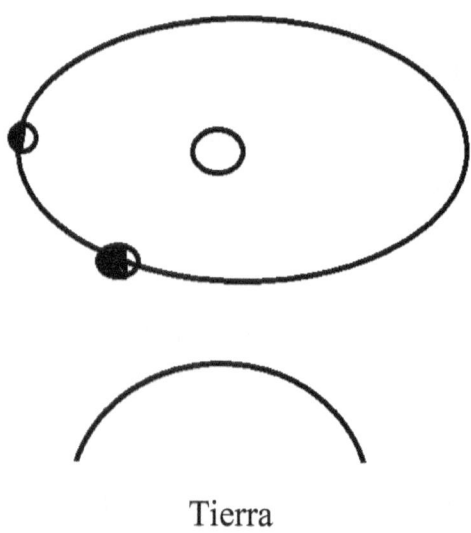

Tierra

Cuando enfocó el telescopio a la Vía Láctea vio que lo que parecía gas, era en realidad un conglomerado inmenso de estrellas. Todo parecía indicar que, como sostenía el sistema heliocéntrico, la Tierra era un planeta más en el Sistema Solar.

Pero una Tierra en movimiento tenía sus implicaciones: ¿por qué no sentimos el movimiento de la Tierra?. Hoy día esto es más fácil de aceptar que en la época de Galileo. Por ejemplo, si viajamos en avión, a veces nos parece que está casi parado. Solo sentimos el movimiento en ascensos, descensos, tal vez en virajes, o si hay turbulencias. Pero en la época de Galileo, cuando una de las formas más corriente de viajar era en carruajes tirados por caballos a través de caminos pedregosos, el movimiento sin duda se sentía. No obstante, sin dejarse llevar por las apariencias, Galileo estudió cuidadosamente el asunto.

¿Qué hace distinguir el movimiento del reposo?. Según Aristóteles los cuerpos tenían una tendencia natural a permanecer en reposo, pues se requiere fuerza para moverlos. Esta tendencia a permanecer inertes fue llamada inercia. Los elementos tenían gravedad y levedad. La tierra y el agua caían, el aire y el fuego ascendían. Según Aristóteles un cuerpo caería con mayor o menor rapidez según su composición, o sea la cantidad de elementos graves o leves que lo constituyesen. Parecía lógico, pero Galileo hizo experimentos para comprobar si era así. Una forma de hacerlo, era dejar caer diferentes objetos y cronometrar cuánto tardan en llegar al suelo. Pero en la época de Galileo no era tan fácil medir el tiempo, puesto que no existían los relojes y cronómetros de hoy. De modo que Galileo "diluyó" la fuerza de gravedad, dejando rodar objetos por planos inclinados. Comprobó que, a diferencia de lo que se creía, todos los cuerpos caen a la Tierra con la misma aceleración. El valor de la aceleración que la Tierra imprime a los cuerpos es siempre 9,8 metros por segundo al cuadrado (el cuerpo se acelera o incrementa su velocidad en 9,8 metros por segundo en cada segundo). A veces una hoja de papel tarda más en caer, que un papel arrugado en forma de bolita, pero esto se debe solo a la resistencia del aire. Si arrugamos los dos comprobaremos que tardan el mismo tiempo en llegar.

Ese descubrimiento era una clave importante, y estaba basado en un experimento real. Pero Galileo hizo también "experimentos mentales", imaginando situaciones ideales. Por ejemplo pensó: ¿qué experimentaría alguien que estuviese dentro del camarote de un barco sin ventanas?. Si el movimiento del barco fuese muy suave, completamente uniforme, rectilíneo, el ocupante no podría distinguir el movimiento del reposo; no sabría si el barco está quieto o se mueve. Son solo los cambios de velocidad o dirección los que sentimos, pero el movimiento rectilíneo uniforme es indistinguible del reposo.

Veremos en la próxima entrada la relación que descubrió Newton entre los hallazgos de Kepler y de Galileo, y la sorprendente unificación a la que condujo esto.

LA PUESTA EN MARCHA DE LA FÍSICA MODERNA

La unificación de Newton

Copérnico y Kepler habían descubierto que la búsqueda de simplicidad matemática era una buena guía en el estudio y comprensión del mundo. El Sistema Solar parecía complicado solo porque lo observamos desde un objeto que también se mueve. Colocando al Sol en el centro, los movimientos de los planetas se veían mucho más sencillos, y regidos por solamente tres leyes matemáticas simples y elegantes: las leyes de Kepler.

Por otra parte, los descubrimientos de Galileo nos enseñan a no dar por sentadas las cosas que consideramos "normales", a hacer experimentos, como si le hiciésemos preguntas a la naturaleza y nos dejásemos enseñar por ella. Desde niños nos acostumbramos a que ciertas cosas ocurren siempre de la misma manera (por ejemplo, los objetos que se sueltan caen hacia abajo, hacia la Tierra; hay que aplicar una fuerza para levantarlos o moverlos). Siguen una norma o patrón. Consideramos eso el comportamiento "normal" de las cosas; pero eso no significa que entendamos por qué ocurre así; simplemente lo damos por sentado: así son las cosas. Cuando investigamos para aprender más es como si estuviéramos explorando un territorio desconocido: no sabemos lo que vamos a encontrarnos. Podemos encontrar cosas que nos sorprendan, y nos resulten hasta misteriosas, en relación con lo que estamos acostumbrados a percibir, como un viajero que encuentra animales y plantas que nunca antes había visto, quizá con capacidades y comportamientos que no se hubiese podido imaginar. Aunque no entienda plenamente su funcionamiento, después de pasar tiempo allí lo considerará algo "normal". De igual manera, si descubrimos leyes nuevas y la prueba indica que esas leyes son las que se cumplen en el mundo natural, las aceptamos, aún si no las comprendemos plenamente por el momento, y mientras seguimos esforzándonos por aumentar nuestra comprensión, debemos dejar que sea el mundo natural el que nos enseñe cuál es su "norma", su funcionamiento y sus leyes.

Cuando se acumularon las evidencias de que la Tierra es esférica, algunos encontraron difícil de aceptar la idea, el hecho de que vivimos sobre la superficie de una gran esfera. Les parecía increíble que hubiese personas viviendo "cabeza abajo". Sin embargo con razonamientos semejantes a los que usó Galileo para explicar que no es posible distinguir entre el reposo y el movimiento uniforme, se puede comprender que si hay una "fuerza" de atracción dirigida hacia el centro de la Tierra, los habitantes en cualquier punto experimentan los mismos efectos. Todo lo que les rodea comparte con ellos su inclinación, en cualquier parte de la esfera terrestre, así como la dirección y sentido de la fuerza de atracción, de modo que no sienten ni perciben ningún efecto distinto al que se experimenta en cualquier otro punto del globo. Puede que los antípodas estén "cabeza abajo" con relación a nosotros, pero no están "cabeza abajo" con relación a la Tierra. Hoy día lo comprendemos y lo aceptamos como normal.

Al igual que la Tierra atrae los objetos hacia su centro, ¿pudiera haber también una fuerza dirigida hacia el Sol, que fuese responsable del orden descubierto por Kepler?. Newton analizó esta pregunta. Los descubrimientos de Galileo eran claves importantes: un sistema en reposo y un sistema en movimiento uniforme son equivalentes. De modo que hay que matizar la ley de inercia de Aristóteles, que se podría expresar así: "un cuerpo permanece en su estado de reposo a menos que actúe una fuerza sobre él". En realidad habría que ampliar esta definición así: "un cuerpo permanece en su estado de reposo *o de movimiento rectilíneo uniforme* a menos que actúe una fuerza sobre él". Según esta "ley de inercia" ampliada, un cuerpo no se resiste al movimiento sino al *cambio de movimiento*. Esto está de acuerdo con la experiencia, puesto que se requiere una fuerza no solo para mover un objeto, sino también para frenarlo, acelerarlo o cambiar su dirección. El rozamiento, por ejemplo, es una fuerza de frenado. Si reducimos el rozamiento, como en una pista de hielo, es más difícil que un objeto se frene. En el caso ideal en el que el rozamiento se redujese a cero, un cuerpo seguiría indefinidamente en movimiento rectilíneo uniforme. Es esta "inercia", o resistencia al cambio de movimiento, la que sentimos cuando vamos en un coche, cuando acelera, frena o gira. La ley de inercia así enunciada es la primera ley del movimiento de Newton.

De acuerdo con esto, un planeta seguiría en movimiento rectilíneo uniforme si no existiese una fuerza dirigida hacia el Sol, que le desvía de su movimiento rectilíneo, haciéndole de hecho "caer" hacia el Sol, aunque su distancia y velocidad evitan que se precipite contra el Sol, pero se mantiene girando en torno a él.

Cuanto mayor sea la aceleración (o cambio de movimiento) que queramos obtener, y mayor sea la masa del cuerpo, tanto mayor será la fuerza necesaria para acelerarlo. Esta es la segunda ley del movimiento de Newton, que se puede expresar así:

FUERZA = MASA x ACELERACIÓN

Por otra parte, es un hecho, que no siempre que aplicamos una fuerza obtenemos movimiento. Por ejemplo, tal vez presionemos con nuestro dedo en una roca y ésta no se mueva; más bien la roca nos dejará unas marcas en el dedo, como si ella hubiese ejercido fuerza sobre nosotros. Así mismo, si dejamos una botella en una mesa o en el suelo, hay una fuerza que atrae la botella hacia el centro de la Tierra; sin embargo la botella permanece inmóvil, no atraviesa el suelo o la mesa. Hemos de suponer por lo tanto que la mesa o el suelo ejercen una fuerza igual y de sentido opuesto sobre la botella. Esta es la tercera ley de Newton, conocida como el principio de acción y reacción.

En resumen, podemos decir que todos los cuerpos ejercen influencia unos sobre otros mediante fuerzas que pueden modificar su estado de movimiento.

Si el Sol atrae a los planetas, y la Tierra atrae a los objetos y criaturas, parece una propiedad universal de la materia. Sin embargo aquí en la Tierra no tenemos que hacer ningún esfuerzo para evitar quedarnos pegados unos a otros. Por lo tanto la fuerza de atracción debe ser muy débil entre masas pequeñas, y aumentar con el aumento de las masas. De acuerdo con la 2ª ley de Kepler la fuerza disminuye con la distancia. Newton usó la 3ª ley de Kepler para calcular en qué proporción disminuye, y encontró que disminuye en proporción al cuadrado de la distancia. Pudo entonces expresar esta ley con una fórmula matemática sencilla:

$$F = G \cdot (M\ m /\ r^2\ )$$

"F" es la fuerza de atracción, "M", la masa del Sol, "m" la masa del planeta, "r" la distancia que los separa, y "G" es una constante que mide la intensidad de la fuerza entre dos masas unitarias, a una distancia unidad. Esta es la ley de la Gravitación Universal.

Como el valor de la aceleración de la gravedad en la Tierra se conocía (9,8 m/ seg.^{2}), si Newton estaba en lo cierto, se podía comparar ese valor con la aceleración de la Luna, que completa una órbita en torno a la Tierra en un mes lunar. Cómo su distancia se conocía era fácil calcular su velocidad orbital. El cálculo demostró que efectivamente, la Luna giraba alrededor de la Tierra, debido a una fuerza de atracción de la misma intensidad que la que produce la aceleración de la gravedad terrestre, reducida en proporción al cuadrado de su distancia a la Tierra. Así comprobó que la misma fuerza que hace caer los objetos a la Tierra, es la que mantiene a la Luna en su órbita.

Pudo usar las fórmulas o expresiones matemáticas de las leyes de Kepler, para comprobar si el valor numérico de la aceleración de la gravedad terrestre era el que se necesitaría para mantener a la Luna girando en torno a la Tierra, justo a la velocidad a que lo hace. La fuerza de atracción disminuye en proporción al cuadrado de la distancia, puesto que la fuerza se distribuye en torno al punto desde el que emana, entre una superficie esférica imaginaria que aumentará al aumentar el radio (siendo la fórmula de la superficie esférica, $4\pi r^2$); cuanto mayor sea el radio menos fuerza le corresponderá a cada porción de la superficie esférica (dicha fuerza variará en proporción inversa al cuadrado del radio). Obtuvo esto a partir de la 3ª ley de Kepler; comprobó así numéricamente que la Luna es atraída hacia la Tierra con una fuerza del mismo valor que la que atraía los objetos aquí en la Tierra, de modo que los movimientos celestes y terrestres se regían por las mismas leyes físicas.

Esto indicaba que las tres leyes de Kepler sobre el movimiento de los astros eran en realidad consecuencia de una sola ley, la ley de Gravitación Universal. Además los movimientos terrestres y los celestes obedecían las mismas leyes. Los descubrimientos de Kepler y los de Galileo quedaban recogidos y eran explicados por las leyes de Newton (las tres leyes del movimiento y la de Gravitación Universal).

Lo que comprobó Galileo experimentalmente, el hecho de que todos los cuerpos caen hacia la Tierra con la misma aceleración, independientemente de que su masa sea mayor o menor, tendría la siguiente explicación: es un hecho que si queremos mover una gran roca tenemos que emplear mucha más fuerza que si movemos un pequeño guijarro, de modo que cuanto mayor es la masa de un cuerpo, podemos decir que se resiste más a ser movido o acelerado. De modo que si dejamos caer un cuerpo desde lo alto hacia la Tierra, bien sea libremente, o dejándolo rodar por una rampa inclinada, la fuerza de atracción entre el cuerpo y la Tierra será mayor cuanto mayor sea la masa del cuerpo en cuestión, pero por otro lado, al ser mayor su masa también se resistirá más a ser acelerado; la fuerza de atracción entre la Tierra y un cuerpo de masa más pequeña, será menor, pero también será menor su resistencia a la aceleración, y en la misma proporción en la que disminuye su masa, de modo que ambos efectos se compensan y el resultado es que todos los cuerpos , sea cual sea su masa, caen a la Tierra con la misma aceleración.

Unos pocos principios bastaban para explicar una amplia variedad de fenómenos. Se había conseguido una gran unificación.

La "filosofía natural" ahora se fundamentaba en "principios matemáticos", y el conocimiento fue creciendo de forma exponencial hasta llegar al entendimiento del Universo y la Tierra que se tiene hoy en día, y al desarrollo tecnológico de que disponemos hoy.

PRINCIPIOS MATEMÁTICOS

Para obtener sus resultados Newton tuvo que hacer uso de un tipo de cálculo denominado "cálculo infinitesimal", que consiste en "cálculo diferencial" y "cálculo integral".

La idea que hay tras este tipo de cálculo es sencilla; consideremos el siguiente ejemplo:

Un vehículo recorre 180 km en dos horas, de modo que su "velocidad promedio" es de 90 km por hora, pues 180 entre 2 es 90. De modo que la velocidad se calcula dividiendo el espacio recorrido entre el tiempo empleado en recorrerlo. Pero eso nos da el promedio de la velocidad en todo el recorrido, de modo que la velocidad ha podido ser diferente en diferentes tramos (y así ocurre en general).

Para analizar el movimiento con más precisión, necesitaríamos saber en qué proporción varía la velocidad en cada "instante" de tiempo. Para ello tendríamos que medir el espacio recorrido en intervalos de tiempo cada vez más cortos, y llegar hasta el límite mínimo que nuestros "cronómetros" nos permitieran. Podríamos entonces definir la "velocidad instantánea" como el límite, cuando el intervalo de tiempo se hace lo más pequeño posible, o siendo más precisos, cuando el intervalo de tiempo tiende a cero, de la división entre el pequeño espacio recorrido y el "instante" de tiempo transcurrido. Ese límite se llama en matemáticas: "derivada del espacio con respecto al tiempo", y se expresa simbólicamente así:

$$\frac{de}{dt}$$

"de" y "dt" no significan en este caso que se multiplica una cantidad "d" por "e", y en el denominador por "t", sino que estamos expresando espacio y tiempo como "diferenciales", que se pueden considerar como la diferencia entre "espacio final y espacio inicial", dividido entre la diferencia entre "tiempo final y tiempo inicial", siendo la "diferencia de tiempos" la más pequeña posible. La expresión recibe el nombre de "cociente diferencial" o "derivada del espacio con respecto al tiempo"; expresa la "tasa de cambio" en el espacio recorrido en "intervalos infinitesimales de tiempo"

A su vez, la aceleración es el cambio de velocidad en cada "instante" de tiempo, y por tanto la "derivada de la velocidad con respecto al tiempo", o la "derivada segunda del espacio con respecto al tiempo", porque primero se deriva el espacio respecto al tiempo para obtener la velocidad y después se hace una segunda derivación, también respecto al tiempo, para obtener la aceleración.

Podemos por tanto expresarla de estas dos formas:

$$a = \frac{dv}{dt}$$

o bien:

$$a = \frac{d^2 e}{dt^2}$$

¿Cómo se miden las distancias a los astros?

La observación desde la antigüedad de los cielos llevó a una clasificación de lo que se observa en ellos, así como de las regularidades de sus aparentes movimientos; pero sobre la base de los descubrimientos de Kepler, Galileo y Newton, el conocimiento sobre el Universo ha aumentado a un ritmo acelerado desde entonces hasta nuestros días.

Las primeras estimaciones de las distancias desde la Tierra a los astros más cercanos se hicieron por métodos geométricos, midiendo el paralaje, el aparente desplazamiento de un objeto con respecto al fondo más lejano, cuando se le mira desde dos ángulos distintos; ese desplazamiento será mayor cuanto más cerca esté el objeto, y cuanto mayor sea la separación entre los dos lugares desde los que se le observa; ya en la antigüedad se hicieron cálculos de la distancia a la Luna, satélite de la Tierra, y por tanto el objeto astronómico más cercano.

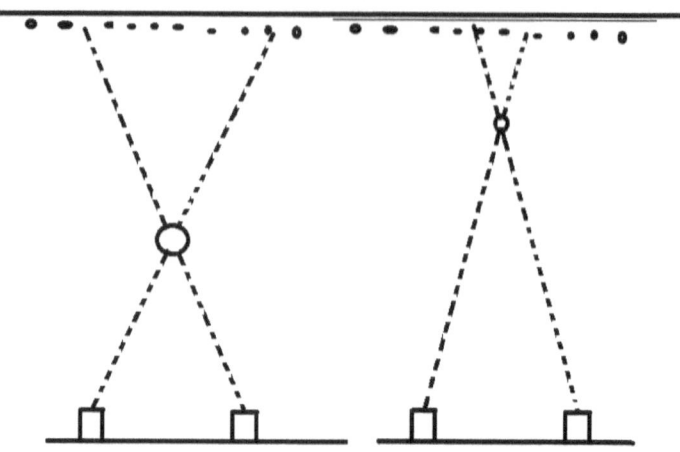

Usando las fórmulas matemáticas de los triángulos, la trigonometría, se puede calcular a qué distancia están. En tiempos más recientes se sigue usando el método del paralaje, pero muchos de los objetos están tan lejos que su desplazamiento aparente es muy pequeño o totalmente inapreciable.

Para valorar a qué distancia están se mide el brillo o intensidad luminosa con el que son percibidos desde aquí, no solo el de los que se captan a simple vista, que son pocos relativamente, sino sobre todo el de la increíble cantidad de ellos que se captan con los grandes telescopios; el brillo de un objeto que emite luz, es decir, la intensidad de la luz, va disminuyendo gradualmente cuanto más lejos está de nosotros, pues la luz emitida se va distribuyendo sobre una superficie cada vez mayor; si el astro emite su luz en todas direcciones, radialmente, la luz se distribuirá sobre el área de la superficie de una esfera imaginaria en torno al astro, y ese área será mayor cuanto mayor sea la distancia; como la fórmula para hallar el área de una superficie esférica es "4 л r²", la intensidad de la luz que emite disminuirá en una cantidad proporcional al cuadrado del radio, siendo "4 л" una cantidad constante, y el valor del radio es la distancia que nos separa del objeto; así, si supiéramos el valor real de la intensidad de la luz que emite un objeto astronómico, podríamos estimar a qué distancia está, midiendo su brillo aparente; la intensidad luminosa real se calcula por diversos conocimientos que se han obtenido en física y astrofísica, ciencia que estudia, entre otras cosas, los procesos y leyes que dan lugar a la formación y funcionamiento de los astros y agrupaciones de astros, basándose principalmente en la luz visible que nos llega de ellos, otras radiaciones que no vemos, y el conocimiento de las leyes físicas, que se ha obtenido aquí en la Tierra, sobre la materia, y la luz y radiaciones que esta emite. La "ley de desplazamiento de Wien", por ejemplo, relaciona la longitud de onda de las radiaciones con la temperatura del cuerpo que las emite: al aumentar la temperatura, las longitudes de onda se desplazan hacia valores más cortos, y por tanto frecuencias y energías mayores; en el caso de la luz visible, las frecuencias altas (longitudes de onda cortas) corresponden al extremo azul y violeta del espectro, y las frecuencias bajas al extremo rojo; se puede calcular por tanto la temperatura del Sol y las estrellas a partir de la luz y radiaciones que recibimos de esos astros.

El descubrimiento de la llamada "ley de Hubble", que condujo a la teoría del Big Bang, como consideraremos más adelante, suministra otro método para tener idea de las enormes distancias que nos separan de otras galaxias, pues dicha ley establece una relación entre la velocidad a la que se alejan las galaxias y la distancia que nos separa de ellas.

Otro método utilizado tiene que ver con un tipo de estrellas llamadas "variables cefeidas"

Las variables cefeidas

Son estrellas, cuya luminosidad aumenta y disminuye de forma periódica; las primeras se descubrieron en la constelación de Cefeo, y fueron llamadas "variables cefeidas"; como parece que la relación periodo-luminosidad es la misma en todas las estrellas de este tipo, se pueden valorar las distancias de las galaxias que contienen estrellas variables, a partir de su periodo y su brillo aparente, comparándolo con el de estrellas variables más cercanas, cuya distancia se ha podido conocer por otros métodos .

Al parecer, la razón de esta variación periódica de su brillo se debe a que pasan por fases en que la cantidad de hidrógeno de qué disponen para fusionar en helio, disminuye de tal modo que se producen otras reacciones nucleares.

¿Cómo se forman las estrellas?

Se piensa que las estrellas nacen por la agregación de materia interestelar, debida a la atracción gravitatoria; cuando las partículas se llegan a comprimir mucho, y por tanto disponen de poco espacio para moverse, los choques entre ellas elevan tanto la temperatura que se alcanza la energía suficiente para que los átomos de hidrógeno, el material más abundante, se fusionen para producir átomos de helio, generando una gran cantidad de energía, y una presión hacia afuera que compensa la atracción gravitatoria y mantendrá a la estrella brillando por millones de años, hasta que agote su combustible nuclear; cuando no haya más hidrógeno para fusionar en helio, la gravedad volverá a imperar y la estrella implosionará; pero lo que ocurre entonces depende del tipo de estrella, determinado principalmente por su masa inicial; las estrellas más grandes consumen antes su hidrógeno, porque sus reacciones nucleares tienen que compensar un tirón gravitatorio mayor.

Durante sus millones de años de vida, las elevadas presiones y temperaturas en las partes más internas de las estrellas han fusionado núcleos atómicos y generado elementos más pesados que el helio; es así como se piensa que se han producido los elementos de la tabla periódica, hasta los más pesados; además las reacciones nucleares generan otros productos, como por ejemplo neutrinos; dependiendo del tipo de estrella, los productos acumulados reaccionarán contra la implosión prolongando la vida de la estrella; algunas pasarán por una fase de mucha densidad, como las estrellas de neutrones, pero algunas terminarán en una gran explosión de supernova, que sembrará el espacio con los materiales de su interior, de los que se podrán formar nuevos sistemas estelares y planetarios.

Los astrónomos han captado la luz y otras radiaciones de estrellas de diferentes tipos, o de diferentes fases en el ciclo de vida de estrellas del mismo tipo; los espectros obtenidos, lógicamente, son distintos, y esto ha permitido clasificar las estrellas por tipos espectrales; como parece lógico que las que coincidan en tamaño y temperatura tendrán un ciclo vital similar, pasarán por las mismas fases y tendrán el mismo brillo absoluto, la obtención del espectro de una estrella lejana ya revela mucho sobre ella, pues se puede cotejar con el conocimiento que se tiene de las que pertenecen a su mismo tipo espectral. En un diagrama, conocido como diagrama de Hertzsprung-Russell, se clasifican los diferentes tipos espectrales, y según el lugar que cada una ocupe en él, se sabrá la fase en la que se encuentra.

Galaxias, cúmulos galácticos y supercúmulos

La observación ha mostrado desde hace tiempo que las estrellas, junto con los astros asociados a ellas, se agrupan en formaciones gigantescas que, en general, giran en torno a un centro común, llamadas galaxias; a su vez las galaxias se agrupan en cúmulos galácticos y estos en supercúmulos; las grandes agrupaciones que se pueden observar y detectar parecen distribuirse en formaciones semejantes a filamentos, con grandes vacíos, aparentemente, entre ellos, y también formaciones que parecen grandes murallas; en años recientes las observaciones parecen revelar la existencia de lo que se ha llamado "materia oscura", cuya presencia sería necesaria para explicar la velocidad de objetos astronómicos, que debería ser mucho menor a la observada, de acuerdo con las leyes físicas que conocemos, a menos que tal materia esté presente, y su cantidad tendría que ser bastante mayor que la de la materia visible.

¿Cómo surgió la teoría del Big Bang?

Se descubrió en las primeras décadas del siglo XX que todas las galaxias, aparentemente se están alejando "de nosotros", o más bien se alejan unas de otras, con una velocidad proporcional a su distancia (las más lejanas parecen separarse a más velocidad); esta curiosa "velocidad proporcional", cuya expresión matemática se conoce como "ley de Hubble", se entiende mejor si suponemos que se trata, no de la separación y alejamiento de objetos normal, del tipo que nos es familiar, sino más bien de la expansión o estiramiento del espacio entre ellas, el espacio que las contiene, como si este fuese una especie de "tejido" al que están adheridas, que se está expandiendo (a menudo se ilustra con un globo, cuando está siendo hinchado, con las galaxias dibujadas en la superficie del globo; supongamos que hinchamos el globo hasta duplicar su tamaño; todas las "galaxias" pintadas en él duplicarán también su separación mutua, de modo que las que estaban separadas por una unidad de longitud, ahora lo estarán por dos, pero las que estaban separadas por dos unidades de longitud, ahora lo estarán por cuatro, y así sucesivamente); la ilustración ayuda a entenderlo, pero recordando que las galaxias no están en una superficie bidimensional sino en el espacio tridimensional.

Curiosamente, pocos años antes de este descubrimiento, el físico Albert Einstein había desarrollado la teoría de la Relatividad General, en la que el "espacio" se puede estirar o encoger; si esto nos suena raro seguramente es porque estamos acostumbrados a pensar en el espacio vacío, como "la nada", pero hace tiempo que la ciencia lo considera como algo más bien "lleno" de fuerzas que existen y operan entre los objetos que percibimos, aunque las fuerzas mismas sean invisibles; esta expansión se dedujo porque el color de la luz que llega desde las galaxias, que depende de la longitud de onda de las ondas de luz, se desplaza hacia el extremo rojo del espectro luminoso; cuando un objeto que emite ondas (de cualquier clase: sonido, luz etc.) se aleja, cada pulsación se produce un poco más lejos, de modo que la distancia entre dos pulsaciones consecutivas (que es lo que mide la "longitud de onda") es mayor; por el contrario si el objeto se acerca, cada pulsación se produce más cerca de donde se produjo la anterior, y la "longitud de onda" se acorta (efecto Doppler); en el caso de la luz visible, al color rojo le corresponde una longitud de onda más larga, y el desplazamiento al rojo y la velocidad a que lo hace parece indicar que las galaxias se alejan (como la "ley de Hubble" establece una relación entre distancia y velocidad de alejamiento, la medida de desplazamiento al rojo también permite estimar la distancia de las galaxias).

En años recientes, observaciones de algunas galaxias y agrupaciones, parecen indicar que la velocidad de expansión está aumentando y ha llevado a pensar en la existencia de una "energía oscura" como impulsora de ese incremento; la cantidad de energía oscura se supone mucho mayor que la cantidad de materia, incluso incluyendo la materia oscura; esta idea de un Universo en expansión, indicaría que cuanto más nos remontemos en el pasado más cerca estarían unas galaxias de otras, y llevando la idea al límite, todo el Universo conocido tendría que haber estado concentrado en un solo "punto", desde el que comenzó su expansión, en lo que se conoce como el Big Bang.

EL MULTIVERSO: UNIVERSOS PARALELOS Y DIMENSIONES OCULTAS

Modelos de Universo

La cosmología es la ciencia que estudia la estructura, formación y comportamiento del Universo en conjunto, el Universo a gran escala; basándose en las observaciones y datos recogidos, los cosmólogos proponen y estudian diversos modelos de Universo, aplicando las leyes físicas que conocen, expresando esas leyes en forma matemática, para ver si los resultados de la operación de esas leyes, encajan con las observaciones.

Se intenta también averiguar cuál será el destino del Universo, si la expansión continuará llevando a un enfriamiento cada vez mayor, y por tanto a una muerte térmica (Big Freeze, o Gran congelación), o si por el contrario la expansión se detendrá e invertirá llevando a una Gran implosión (Big Crunch).

El estudio cuidadoso, desde el punto de vista teórico, del modelo cosmológico estándar del Big Bang, y el intento de solucionar las cuestiones que se plantean en él, así como de encajar también las nuevas observaciones, junto con sugerencias que provienen de diversas teorías en las que se estudia la materia a nivel subatómico, ha llevado a suponer que tal vez el Big Bang no fue único, y por diversos caminos, y en diversas teorías, se propone la existencia de otros "universos", que compondrían lo que actualmente se denomina el "multiverso".

La existencia de "universos paralelos" se propuso como una interpretación de la teoría cuántica, la interpretación de "muchos mundos" de Hugh Everett, posterior a la interpretación inicial, llamada "la interpretación de Copenhague", por el papel predominante que desempeñó en ella el físico danés Niels Bohr. En la teoría cuántica un sistema físico, que puede ser una sola "partícula", o pueden ser muchas, debe ser descrito por una "función de onda"; la "función de onda" de un sistema de muchas partículas contiene todas las posibles configuraciones en que se puede hallar el sistema al efectuar una observación o medición, de modo que contiene configuraciones que forman aparatos de laboratorio, gatos, observadores y Universos enteros. Según la interpretación de Copenhague, cuando se hace una observación o medición, solo una de las alternativas contenidas en la "función de onda" se realiza (llega a ser real); según la interpretación de "muchos mundos" se realizan todas, en diferentes "universos" que coexisten pero no se perciben mutuamente.

Pero otras teorías también han conducido a pensar en la existencia de otros tipos de "universos".

Más allá del modelo estándar de la física de partículas, se ha llegado a teorías como la teoría de cuerdas, supercuerdas y teoría M; más adelante veremos cómo surgieron estas teorías, pero por ahora solo hablaremos de por qué han conducido a la idea de un "multiverso"; en estas teorías las partículas elementales no son consideradas como "puntos"; se considera que tienen una longitud diminuta, y por eso se las llama "cuerdas"; para conservar ciertas simetrías que se consideran esenciales en física, estas teorías tienen que incluir en sus fórmulas algunos términos que compensan "anomalías" que surgen en ellas y conducen a que una simetría esencial no se mantiene, cuando las restricciones impuestas por la teoría cuántica se aplican a las cuerdas (cuando se cuantizan las cuerdas); tales términos tienen un efecto compensador en las fórmulas, y la simetría requerida se recupera; como veremos más adelante, tales cantidades compensadoras se pueden considerar de diferentes maneras; puede pensarse que representan "partículas" o "campos", que la teoría sugiere que deberían existir, pero que aún no han sido descubiertos; en la historia de la ciencia esto ha ocurrido a veces; por ejemplo la existencia del neutrino se predijo teóricamente antes de que fuera descubierto; en un tipo de desintegración radiactiva parecía violarse la ley de conservación de la energía, y Wolfgang Pauli propuso que la energía que aparentemente faltaba, tal vez correspondía a que en el proceso podría estar presente una partícula, que por carecer de carga eléctrica y tener una masa muy pequeña no era detectada; si se incluía esa partícula la ley de conservación se mantenía; el neutrino fue descubierto posteriormente.

Los "campos" adicionales a los que se recurre en la teoría de cuerdas se pueden considerar como magnitudes escalares; un "campo escalar" puede ser, por ejemplo, la temperatura, puesto que se puede especificar una distribución de temperaturas en una región, dando solamente un número en cada punto de la región, que indica el valor de la temperatura en ese punto, tal como es indicada por un termómetro provisto de una escala de temperaturas (de ahí la palabra "escalar"); pero hay otros "campos" que requieren más de un número para ser especificados, por ejemplo los "campos vectoriales"; un campo de fuerza eléctrica o gravitatoria tiene, en cada punto de la región en que se encuentra, un valor especificado por un vector; los efectos de las fuerzas dependen no solo de su magnitud, sino también de la dirección y sentido en que actúan, de modo que para especificar un "campo vectorial" se requieren tres números en cada punto del espacio; dando el valor de las tres coordenadas o componentes del vector; referidas a un sistema de tres ejes perpendiculares entre sí, tanto la magnitud, como la dirección y sentido del vector en el espacio tridimensional, quedan plenamente especificadas.

Como un campo escalar es un campo de una sola componente, la introducción de cada "campo compensador" que se hace en la teoría de cuerdas, puede considerarse como la introducción de alguna "magnitud escalar", pero también puede considerarse como que se ha añadido una "componente" adicional al "espacio" en el que "viven" las cuerdas, y por lo tanto una "dimensión" o "grado de libertad" adicional; si los objetos físico-matemáticos de esta teoría (originalmente las "cuerdas"), disponen de grados de libertad adicionales, tales grados de libertad también pueden efectuar el trabajo de compensación requerido, como si esas "dimensiones extra" cancelaran el efecto no deseado de los términos que dan lugar a las "anomalías"; en un "espacio" con más "dimensiones" tales efectos pueden disiparse y cancelarse en ellas; de modo que originalmente se consideró que la teoría era consistente si se desarrollaba en un espacio con más dimensiones que nuestro espacio físico tridimensional, o el espacio-tiempo de cuatro dimensiones de la teoría de la relatividad; para explicar por qué no percibimos esas dimensiones extra se supuso que podían estar compactadas en formas geométricas muy diminutas, espacios compactos; si fuese así la geometría de esos espacios en los que se mueven y vibran las cuerdas determinaría el comportamiento y características físicas de estas; pero las matemáticas predicen muchas más posibles geometrías que las que se requieren para explicar el mundo que conocemos, de modo que también en esta teoría podrían existir "universos" o "mundos" con otras propiedades, como parte del "multiverso"; también se estudian modelos con dimensiones extra grandes, y sus posibles consecuencias y efectos (D-branas, etc.).

Otras teorías, motivadas principalmente por resolver los problemas matemáticos que aparecen cuando se intenta unir la relatividad general con la teoría cuántica, han llevado a proponer diversos modelos cosmológicos.

Cuestiones como la de cómo pudo generar el Big Bang la uniformidad observada actualmente, llevaron a Alan Guth a proponer una inflación muy acelerada al principio, y esto también lleva a pensar en la posible generación de otros "universos".

La fuerza que impulsa la expansión es relacionada por los cosmólogos con la llamada "constante cosmológica", cuyo valor debe estar muy finamente ajustado para la expansión que se observa.

DE NEBULOSAS A GALAXIAS: se amplía el tamaño del universo

Nuestra Galaxia: la Vía Láctea

Desde las primeras observaciones de Galileo con el telescopio se apreció que esa mancha blanquecina que cruza el cielo, conocida desde la antigüedad como la "Vía Láctea" o "La Galaxia" (derivado de la palabra griega "galaktós": "leche" o "de aspecto lechoso") era realmente una gran acumulación de estrellas, y actualmente está considerada como uno de los brazos espirales de la galaxia en que se encuentra el Sol y su sistema.

Se planteó si muchas de las llamadas nebulosas que se conocían no serían también agrupaciones de estrellas, y no solo nubes de polvo y gas; el asunto se resolvió en las primeras décadas del siglo XX, cuando el uso de telescopios cada vez más grandes permitió apreciar estrellas individuales en ellas; muchas de las "nebulosas" eran realmente galaxias, agrupaciones de millones de estrellas, y actualmente se considera que hay millones de ellas en el Universo observable, agrupadas a su vez en cúmulos galácticos y supercúmulos.

Se considera que la galaxia a la que pertenece el Sol, la Vía Láctea, forma parte del llamado "grupo local", del que también forman parte la galaxia de Andrómeda y las Nubes de Magallanes. Las estrellas se acumulan más en el centro de las galaxias; en el caso de la Vía Láctea se considera que su parte central está en una zona donde hay gran cantidad de cúmulos globulares de estrellas, mientras que el sistema solar está en uno de sus brazos espirales.

LA REFRACCIÓN DE LA LUZ: Fuente de belleza y de conocimiento

La refracción de la luz

El fenómeno de la refracción de la luz nos ofrece muchas veces bonitas imágenes, como por ejemplo, cuando el arco iris se despliega en el cielo, o se usan prismas de vidrio como ornamento de lámparas y otros objetos, y vemos las irisaciones y el despliegue de colores que se produce en ellos.

Pero este fenómeno físico ha desempeñado además un papel muy importante en el conocimiento del Universo y la materia, dando lugar a la ciencia de la espectroscopía, que ha permitido obtener conocimientos tales como la composición de las estrellas y la estructura atómica y molecular.

Debido al importante papel que el fenómeno de la refracción de la luz (y otras radiaciones) ha desempeñado en la investigación de la materia y la energía, vamos a considerar brevemente su explicación. Cuando la luz visible atraviesa un prisma de vidrio, entrando por una cara del prisma orientada oblicuamente a la dirección de propagación del rayo luminoso, aparecen separados los diferentes colores que componen la luz blanca; este es un fenómeno familiar que muchos habrán observado, y es semejante al arco iris, donde las diminutas partículas de agua de la atmósfera actúan como pequeños prismas.

De modo que la luz blanca se divide o refracta en los colores que la componen; la razón de esto es que la luz viaja a una velocidad menor dentro del vidrio, y al entrar en él, experimenta un frenado, tal como, por ejemplo, le ocurriría a una persona que estuviese avanzando por el agua, y se topase de repente con una zona donde hay mucho lodo disuelto; el aumento en la densidad del medio le haría ir más despacio. En el caso de las ondas de luz, su interacción con las partículas del vidrio tiene un efecto semejante.

Si el "frente de onda" está orientado oblicuamente con relación a la cara del prisma por donde entra, una parte del "frente" entra primero en el vidrio y es frenada, mientras que el resto del "frente de onda" sigue avanzando a su velocidad normal, y eso es lo que hace que se desvíe en un ángulo determinado que depende de su frecuencia.

Se puede entender fácilmente con algunos ejemplos; imaginemos un automóvil que avanza por una carretera asfaltada, pero llega un momento en que la parte asfaltada termina y tiene que avanzar por un tramo de camino de arena espesa, donde las ruedas avanzan con dificultad; imaginemos que la línea donde termina el asfalto y empieza el camino de arena es oblicua, de manera que la rueda derecha entra primero en la parte arenosa, pero la rueda izquierda dispone todavía de un tramo de asfalto; la rueda derecha se frenará mientras que la izquierda seguirá avanzando a velocidad normal, de modo que se adelantará respecto a la rueda derecha, y el vehículo entero se desviará de la dirección recta, y lo hará tanto más cuanto mayor sea la velocidad a la que viajaba por el tramo asfaltado.

Algo parecido ocurriría si a una persona que fuese corriendo por la calle, le sujetásemos el brazo derecho para detenerla; su lado izquierdo seguiría avanzando un poco, y la persona haría un giro hacia la derecha.

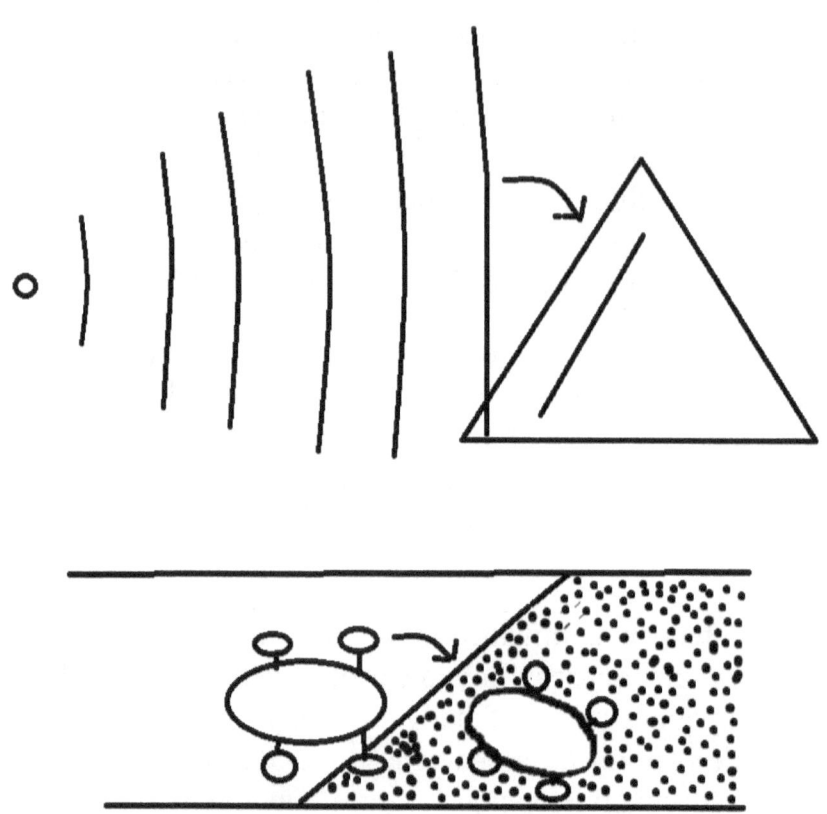

Eso es lo que ocurre cuando la luz entra oblicuamente en un medio en el que viaja más despacio; además, aunque la velocidad de las ondas de luz es la misma para todas las frecuencias, las longitudes de onda más cortas repiten su ciclo oscilatorio con más rapidez que las longitudes de onda más largas, sus frentes de onda están más cercanos entre sí, y cada uno va más rápido que los frentes de onda de las frecuencias más bajas, y por tanto se desvían más; así las diferentes frecuencias se desvían en un ángulo distinto, y como cada frecuencia corresponde a un color, podemos ver el espectro completo de colores. Las frecuencias más altas (longitudes de onda más cortas) corresponden al violeta, en el caso de la luz visible, y las más bajas al rojo.

Este fenómeno ha resultado ser de muchísima utilidad para el estudio del mundo físico, debido a que cada sustancia tiene su espectro característico. La luz visible y las demás radiaciones salen de la materia, de los átomos y moléculas cuando están a la temperatura suficiente, o cuando reflejan o emiten la que reciben de otra fuente, o parte de ella. Las características de la radiación que emiten átomos y moléculas dependen de su constitución y sus diversos estados energéticos internos. De modo que el análisis de tales radiaciones, incluyendo la luz visible, aporta muchísima información sobre la fuente de la que provienen, y ha sido fundamental para físicos, químicos, astrofísicos, biólogos moleculares y otros científicos en su estudio de la estructura interna de la materia.

El fenómeno de la refracción también ha permitido construir instrumentos ópticos como el telescopio y el microscopio, pues dando a las lentes la forma adecuada, se pueden desviar los rayos de luz que emite un objeto, de tal forma que se consiga una imagen aumentada, y esto ha permitido estudiar tanto los astros como el mundo microscópico.

¿Cómo se midió la velocidad de la luz?

El astrónomo Olaf Roëmer pudo hacer un cálculo de la velocidad de la luz en el vacío, cuando se dio cuenta de que los eclipses de los satélites de Júpiter, cuando estos se ocultan tras el planeta al observarlos desde la Tierra, se producían con un retraso determinado al observarlos seis meses después, cuando la Tierra se encontraba más alejada de Júpiter, al estar en el otro extremo de su órbita en torno al Sol; atribuyó ese retraso al hecho de que la luz que llegaba desde Júpiter y sus satélites, tenía que recorrer una distancia mayor, y como tal distancia era conocida pudo hacer el cálculo.

Posteriormente, Fizeau ideó varios dispositivos para medir la velocidad de la luz aquí en la Tierra. Uno de ellos consistía básicamente en una rueda dentada giratoria que se interponía en la trayectoria de un rayo de luz reflejado desde varios kilómetros. Si el rayo pasaba entre un diente y el siguiente era visible, pero si topaba con uno de los dientes era interceptado. Midiendo la velocidad que había que dar a la rueda para que el rayo fuese interceptado podía calcular la velocidad de la luz.

Además de estas mediciones experimentales, cuando Maxwell formuló matemáticamente las leyes del electromagnetismo, apareció en sus fórmulas este mismo valor para la velocidad de las ondas que predecía su teoría; se supo así que las ondas de luz son ondas electromagnéticas.

¿Cómo se formó el Sistema Solar?

Hoy se piensa que el Sistema Solar se pudo formar a partir de una nube inicial de gas y polvo interestelar que colapsó por acción de la gravedad, y tomó una forma de disco debido a su rotación (se ha sugerido también que la explosión de una supernova pudo crear una onda de presión que contribuiría a la concentración de materia) ; la mayor parte de la materia se concentraría en la zona central para dar origen al Sol, y el resto seguiría girando en torno a él; la gravedad, principalmente, a su vez haría que se fuesen uniendo entre sí diminutas partículas, formando agregados de materia cuyo tamaño se iría acrecentando cada vez más; este proceso de acreción sería el origen de los planetas y demás objetos del sistema; esta propuesta concuerda con el hecho de que, actualmente, los planetas del sistema solar, giran en torno al Sol, aproximadamente en el mismo plano orbital, y con pocas excepciones (quizá debidas a impactos de meteoritos u otros objetos), giran en el mismo sentido; además de los planetas Mercurio, Venus, La Tierra, Marte, Júpiter, Saturno, Urano y Neptuno, y sus respectivos satélites, hay muchos otros cuerpos de menor tamaño (Plutón era considerado un planeta más del sistema, pero actualmente no se le incluye como tal); entre Marte y Júpiter está el cinturón de asteroides; además también forman parte del Sistema Solar el cinturón de Kuiper, el "disco disperso" y en la parte más exterior, como si envolviera a todo el sistema , la nube de Oort; desde las zonas exteriores lejanas llegan periódicamente cometas, astros que giran en torno al Sol en órbitas muy excéntricas.

GEOLOGÍA I : La Tierra en el comienzo

Las ideas que se tienen sobre la formación del sistema solar, de las que hemos hablado en otra entrada, indican a su vez como se formó la Tierra, y dan idea del estado inicial del planeta, que se combinan con los estudios de los geólogos, para intentar reconstruir su historia y las diversas etapas por las que ha pasado a lo largo de ella.

De acuerdo a lo explicado sobre cómo se cree que se formó el sistema solar, al comienzo de su historia la Tierra distaba mucho de ser un lugar adecuado para la vida en general, tal como la conocemos actualmente; al principio tuvo que ser un lugar muy caliente, debido a su formación por acreción, y al abundante e intenso choque con otros materiales del sistema solar en formación; el interior de la Tierra en la actualidad sigue siendo muy caliente; parece que hubo periodos de "bombardeo intenso"; también parece haber evidencia, a partir de hallazgos de fósiles en diversos estratos, de que hubo varias extinciones masivas de vida en la historia de la Tierra.

En 1785 James Hutton presentó su "Teoría de la Tierra", en donde expuso su idea de que, para que se formaran los diferentes estratos que se observaban por todo el planeta (capas diferenciadas y superpuestas una sobre otra, que se observan en la corteza terrestre), por un lento proceso de sedimentación (o acumulación de materiales procedentes de los procesos erosivos), se requeriría mucho tiempo, mucho más del que hasta entonces se suponía en general, en la escala de millones de años; propuso la idea de que los rasgos que se observan hoy, son el resultado de un lento y continuo proceso, y no de grandes catástrofes puntuales (catastrofismo), idea apoyada también por Charles Lyell.

El tiempo geológico

Los geólogos y paleontólogos estudian los estratos y los fósiles que se hallan en ellos y proponen una división de las fases de la historia de la Tierra, en Eras y periodos; varios geólogos británicos del siglo XIX dieron nombre a estas divisiones y subdivisiones, aunque posteriormente el hallazgo de nuevos fósiles llevó a añadir y nombrar algunas más, principalmente en el periodo llamado "precámbrico", y algunos nombres han variado de acuerdo con los conocimientos obtenidos.

El eón criptozoico (del griego "vida oculta"), se divide en la "era arqueozoica" (vida antigua) y la "era proterozoica" (vida anterior); le sigue el eón fanerozoico (vida visible); entre el criptozoico y el fanerozoico, el registro fósil presenta un corte tajante, lo que ha llevado a pensar en alguna extinción masiva, debida tal vez a algún fenómeno geológico o astronómico que afectó seriamente a la Tierra.

Con el comienzo del fanerozoico termina la era precámbrica, a la que se atribuye una duración muy extensa, desde hace 4500 millones de años hasta hace unos 590 millones de años.

El fanerozoico se divide en tres grandes eras: Paleozoica (del griego "vida antigua"), Mesozoica (vida intermedia), y Cenozoica (vida reciente).

Cada era se subdivide en periodos; la era Paleozoica abarca los siguientes periodos (de más antiguo a más reciente): Cámbrico, Ordovícico, Silúrico, Devónico, Carbonífero y Pérmico; los nombres que han recibido provienen principalmente del lugar donde se hallaron por primera vez los estratos y fósiles correspondientes a cada periodo; Cambria era el nombre que los romanos daban a Gales; los ordovicios y los silures fueron tribus antiguas de Inglaterra; el periodo devónico se identifica con Devon o Devonshire, también en Inglaterra; el carbonífero, como su nombre indica, se caracteriza por estratos con abundancia de carbón, y el pérmico fue identificado en la región de Perm, en Rusia.

La era Mesozoica se subdivide en los periodos Triásico (puesto que fue identificado por un geólogo alemán en tres capas de estratos), Jurásico (por los montes del Jura en Francia, donde se identificó el periodo), y Cretácico (caracterizado por depósitos de caliza o creta).

La era Cenozoica abarca los periodos que fueron también llamados era Terciaria y Cuaternaria. Dentro de algunos de los periodos considerados se hacen a su vez otras subdivisiones, como Pleistoceno (primer periodo de la vida cuaternaria, Mioceno (cuarto periodo de la era terciaria, entre el Oligoceno y el Plioceno), etc.

En una fase temprana, el planeta debió poseer ya una gran cantidad de agua, que debido al intenso calor estaría primero en estado gaseoso, y a medida que la Tierra se fue enfriando, pasó al estado líquido, cubriendo al parecer todo o casi todo el globo; se propone que este agua pudo llegar en los meteoritos que caían continuamente en los periodos de bombardeo intenso, pues se encuentran pequeñas cantidades de agua helada en los que llegan en la actualidad, así como aminoácidos y otras sustancias, precursoras de la vida que conocemos aquí; el calor, todavía intenso, debió mantener una densa envoltura de vapor de agua y otros gases alrededor del planeta, pero esa atmósfera primitiva tendría una composición distinta de la actual.

Ya que se piensa que los elementos de la tabla periódica se forman en el interior de estrellas que después los esparcen en explosiones de supernova, muchos materiales ya tuvieron que estar presentes en la nube original de la que se formó el sistema solar; ese ambiente no permitía todavía la vida de organismos complejos; sin embargo algunos microorganismos pudieron tal vez vivir en una fase temprana, especialmente si vivían en el agua, para estar más protegidos de la intensa y letal radiación que impregnaba el sistema (en la actualidad se han encontrado microorganismos que viven en las chimeneas volcánicas submarinas, a elevada temperatura y en un ambiente químico que sería letal para otras formas de vida; son los llamados termófilos; otros microorganismos, en el extremo opuesto, viven en entornos de temperatura muy baja; se conoce a todos estos, en general, como "extremófilos").

Se han hallado fósiles de estomatrolitos, estructuras minerales depositadas por cianobacterias, microorganismos que pudieron vivir en aguas poco profundas y cuyo metabolismo generaba oxígeno que iría cambiado la composición de la atmósfera.

GEOLOGÍA II: Orogénesis, la formación de las grandes cordilleras

La orogénesis (de "oros", montaña en griego), estudia los procesos de formación de montañas y cordilleras; los plegamientos de diversas formas que se aprecian en las diferentes capas o estratos son como un registro de los movimientos que han configurado el relieve; el proceso continuo de erosión y sedimentación da lugar a la formación de geosinclinales en los lugares de los fondos oceánicos donde se van acumulando los sedimentos, y el peso añadido origina hundimientos y levantamientos, pero se cree que otros procesos poderosos que se atribuyen a la elevada temperatura interna del planeta, juegan un papel muy importante en la configuración del relieve y la formación de las cordilleras; los geólogos reconstruyen a partir del estudio de todos los datos que pueden obtener, la historia de la formación de los sistemas montañosos, las grandes Orogenias, y los procesos continuos que siguen operando actualmente.

Se considera que la Orogenia Caledoniana, estuvo en operación desde el Cámbrico medio hasta el Silúrico medio; la Orogenia Herciniana (o Varisca; Hercynia era el nombre antiguo de las montañas del centro de Alemania y Checoslovaquia) se sitúa desde finales del Devónico hasta finales del Pérmico, y la Orogenia Alpina, desde el Triásico hasta nuestros días.

GEOLOGÍA III: El ciclo de Wilson y los supercontinentes

La deriva continental

Hacia 1912, Alfred Wegener, al observar la similitud entre la costa occidental de África y la costa oriental de Sudamérica (que al parecer ya había llamado la atención antes), propuso la idea de la "deriva continental", el hecho de que los continentes se desplazan lentamente, alejándose o acercándose; en un tiempo los actuales continentes pudieron formar una sola masa de tierra, que después se disgregó lentamente, lo que explicaría la notable similitud entre las líneas costeras mencionadas; los hallazgos de estratos y fósiles similares en lugares separados actualmente por grandes océanos parecían confirmar esta idea; de este supercontinente, llamado Pangea ("toda la tierra", en griego), se originarían los actuales: la parte norte, a la que se llamó Laurasia, daría lugar a las actuales Norteamérica, Europa y Asia, mientras la parte sur, llamada Gondwana (derivado de una región de la India habitada por la etnia Gond), daría lugar al resto.

¿Cómo se conoce la composición interna del planeta?

La capa más externa de la Tierra, tiene un espesor medio relativamente pequeño , en comparación con el radio terrestre (de más de 6000 km); aunque no se ha podido llegar a mucha profundidad, en comparación con el radio terrestre, los geólogos pueden deducir la composición del interior de la Tierra, a partir de los datos obtenidos por los sismólogos: la velocidad de las ondas sísmicas de los terremotos, que se registran en los sismógrafos, sirve para deducir los materiales por los que se transmiten, pues la velocidad de las ondas depende del material por el que se propagan; de acuerdo con esto se deduce que la Tierra se compone de núcleo, manto y corteza; en el núcleo se concentran los materiales más pesados, y se encuentra a elevada temperatura; se calcula que en el centro es de unos 5000°, casi tan caliente como las partes más externas del Sol; se considera que gran parte del calor es consecuencia del bombardeo intenso y las colisiones con otros fragmentos del Sistema Solar cuando este se estaba formando; envolviendo al núcleo se encuentra el manto, y por encima de éste la corteza; a medida que el Sistema Solar se iba estabilizando, los impactos de asteroides disminuirían y la corteza podría liberar calor al espacio enfriándose progresivamente; pero el interior de la Tierra es aún muy caliente, y gran parte de ese calor proviene de la descomposición de los elementos radiactivos que contiene.

La Tectónica de placas

Se han hallado cratones con abundancia de granito, un mineral relativamente ligero, en diferentes partes de la Tierra. Un cratón es una antigua roca flotante lo suficientemente ligera como para no hundirse en el manto. Se cree que formaron el núcleo de los primeros protocontinentes, a los que se iba añadiendo material a medida que otras rocas más pesadas se hundían en el manto, donde sus minerales se fundían, dando lugar a magma granítico que ascendía a la superficie.

Actualmente se considera que la litosfera comprende la corteza más la parte rígida del manto superior, formando un conjunto discontinuo y rígido, fragmentado en grandes placas que se mueven sobre la astenosfera (aunque se han propuesto ideas alternativas a esta). Se considera que la profundidad de la astenosfera oscila entre los 70-150 km, según las zonas de la Tierra; se supone constituida por materiales próximos a la fusión, pero muy viscosos, lo que permite que, pese a ser sólida, en una escala temporal grande puede fluir lentamente, tal como un glaciar bajo la acción de un campo gravitatorio.

En la actualidad la Tectónica de Placas (de una palabra griega que alude a la construcción) se considera el proceso principal por el que se "construyen" o forman los rasgos de la Tierra, incluidos el relieve y las cordilleras; actualmente la velocidad a la que se desplazan los continentes se puede medir por GPS, y las diferentes placas tectónicas y sus límites o fronteras se han podido localizar, en exploraciones geológicas y oceanográficas; el relieve de los fondos oceánicos se ha podido explorar y cartografiar, por inmersiones y sondeos, y utilizando, por ejemplo, barcos equipados con sonar, que pueden medir el tiempo empleado por las ondas emitidas desde el barco, y reflejadas de nuevo desde el fondo, y otras tecnologías; el descubrimiento de la expansión y continua renovación del suelo oceánico se considera evidencia que apoya la teoría de las placas tectónicas.

En medio de los grandes océanos hay grandes cordilleras submarinas que los recorren de norte a sur, como la dorsal centroatlántica y la dorsal media del Pacífico; las cimas o partes más elevadas de muchas de estas dorsales están fragmentadas y por ellas sale continuamente material procedente del manto, que asciende por su elevada temperatura y renueva el suelo oceánico; como la superficie del planeta se mantiene constante, la continua formación de nuevo fondo oceánico es compensada por el material que vuelve al manto; en las zonas de subducción en los bordes de las placas, donde el borde de una se hunde por debajo de la otra, continuamente se va perdiendo material que cae hacia el interior; el material que se pierde vuelve a calentarse en el interior y asciende de nuevo en un ciclo continuo de renovación; de modo que el proceso que moldea el relieve de la Tierra, no es solo el ciclo de erosión y sedimentación.

Por ejemplo, se piensa que todo el gran sistema del Himalaya, que incluye las grandes cordilleras del Hindukush, Karakorum e Himalaya, se formó por el choque de la placa india con la placa asiática, a la que quedó unida; evidentemente los choques de las placas, incluso aunque en general haya subducción, y parte de una placa se hunda bajo el borde de otra, deben liberar una energía tremenda, que da lugar a la formación de grandes cordilleras; se piensa que los Pirineos se formaron también por el choque de la placa ibérica con la euroasiática, que cerró lo que entonces era el mar de Tetis; la gran cordillera de los Alpes, y otros sistemas montañosos de Europa y Asia tuvieron su origen también en esos desplazamientos de las masas de tierra desde el sur hacia la placa euroasiática, junto con posteriores procesos geológicos; la cordillera de los Andes y los grandes sistemas montañosos del oeste de Norteamérica, se sitúan donde la placa del Pacífico limita con las placas del continente americano; las zonas donde limitan las placas son generalmente zonas de alta actividad sísmica y volcánica; todo el borde de la placa del Pacífico, se sitúa a lo largo de la costa occidental de América, y continúa por toda la costa oriental de Asia, formando lo que se llama el anillo o cinturón de fuego del Pacífico.

Se han hallado fósiles de criaturas marinas en el Gran Cañón del Colorado, de modo que esa zona debió estar próxima al mar en algún tiempo; se cree que, como consecuencia del choque con la placa del Pacífico, la placa Norteamericana se elevó más de 3 km; los movimientos tectónicos abrieron el Golfo de California al océano, y los pequeños riachuelos que nacían en las Montañas Rocosas podían desembocar en él, erosionando y dando forma al Gran Cañón; la presión de la placa del Pacífico deslizándose bajo la del Caribe pudo provocar la erupción de volcanes submarinos creando una sucesión de pequeñas islas, que con el tiempo pudieron dar lugar al istmo de Panamá; si el flujo de agua entre el Pacífico y el Atlántico cesó, el cambio en las corrientes oceánicas pudo tener un impacto importante en el clima

De acuerdo con la Tectónica de Placas, el "motor térmico" de esta actividad es el proceso de convección que se produce por la elevada temperatura del manto; los materiales que van cayendo a él, desde las zonas de subducción entre las placas, se calientan y esto les hace ascender; parte de ellos sale al exterior, principalmente por las dorsales oceánicas, y el resto se enfría al ascender y cae de nuevo, vuelve a calentarse y el proceso continúa de manera cíclica.

¿Cómo se calcula la edad de la Tierra?

Un factor importante para reconstruir la historia de la Tierra es poder fechar los materiales que se encuentran por toda ella actualmente, las rocas que se encuentran en todo su relieve y en los diferentes estratos.

Antes de descubrirse el fenómeno de la radioactividad, Lord Kelvin hizo una estimación de la edad de la Tierra, basándose en la temperatura medida a diferentes profundidades, para calcular la temperatura del interior y computar el tiempo necesario para llegar a la situación actual de la litosfera y la corteza terrestre; pero una vez descubierta la radioactividad, Ernest Rutherford, usó la medición del tiempo que tarda un determinado elemento radioactivo en transformarse en otro elemento, producto final del proceso de desintegración (los núcleos pesados expulsan de manera natural partículas de su núcleo, debido a que el corto alcance de la fuerza nuclear fuerte, no puede mantener en el núcleo a las partículas más externas; la fuerza nuclear débil también interviene en la desintegración radiactiva beta; como los núcleos de cada elemento se diferencian en el número de partículas, la pérdida de estas por emisión radioactiva transmuta los isótopos radiactivos de un elemento en otros elementos de menor peso y número atómico de la tabla periódica; la emisión se detiene cuando el isótopo radiactivo original degenera en un elemento estable; como el proceso está regido por leyes naturales precisas, aunque una emisión particular no es predecible, el cálculo de probabilidades funciona bien para un número elevado de núcleos de isótopos radiactivos contenidos en una muestra; por ejemplo, un isótopo radiactivo del uranio termina convirtiéndose en plomo estable, pasado un tiempo específico, que se puede medir y calcular; se llama "vida media" al tiempo necesario para que la mitad del material radiactivo en una muestra se convierta en su producto final estable; las rocas pueden formarse por tres procesos conocidos; pueden ser sedimentarias, metamórficas o magmáticas; las últimas se forman a partir del magma caliente que sale al exterior y al enfriarse se solidifican; en realidad se convierten en roca sólida cristalizando, es decir, sus moléculas y átomos se colocan ordenadamente en forma de red cristalina al enfriarse, de modo que en su interior, los isótopos radiactivos se mantendrán aislados; si el material que emergió contenía una determinada cantidad de uranio radiactivo, éste se habrá ido convirtiendo en determinado isótopo de plomo a un ritmo constante; midiendo la proporción relativa de uranio y plomo en la roca se puede deducir el tiempo en que se formó; así Rutherford determinó una edad para la Tierra mucho mayor que la que había obtenido Lord Kelvin; actualmente se calcula que la edad de la Tierra es de unos 4500 millones de años.

Con una edad tan larga, si los procesos que dieron lugar a Pangea y a su posterior fragmentación, están operando desde hace miles de millones de años, se piensa que éste no ha sido el único supercontiente; hoy los geólogos piensan que hay un ciclo supercontinental, por el cual los supercontinentes se fragmentan, debido a la gran presión que se genera al no poder liberar la elevada temperatura interna bajo ellos, mientras que el océano que rodea al supercontinente puede liberar la temperatura hacia el exterior con más facilidad; cuando el supercontinente finalmente cede a la presión y se fragmenta, comienza de nuevo la deriva continental; las placas se deslizan y chocan hasta la formación de un nuevo supercontinente; Vaalbará, Rodinia y Pannotia son los nombres que se han dado a algunos de los supercontinentes anteriores a Pangea.

EL TAMAÑO DE LA TIERRA, LA INCLINACIÓN DE SU EJE Y LA PRECESIÓN DE LOS EQUINOCCIOS

¿Cómo se calculó en la antigüedad el tamaño de la Tierra?

En la antigüedad Eratóstenes ya pudo hacer una estimación aproximada del tamaño de la Tierra; los griegos habían deducido que la Tierra era esférica ; como consecuencia la sombra que proyectan los objetos sobre la superficie de la Tierra cuando el Sol los ilumina, será mayor o menor, en cada hora del día, dependiendo de la latitud; cuanto más alejado esté un lugar del ecuador terrestre, los objetos en él estarán más inclinados, y la sombra que proyectarán en el suelo será más corta o más larga dependiendo de la inclinación; conociendo la distancia entre dos lugares, si se coloca en los dos una vara vertical, perpendicular al suelo, y se mide la sombra que proyecta cada uno a la misma hora del día, la diferencia en las longitudes de las sombras indicará a cuantos grados de circunferencia terrestre corresponde la distancia entre los dos lugares; así podremos saber lo que mide un grado de circunferencia terrestre (medición del arco de meridiano), y multiplicando por 360, obtener el valor de la circunferencia total.

¿Cómo se determina cuantos grados de inclinación tiene el eje terrestre, con relación al plano de su órbita alrededor del Sol?

Las diferencias entre la duración del día y la noche en diferentes latitudes y en diferentes épocas del año, indican que el eje imaginario de la Tierra, en torno al cual hace un giro diario, no es perpendicular al plano de su órbita alrededor del Sol, y por medio de las diferencias de duración de días y noches a diferentes latitudes se sabe cuál es su inclinación; esta inclinación da lugar a las estaciones.

¿Qué es la precesión de los equinoccios y a qué se debe?

Es el cambio en la posición del eje de la Tierra, que fue detectado ya en la antigüedad por Hiparco de Nicea. Midiendo cuidadosamente la posición de las estrellas se deduce que el eje de rotación de la Tierra, hace un movimiento de cabeceo, como el de una peonza cuando va deteniendo su rotación, en un ciclo que dura unos 26000 años; a este movimiento se le superpone otro adicional de vibración del eje (nutación); todo esto, junto con el hecho de que la duración del año no es un múltiplo entero de la duración de los días, produce desfases que obligan a hacer reajustes periódicos en los calendarios; estos movimientos adicionales se deben al efecto combinado de las fuerzas gravitatorias que operan sobre el planeta, pues debido a su forma y movimientos, no todas las partes de la Tierra están sometidas a la misma intensidad gravitatoria.

LOS QUÍMICOS: Precursores en la investigación del átomo

El químico Antoine Laurent de Lavoisier realizó experimentos que respaldaban la teoría atómica. Llevó a cabo combustiones y reacciones químicas, pesando las sustancias antes de la combustión o reacción, y pesando de nuevo los productos resultantes, habiendo tenido mucho cuidado para que nada, ni siquiera vapores o gases, escapasen de sus recipientes; encontró que el peso era el mismo antes y después de la reacción, estableciendo así la ley de conservación de la masa; la teoría atómica servía muy bien para explicar sus resultados: La combustión o reacción solo había cambiado la disposición y organización de los átomos, produciendo sustancias de aspecto y propiedades distintas, pero el número total de átomos era el mismo, lo que explicaría que el peso total fuese el mismo antes y después.

Dimitri Mendeleiev clasificó los elementos conocidos en su época, por sus pesos y propiedades, empezando por los más ligeros y comprobó que había un patrón (que ya habían observado otros estudiosos). Cada 8 elementos, en las primeras filas de la tabla que confeccionó se repetían elementos con propiedades semejantes. Colocó los elementos de propiedades parecidas en las mismas columnas de la tabla. Tuvo incluso la intuición de dejar huecos en la tabla, sugiriendo que allí habría que colocar elementos aún no descubiertos, y hasta predijo sus propiedades, y efectivamente tales elementos se fueron hallando y confirmaron sus predicciones.

Otros hallazgos también se podían explicar con la teoría atómica, como por ejemplo "La ley de las proporciones definidas", hallada por Proust; las sustancias elementales que formaban compuestos, lo hacían en proporciones específicas, lo que sugería que la molécula del compuesto contenía números determinados de átomos de los elementos componentes.

Mecánica estadística. La teoría cinética de los gases

El movimiento genera calor; el calor a su vez puede hacer que la materia sólida pase al estado líquido, y con más calor al estado gaseoso. El ejemplo más familiar quizá sea el agua: calentemos un cubito de hielo y tendremos agua líquida; sigamos calentando y el agua se evaporará.

Esto se puede explicar suponiendo que la materia está formada por pequeñas partículas (moléculas o átomos). En el estado sólido las partículas se atraen fuertemente y se mueven poco respecto de sus posiciones de equilibrio; si los átomos ganan energía cinética se atraen con menos fuerza colisionando entre sí y pasando al estado líquido; si su energía cinética aumenta se terminan separando y pasan al estado gaseoso. Esto explicaría también el aumento de volumen cuando aumenta la temperatura, debido a que aumenta la separación media entre los átomos. Los átomos tenían que ser muy pequeños. pues ni siquiera se observaban al microscopio. De modo que un volumen pequeño de materia contendría gran cantidad de ellos. Si los cambios de estado de la materia se debían a una variación en el estado de movimiento de los átomos, debido a variaciones de temperatura, la energía cinética media de los átomos en una cantidad de materia, sería proporcional a su temperatura. Varios científicos aplicaron las leyes del movimiento de Newton a los átomos, pero debido a que en sus cálculos tenían que considerar números tan grandes de partículas, tuvieron que aplicar métodos estadísticos, y así desarrollaron la mecánica estadística. Resultó muy útil puesto que permitió conocer los detalles del mundo submicroscópico a partir de mediciones que se podían realizar a nivel macroscópico. Por ejemplo, como la presión de un gas en las paredes del recipiente que lo contiene, se considera debida a la energía cinética de las partículas del gas al chocar incesantemente con las paredes, al medir la presión se podía conocer el promedio de velocidad de las partículas y su energía cinética a diferentes temperaturas.

La Hipótesis de Avogadro

El aumento de la temperatura produce un aumento de presión, porque la energía cinética de las partículas es mayor. Al aumentar la temperatura aumenta también el volumen del gas. Se puede medir el aumento de volumen por cada grado de temperatura. Al hacerlo se comprobó que todos los gases, sin importar su composición, aumentan de volumen en la misma proporción. El aumento de volumen por cada grado de temperatura se denomina "coeficiente de dilatación cúbica", y su valor para todos los gases es, expresado en forma de quebrado: 1/273.

El hecho de que todos los gases se dilaten en la misma medida, parecía indicar que en un volumen dado de cualquier gas, hay el mismo número de partículas. Esta fue la hipótesis de Avogadro. Las partículas de todos los gases, aunque sean diferentes, deben ser muy pequeñas en comparación con su distancia promedio de separación, de modo que lo que determina el aumento de volumen con la temperatura es la mayor separación entre partículas al aumentar su agitación térmica. La diferencia de tamaño entre partículas de diferentes gases debe ser muy pequeña en comparación con la separación entre partículas. Por lo tanto esa pequeña diferencia se puede despreciar y considerar a todas las partículas aproximadamente iguales, por lo que cabe suponer que volúmenes iguales de dos gases distintos contienen el mismo número de partículas (A igual presión y temperatura).

Los pesos atómicos relativos. Definición de mol

Si pesamos un volumen de un gas y después pesamos el mismo volumen de otro gas diferente, y comprobamos que uno pesa el doble que el otro, como según la hipótesis de Avogadro, contienen el mismo número de partículas, llegamos a la conclusión de que los átomos de uno deben pesar el doble que los átomos del otro. Podemos obtener así los pesos atómicos relativos de los diferentes elementos; otras leyes, como la de "las proporciones definidas" en la reacciones químicas, también podían contribuir a la determinación de tales pesos relativos. Se define "mol" como el equivalente en gramos al peso atómico. Supongamos que una sustancia tuviese un peso atómico de 1 y otra de 2. Un mol de la primera sería 1 gramo y un mol de la segunda serían 2 gramos (porque hemos definido "mol" como el equivalente en gramos al peso atómico). Como sabemos que el átomo de la segunda pesa 2 veces más que el átomo de la primera, llegamos a la conclusión de que en 1 gramo de la primera hay el mismo número de átomos que en 2 gramos de la otra (hay el mismo número de átomos pero cada uno pesa el doble). Extendiendo estas ideas a todas las sustancias, podemos decir que en 1 mol de cualquier sustancia hay el mismo número de partículas. A ese número se le llama "número de Avogadro". Si se pudiese determinar dicho número (el total de micropartículas en una cantidad conocida de materia), se podrían calcular inmediatamente el tamaño y el peso de sus átomos constituyentes. La medición del número de Avogadro se convirtió pues en una meta importante para la física y la química. Aunque no todo el mundo científico la aceptara, la teoría atómica se convirtió en un modelo que se usó para seguir investigando y para tratar de explicar las propiedades de la materia a partir de dicho modelo.

Las leyes de la Termodinámica

El coeficiente de dilatación cúbica de los gases, también permite calcular la disminución del volumen por cada grado de disminución de la temperatura. Como el coeficiente es 1/273, el cálculo indica que al llegar a - 273° Celsius el volumen del gas se reduciría a cero; por lo tanto nada puede llegar a esa temperatura, por lo que se la llama el cero absoluto (- 273° Celsius). Ese sería el caso de un gas ideal. En la práctica los gases se licuan antes de acercarse a esa temperatura, y cambian sus propiedades. No obstante el concepto de gas ideal es útil, porque los gases se comportan como ideales en un amplio rango de temperaturas. La escala absoluta de temperatura también se llama Kelvin. A la escala Celsius también se la llama centígrada. Marca cero grados en el punto de congelación del agua y cien grados en el punto de ebullición.

El calor siempre fluye de los cuerpos calientes a los fríos. En términos de teoría cinética, esto puede entenderse así: las partículas del cuerpo caliente (con mayor energía cinética), chocan con las del frío, y les van cediendo parte de su energía, hasta que se llega a un equilibrio termodinámico en el que las partículas de los dos cuerpos tienen la misma energía y por tanto la misma temperatura.

Si en una habitación dejamos un frasco de perfume abierto, las moléculas del aire, en sus movimientos caóticos, chocarán con las moléculas del perfume y las irán arrancando hasta que todo el perfume se halle mezclado con el aire. Se habrá pasado de un estado ordenado (todo el perfume en un solo lugar, en el frasco, separado del aire), a otro más desordenado (unas moléculas mezcladas aleatoriamente con otras). Boltzmann lo explicaba como una consecuencia del cálculo de probabilidades. Como existen muchísimas más combinaciones en las que las moléculas pueden situarse en arreglos no ordenados, los arreglos aleatorios desordenados son, con mucho, los más probables.

Esta tendencia de los sistemas físicos hacia el aumento del desorden, o aumento de la entropía (de la palabra griega para "revolver" o "revuelto"), se conoce como la 2ª Ley de la Termodinámica; (la 1ª Ley es la de la conservación de la energía).

Otras fuerzas

Cuando se planteó la hipótesis de Avogadro no se conocían ni el peso absoluto ni el tamaño de los átomos y moléculas, pero sí se podían establecer las relaciones entre grandes cantidades de átomos y deducir así relaciones entre las partículas submicroscópicas.

Para determinar experimentalmente el valor del número de Avogadro se reflexionó en qué procesos que se manifestaran a escala macroscópica podían depender del número de micropartículas contenidas en una determinada cantidad de materia. Se encontraron con el tiempo bastantes métodos para medir el número de Avogadro, pues es lógico que los procesos que percibimos a escala macroscópica dependan de lo que ocurre en el nivel atómico. Por ejemplo, el color azul del cielo se debe a la dispersión de la luz solar de determinada frecuencia por las partículas del aire: la intensidad del color dependerá del número de partículas que actúen como centro de dispersión. Thompson (Lord Kelvin) comparó los datos sobre el brillo del Sol en el cenit y estando este a 40° sobre el horizonte. El movimiento caótico de pequeñas partículas suspendidas en un líquido (movimiento browniano, observado al microscopio por el botánico R. Brown en 1827) fue interpretado como consecuencia del choque de partículas aún más pequeñas (los átomos invisibles).

Einstein dio con una fórmula para calcular el número de Avogadro a partir del resultado de los choques tal como se observaban al microscopio. Perrin usó este método y otros para determinar el número de Avogadro. En tiempos más recientes se ha medido estudiando la dispersión de rayos X al atravesar sólidos cristalinos. Los diferentes métodos (los mencionados aquí y algunos más) coinciden aproximadamente en el mismo valor (6, 02252 +/- 0, 00028) x 10 elevado a 26 moléculas por kilomol), Se ha sabido así que hay muchas micropartículas (átomos o moléculas) en una pequeña cantidad de materia. Al poder calcular el tamaño de los átomos se supo que eran tan pequeños que estaban muy por debajo de la capacidad de los microscopios. Para saber más sobre ellos habría que usar métodos indirectos, como estudiar las fuerzas que emanaban de ellos.

La gravedad era una fuerza invisible. No era la única que se conocía. Frotando una varilla de ámbar este atraía pequeños objetos. Se llamó a esta fuerza de atracción invisible "electricidad" (de la palabra griega para "ámbar": elektron). Además se sabía de una piedra originalmente hallada en Magnesia, que atraía pequeños trozos de metal. A esta fuerza invisible se la denominó por tanto magnetismo. ¿Qué propiedad de la materia podía ser responsable de las fuerzas eléctricas y magnéticas?. Se produjeron diferentes artilugios que producían electricidad por fricción. Cuando se tocaba un objeto cargado de electricidad, a veces saltaba una pequeña chispa y se oía una pequeña crepitación, quedando descargado el objeto. Esto sugirió a Franklin que tal vez los relámpagos de las tormentas pudieran ser también fenómenos eléctricos a mayor escala. Luigi Galvani en Italia comprobó que la electricidad de las tormentas inducía convulsiones musculares en ranas diseccionadas que estaban colgadas por ganchos de latón en una celosía de hierro. Las convulsiones seguían aún después de la tormenta, lo que hizo pensar a Alejandro Volta que la electricidad permanecía en los metales. Experimentó con diferentes metales hasta que construyó una pila de placas de cinc y cobre y discos de cartón humedecidos en una solución salina. La electricidad fluía de un extremo a otro de la pila. Se dispuso así de una fuente de corriente eléctrica que se originaba a partir de procesos químicos.

Se descubrió que estas dos fuerzas obedecían una ley matemática muy semejante a la ley de Gravitación de Newton, la llamada ley de Coulomb:

$$F = \pm\, k\, (q \cdot q\,'/\, r^2)$$

Simplemente hay que sustituir m (masa) en el numerador por q (carga). Además la constante k es diferente de la constante de gravitación G, porque la intensidad de las fuerzas es distinta. El magnetismo obedece a la misma fórmula, con otra constante distinta y colocando en el numerador las masas magnéticas. Los signos que aparecen en la fórmula de la fuerza eléctrica pueden ser positivo o negativo, ya que estas fuerzas pueden ser atractivas o repulsivas, a diferencia de la gravedad que siempre es atractiva.

¿Por qué obedecen las tres fuerzas a una ley inversa del cuadrado de la distancia?. Una vez más, como ocurre con el brillo de un objeto luminoso, o con la gravedad, podemos entenderlo si pensamos que la fuerza emana de un punto hacia todas las direcciones de forma radial. La fuerza se distribuye por tanto sobre la superficie de una esfera imaginaria que rodea al punto. A mayor distancia de la fuente, la fuerza tiene que repartirse sobre la superficie de una esfera mayor. Como el área de una superficie esférica es proporcional al cuadrado del radio ($4 \pi r^2$), a medida que nos alejamos la fuerza se debilita en la misma proporción. Michael Faraday, al estudiar estas fuerzas invisibles, explicaba que era como si de los cuerpos cargados emanasen lo que llamó "líneas de fuerza", creando en torno suyo un "campo" eléctrico o magnético. Faraday incluso llegó a concebir las partículas como lugares donde las fuerzas convergen en un punto. La materia se podría considerar pues como puntos de concentración de fuerza. Todo se podría explicar en términos de campos de fuerzas. Oersted descubrió que una corriente eléctrica hace que una aguja magnetizada se mueva y reoriente. La corriente se comporta como un imán. La electricidad en movimiento (corriente) genera magnetismo. A la inversa Faraday comprobó que el magnetismo también puede generar electricidad; una bobina de cobre girando entre los polos de un imán produce corriente eléctrica.

Por otra parte, cuando se comprobó que la luz se propagaba en forma de ondas se supuso que existía una sustancia llamada "éter", que llenaba el espacio, y en el que se propagaban las ondas luminosas, como las olas del mar en el agua.

LA RELATIVIDAD ESPECIAL I: El tiempo se ralentiza y el espacio se acorta

La unificación de Maxwell

Maxwell expresó los descubrimientos sobre la electricidad y el magnetismo en forma de ecuaciones matemáticas. Las fórmulas describían por lo tanto la relación entre electricidad y magnetismo. Explicado a grandes rasgos, si en un miembro de una ecuación aparece variación de electricidad, en el otro miembro aparece magnetismo y viceversa. Electricidad y magnetismo aparecen así relacionadas y unificadas en una sola entidad matemática. Las ecuaciones muestran en qué medida una corriente eléctrica genera magnetismo y viceversa. Por lo tanto ya no hay que hablar de electricidad y magnetismo por separado, sino de electromagnetismo. Como una consecuencia lógica de la íntima relación entre electricidad y magnetismo, las ecuaciones predecían la propagación de un nuevo tipo de ondas: un campo eléctrico variable genera en torno suyo un campo magnético, que a su vez genera otro campo eléctrico, y así sucesivamente, de manera que se propaga por el espacio una onda electromagnética. Incluso se podía calcular la velocidad de las ondas. La velocidad de las ondas a través de un medio determinado, depende de ciertas constantes características del medio, como la rigidez y la densidad. Análogamente la velocidad de las ondas electromagnéticas depende de ciertas constantes relacionadas con las diferentes intensidades de las fuerzas eléctrica y magnética. Cuando se hicieron los cálculos la velocidad resultó ser igual a la velocidad de la luz (300.000 km/seg.), que ya se había medido anteriormente. La conclusión era lógica: las ondas de luz eran ondas electromagnéticas. Apareció así otra gran unificación en física: electricidad, magnetismo y luz eran manifestaciones de un mismo fenómeno.

El origen de la teoría de la relatividad

La física de Newton sirvió para explicar casi todos los fenómenos conocidos durante siglos. No se puede negar que fue una enorme conquista intelectual. De hecho, solo ha habido que hacer dos modificaciones en el siglo XX (la teoría de la relatividad y la teoría cuántica). Aunque, como veremos, esas teorías suponen un avance impresionante en nuestro entendimiento, en realidad no echan por tierra los éxitos obtenidos por la física de Newton, sino que, por decirlo de alguna manera, los absorben. En la teoría de la relatividad y en la teoría cuántica, las fórmulas de Newton vuelven a aparecer como un caso límite. Concretamente, la relatividad ajusta las fórmulas newtonianas para tener en cuenta los efectos de la velocidad de la luz, y la teoría cuántica las ajusta para tener en cuenta que la energía no puede tomar cualquier valor, lo que se pone de manifiesto en los intercambios de energía de los procesos atómicos. En el caso límite en que se pueden ignorar los efectos de la velocidad de la luz y la cuantización de la energía, se anulan los términos matemáticos correspondientes y lo que queda son las fórmulas de Newton.

Como hemos visto, en la teoría electromagnética de Maxwell, la velocidad de la luz aparece como una constante, pues se obtiene de otras constantes relacionadas con las fuerzas eléctricas y magnéticas. Para que las leyes del electromagnetismo sean válidas, sin tener que modificarlas de forma complicada, cualquier observador debe obtener el mismo valor para la velocidad de la luz, sin importar cuál sea el estado de movimiento del observador que haga la medida. Los físicos se dieron cuenta de que esto estaba en contradicción con las leyes del movimiento de Newton. Supongamos que vamos en un tren que avanza a velocidad uniforme. Lanzamos una pelota dentro del tren y medimos su velocidad con relación al tren (o sea, como si el tren estuviera en reposo). Si un observador en tierra midiera la velocidad de la pelota no obtendría el mismo valor que nosotros. La velocidad que obtendría sería la suma de la velocidad de la pelota con relación al tren más la velocidad del tren con relación a la Tierra. Si las ondas de luz se propagan en el supuesto "éter", su velocidad parecería mayor a un observador que fuese hacia la luz que a otro que se aleja de ella. Un experimento preciso realizado por Michelson y Morley mostró que la velocidad de la luz tenía el mismo valor en cualquier dirección que se midiese. Si hubiesen detectado diferencias se habría confirmado que la Tierra se movía a través del éter, y este podría servir como un sistema de referencia respecto al cual medir los demás movimientos, pero si no se pudo detectar tal "movimiento a través del éter", como Einstein expresaría después, suponer su existencia resultaba superfluo. En el Universo no se conoce nada que esté en reposo, por lo que solo podemos medir la velocidad de unos objetos con relación a otros, o sea, velocidades relativas. ¿Cómo puede entonces haber una velocidad absoluta, que sea la misma, se mida desde donde se mida?. Parece una contradicción. Sin embargo Einstein mostró como se podían reconciliar ambas teorías, mecánica y electromagnetismo, sin renunciar a los éxitos obtenidos por cada una. Pero para ello había que renunciar al concepto de "tiempo absoluto" que se daba por sentado hasta entonces.

La relatividad de la simultaneidad

Volvamos al ejemplo del tren. Se hace de noche. Al lado de la vía hay dos farolas apagadas, separadas por una distancia considerable y en la mitad del camino entre ellas hay un observador en tierra. En determinado momento, cuando el tren está recorriendo parte de la distancia entre las farolas, estas se encienden. Las dos señales luminosas, viajando a la velocidad de la luz, llegan al observador en tierra al mismo tiempo; él, por lo tanto concluye que las dos se han encendido simultáneamente. Sin embargo ¿qué percibirá un observador en el tren?. El tren avanza hacia el primer foco y se aleja del segundo, por lo que la luz de uno le llegará antes que la del otro. La conclusión es evidente: dos sucesos que son simultáneos para el observador en tierra no serán simultáneos para el observador en el tren, Este simple ejemplo muestra que la percepción de una secuencia de sucesos (y por lo tanto la percepción del paso del tiempo), puede variar de un observador a otro, según su estado de movimiento. Sería un error pensar que la medida del observador en tierra es la "real", mientras que la otra es "aparente". Podemos entenderlo si ahora trasladamos el ejemplo del tren al Universo y pensamos en dos sistemas de referencia que se mueven uno con respecto al otro, cada uno con su observador haciendo mediciones. La relatividad de la simultaneidad se cumplirá igual. Cada observador tiene el mismo derecho a pensar que está en reposo y el otro se mueve respecto a él. Por lo tanto las mediciones o percepciones de uno se pueden considerar tan reales como las del otro, pero como hemos visto, el transcurso de los acontecimientos, el transcurso del tiempo, es diferente en cada sistema de referencia. Para cada observador lo que él mide y percibe es lo "real" y ninguno tiene derecho a decir que sus mediciones o percepciones son más reales que las del otro, porque en el Universo no existe ningún sistema privilegiado, puesto que todos los sistemas de referencia se mueven unos respecto a otros. No se conoce ningún sistema en reposo absoluto respecto al cual se puedan medir los demás movimientos. Por lo tanto, los observadores en cualquier sistema de referencia tienen el mismo derecho que los demás a considerar sus mediciones o percepciones reales.

¿Qué instrumentos , objetos o sistemas físicos podemos usar como relojes?: cualquier sistema que tenga un movimiento periódico; por ejemplo, la Tierra gira en una órbita alrededor del Sol y cuando completa un giro vuelve a hacer otro, y cada giro tiene la misma duración; usamos ese sistema para medir los años; cada giro corresponde a un año; un péndulo que oscila de un lado a otro de manera regular , empleando el mismo tiempo en cada oscilación, también se usa como reloj: se pueden contar o registrar el número de oscilaciones que ha realizado entre dos sucesos, y eso nos da el tiempo transcurrido entre dichos sucesos; ahora se usan las rápidas y regulares oscilaciones de los átomos para hacer relojes muy precisos, que pueden medir intervalos de tiempo muy cortos.

Pensemos por tanto en usar como reloj un oscilador muy sencillo; imaginemos simplemente dos placas paralelas, separadas una pequeña distancia, una arriba y otra abajo, y una bolita que rebota de una a otra continuamente y de manera regular.

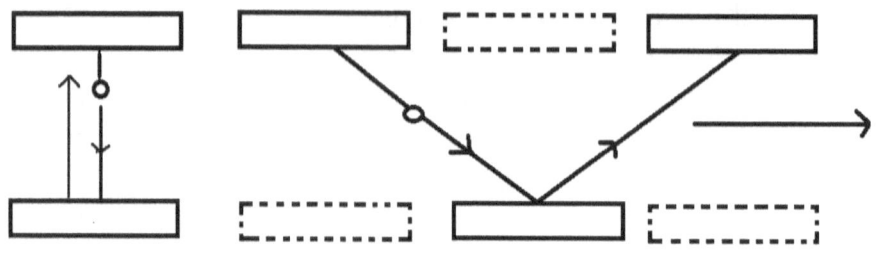

Un amigo nuestro está dentro de un vehículo con un reloj así, y a cierta distancia otro amigo está observándole, y con unos prismáticos puede ver perfectamente el reloj; por cierto, él también tiene a su lado un reloj igual; los dos amigos están en reposo, y el que está a cierta distancia fuera del vehículo comprueba que los dos relojes están marchando al mismo ritmo; la bolita de uno y la del otro se mantienen totalmente sincronizadas, oscilando o latiendo al unísono; el tiempo transcurre igual para los dos; pero ahora el amigo que está dentro del vehículo lo pone en marcha y empieza a moverse hacia adelante; él sigue observando el reloj que lleva en el vehículo y lo sigue viendo igual que antes de moverse, porque el reloj se mueve junto con él; pero su amigo, que permanece quieto fuera del vehículo, observa con los prismáticos algo diferente cuando mira el reloj del interior; como las dos placas están avanzando con relación a él, la bolita tiene que hacer ahora un recorrido más largo para completar cada oscilación, puesto que después de rebotar en la placa de arriba, mientras se dirige hacia la de abajo, esta se ha desplazado cierta distancia antes de que la bola la alcance; por tanto, desde el punto de vista del observador fuera del vehículo, las oscilaciones del reloj del vehículo se completan en un intervalo de tiempo más largo que las que mide con su reloj; pero ese efecto no está ocurriendo solo en el reloj; como dijimos antes, los átomos, que componen tanto al vehículo como todo lo que hay en él, incluido el cuerpo del conductor, son también osciladores regulares, de modo que todos los procesos, incluidos los biológicos, están transcurriendo a un ritmo distinto, pero el observador de adentro no percibe ningún cambio porque todo se ralentiza a la vez y en la misma proporción; es el de afuera el que percibe la ralentización con relación a él; de modo que no hay un tiempo absoluto; cada uno tiene su tiempo propio.

No solo la medición del tiempo, sino también la medición del espacio se basa en el concepto de simultaneidad. Volviendo al ejemplo del tren, supongamos que el observador en tierra ve que cuando los focos se encienden, uno coincide con el extremo delantero del tren y el otro con el extremo trasero. Llega a la conclusión de que la longitud del tren es igual a la longitud entre las dos farolas. La distancia entre los focos ha sido su vara de medir. ¿Qué verá en este caso el observador en el tren?. Verá iluminada la cabecera del tren y, *transcurrido un tiempo*, verá iluminada la parte trasera (puesto que se está alejando de la farola que ha iluminado esa parte del tren, y su luz, y la imagen que transporta, tardará más en llegar), y llegará a la conclusión de que la distancia entre los focos es menor que la longitud del tren. Por lo tanto tampoco coincidirán al medir longitudes. En realidad siempre que medimos longitudes, colocamos una vara de medir y damos por sentado que la imagen de los dos extremos de la vara llega a cualquier observador simultáneamente. Pero como hemos visto la simultaneidad es relativa.

Naturalmente la relatividad de la simultaneidad y sus efectos sobre la percepción de longitudes y tiempos, pueden despreciarse cuando las velocidades de los sistemas de referencia son pequeños en comparación con la velocidad de la luz. En el ejemplo hipotético del tren, para percibir los efectos, el tren tendría que tener una velocidad enorme. En experimentos reales a altas velocidades, cuando se aceleran partículas subatómicas, se ha comprobado la validez de las leyes relativistas.

El espacio de Minkowski

Podemos notar que estos efectos relativistas (retraso de los sucesos o dilatación del tiempo, y contracción de las longitudes) se deben al mismo fenómeno: la relatividad de la simultaneidad; por lo tanto están íntimamente relacionados. Concretamente, en la misma medida en que el tiempo se dilata o extiende, la longitud se contrae. Pero eso es precisamente lo que ocurre en el espacio tridimensional, cuando miramos un objeto desde dos perspectivas distintas. Dos observadores pueden ver el mismo objeto y si embargo ver diferentes imágenes. (Por ejemplo, al cambiar la perspectiva la longitud se acorta y la anchura se dilata). Análogamente en relatividad la longitud se acorta y el tiempo se dilata. En la física de Newton el tiempo era el mismo para todos los observadores, absoluto e inmutable. La relatividad nos da más perspicacia sobre los conceptos de espacio y tiempo; nos hace pensar en cómo forjamos en nuestra mente esos conceptos de espacio y tiempo, basándonos en nuestras percepciones; pero nuestras percepciones dependen de nuestro estado de movimiento. En la física relativista el tiempo se comporta como las otras dimensiones espaciales: puede parecer más o menos "estirada" según desde donde se la mire. Antes de la relatividad espacio y tiempo se podían considerar separados. En la relatividad en cambio están íntimamente unidos. Sí la coordenada temporal se dilata, la coordenada espacial se contrae. Podemos expresarlo diciendo que diferentes observadores tienen diferentes "perspectivas" en el espacio-tiempo. No cabe hablar de espacio y tiempo por separado. A esta unión de espacio y tiempo se la conoce como espacio de Minkowski. Un cambio de sistema de referencia equivale, por lo tanto, a un "giro" en el espacio-tiempo, desde el punto de vista matemático, o un "giro" en el espacio de Minkowski. En el espacio tridimensional un punto material queda localizado, con respecto a un sistema de coordenadas de referencia, por medio de tres números: longitud, latitud y altura. En el espacio-tiempo hay que especificar también el tiempo, que puede ser diferente en diferentes sistemas de coordenadas. Un "punto" en el espacio tridimensional equivale a un "suceso" en el espaciotiempo cuatridimensional. Una observación o medición es un "suceso". Según la relatividad es más correcto decir que el "mundo" que percibimos se compone de sucesos, acontecimientos, no de "puntos materiales".

Electromagnetismo y mecánica

La teoría de la relatividad está de acuerdo con la teoría electromagnética de Maxwell. La velocidad de la luz es la misma en todos los sistemas de referencia precisamente porque longitudes y tiempos se ajustan para dar ese resultado. Pero la relatividad también está de acuerdo con la mecánica de Newton en el caso límite de bajas velocidades. Esto se debe a que las fórmulas relativistas son precisamente las fórmulas de Newton, pero con un término añadido que mide la contracción de longitudes y dilatación del tiempo según la velocidad. Cuando la velocidad es baja en comparación con la velocidad de la luz, este término se hace tan pequeño que prácticamente desaparece y reaparecen las fórmulas de Newton.

LA RELATIVIDAD ESPECIAL   II: La masa es energía

El aumento de la masa con la velocidad

Ya sabemos que longitud y tiempo son magnitudes fundamentales en física. Cualquier modificación que sufran afectará a las demás fórmulas que se construyen a partir de ellas. Consideremos la 2ª ley de Newton:

FUERZA = MASA x ACELERACIÓN.

Aplicamos fuerza a un cuerpo y va aumento su velocidad. Pero según la relatividad la longitud se contrae y el tiempo se ralentiza. A mayor velocidad más se acentúan esos efectos, por lo que cada vez nos costará más acelerarlo (aplicaremos fuerza, pero cada vez recorrerá una longitud más corta en un tiempo más largo o dilatado). Es como si su "masa" aumentase al aumentar la velocidad. Nótese que (en este caso), no aumenta la "cantidad de materia" sino la "resistencia a la aceleración", por los efectos relativistas de contracción de longitud y ralentización del tiempo. La masa se define precisamente como "resistencia a la aceleración". Las fórmulas indican que si el objeto llegase a la velocidad de la luz, su longitud se reduciría a cero, el tiempo se detendría y la masa se haría infinita. No sería posible acelerarlo más. Eso indica que la velocidad de la luz es un límite infranqueable en el Universo. Haber descubierto la velocidad límite es un hecho notable, puesto que no se podría haber descubierto mediante experimentos, ya que nunca podríamos estar seguros de que un experimento posterior no descubriría una velocidad mayor. Sin embargo es la teoría la que nos dice que la velocidad de la luz es el límite en el Universo físico. Además, ahora comprendemos mejor, por qué en el Universo la velocidad máxima debe ser la misma en todos los sistemas de referencia o referenciales. Si no fuera así, la velocidad se podría aumentar simplemente por cambio de referencial, y nunca se podría hablar de una velocidad máxima. Pero si las leyes relativistas no se cumplieran, el electromagnetismo no funcionaría como lo hace, y, por decirlo de alguna manera, el Universo se "desplomaría". Esta "construcción" o "estructura" del Universo que habitamos es la que permite que lo experimentemos como lo hacemos.

Masa y energía

La energía cinética de una partícula depende de su velocidad. La fórmula para la energía cinética es:

ENERGÍA CINÉTICA = ½ MASA x VELOCIDAD ^{2}

Pero como hemos visto, de acuerdo con la relatividad la velocidad también aumenta la masa. De modo que un aumento de energía cinética supone también un aumento de masa. Si incremento de energía equivale a incremento de masa, llegamos a la conclusión sorprendente de que la masa es otra forma de energía. Einstein dedujo de las fórmulas relativistas la proporción entre masa y energía. Obtuvo la famosa fórmula:

$$E = m\,c^2$$

(energía es igual a masa por la velocidad de la luz al cuadrado). Podría pensarse que la fórmula solo debería aplicar a la energía cinética, pero hemos visto que en el Universo unas formas de energía se transforman en otras de acuerdo con la ley de conservación de la energía (para obtener energía cinética tendremos que extraerla de alguna otra forma de energía). Para que la ley de conservación de la energía se cumpla y las leyes del Universo sean consistentes hemos de entender que la fórmula tiene validez universal y aplica a todas las formas de energía. En las reacciones químicas Lavoisier comprobó que se cumplía la ley de conservación de la masa. Ahora dos leyes de conservación se fundían en una: La conservación de la energía, considerando a la masa como otra forma de energía.

Antes del descubrimiento de esta fórmula los científicos no podían explicarse la energía que genera el Sol. No había ningún proceso de obtención de energía conocido en la Tierra que generase tan enorme cantidad de energía con una pérdida muy pequeña de masa. Las leyes relativistas, por lo tanto, se extienden más allá de los campos de estudio en los que se originaron. Explican más cosas que las que originalmente pretendían explicar, mostrando que una ley universal cumple muchos propósitos y que el Universo es una entidad donde todo está relacionado y todas sus leyes cooperan juntas para hacer que funcione como lo hace.

La fórmula de la equivalencia entre masa y energía explica también la gran cantidad de energía que se obtiene en las centrales nucleares, o la que se libera en las explosiones atómicas.

El descubrimiento de la equivalencia entre masa y energía nos conduce a una visión del mundo que ya había sido sugerida por Faraday y Boscovich, quienes habían sugerido que aquellos lugares donde percibimos materia, podrían ser "los lugares donde las fuerzas de un campo de fuerza se concentran en un punto"

Entendiendo la relatividad, podemos entender mejor las relaciones entre materia y energía, y entre espacio y tiempo, y su relación con el movimiento.

EL UNIVERSO DE EINSTEIN: La Relatividad General

Las tres leyes del movimiento de Newton están de acuerdo con la relatividad cuando se consideran velocidades bajas en comparación con la enorme velocidad de la luz. Pero ¿qué pasa con la ley de Gravitación?. Observemos la fórmula newtoniana:

$$F = G (M m/ r^2)$$

Vemos que en ella no aparece el tiempo. La fórmula simplemente indica que donde hay una masa, automáticamente hay atracción gravitatoria.

Según esta fórmula es como si el Sol ejerciese su fuerza de atracción sobre la Tierra en el acto, sin transcurrir tiempo alguno. Es como si la influencia gravitatoria se transmitiese a una velocidad infinita. Para Newton mismo esa "acción a distancia" resultaba sospechosa. Como hemos visto, según la relatividad nada puede viajar más rápido que la luz. En la teoría de campos un cuerpo que ejerce su influencia sobre otro no puede hacerlo de manera instantánea. Las fuerzas no se transmiten directamente de una partícula a otra, sino de la primera partícula al campo y de este a la segunda partícula. El campo cobra por tanto realidad física. Ya hemos visto que la relatividad se deriva de la teoría del campo electromagnético. Pero ¿cómo se puede armonizar la relatividad con la ley de la gravedad?. La respuesta a esta pregunta condujo a la Relatividad General.

El principio de equivalencia

Un cuerpo responde a una fuerza aplicada a él, según su "masa inerte" (o masa de inercia), de acuerdo con la fórmula F = m . a, pero responde a una fuerza de atracción gravitatoria, según su "masa pesante" (o masa gravitatoria), de acuerdo con la fórmula: $F = G [(Mm)/r^2]$. La "masa inerte", o "masa de inercia", es por lo tanto la resistencia de un cuerpo a la aceleración, mientras que la "masa pesante", o "masa gravitatoria", determina su respuesta a un campo gravitatorio (por ejemplo el de la Tierra); todos los cuerpos caen con la misma aceleración (en la Tierra, 9,8 m/seg.^{2}). La misma cantidad de "fuerza" debe producir la misma cantidad de "aceleración", sin importar si esa "fuerza" proviene de un campo gravitatorio, o de otra fuente, para que todo sea consistente, de modo que podemos igualar las dos expresiones de "fuerza"

Igualemos las dos expresiones de "fuerza":

$$m . a = G [(Mm)/r^2]$$

(Aquí "M" es la masa de la Tierra, y "m" la masa del objeto que cae).

Para ser más concretos:

$$\text{MASA INERTE} \times a = G(M/r^2) \times \text{MASA PESANTE}$$

Podemos medir la "inercia" de un cuerpo usando $F = m . a$, o podemos medir su "peso" usando $F = G [(Mm/r^2)]$; a priori, inercia y peso no tendrían por qué tener el mismo valor. Sin embargo podemos notar que para que la aceleración de la gravedad sea independiente de las características del cuerpo (y por tanto sea la misma para todos los cuerpos acelerados por un campo gravitatorio, como descubrió Galileo), estas ("masa inerte" y "masa pesante") no tendrían que aparecer en la fórmula. Eso solo puede ocurrir si las dos tienen el mismo valor (MASA INERTE = MASA PESANTE). Solo entonces podemos simplificar la fórmula, eliminando esos dos valores en ambos miembros de la ecuación, puesto que son iguales, y nos queda:

$$a = G (M/r^2)$$

Así, la aceleración depende solo de la intensidad del campo gravitatorio de la Tierra, y es una constante tal como la experiencia demuestra. Inercia y peso se compensan completamente (A mayor peso, la Tierra tira con más fuerza, pero como mayor peso significa también mayor inercia, el cuerpo se resiste más a la fuerza. Ambos efectos se compensan y el resultado es que todos los cuerpos caen con la misma aceleración).

Einstein se dio cuenta de que esta igualdad entre "masa inerte" y "masa pesante" implicaba la equivalencia entre un sistema en movimiento acelerado y un campo gravitatorio. Consideremos un ejemplo: imaginemos una especie de ascensor, una caja cerrada, sin ventanas, suspendida por un cable y colgando a una altura considerable. Dentro de esta especie de ascensor hay una persona y varios objetos. Supongamos ahora que se corta el cable y el ascensor empieza a caer, Aunque la persona levante los pies del suelo seguirá en caída libre, junto con el ascensor y los demás objetos, todos cayendo con la misma aceleración. A la persona entonces le parecerá que está flotando dentro del ascensor, También los demás objetos parecerán flotar. De hecho, esto es lo que realmente pasa cuando vemos a los astronautas flotar dentro de una nave que está en órbita en torno a la Tierra. Se suele decir que los astronautas están en unas condiciones de "gravedad cero". Pero la gravedad no ha desaparecido, porque es la que mantiene a la nave orbitando en torno a la Tierra, como la Luna. Lo que ocurre es que la nave y todo lo que hay en ella están en caída libre, como en el ascensor imaginario del ejemplo. Einstein se dio cuenta de que una persona en caída libre no siente su propio peso. Pero supongamos ahora que alguien engancha de nuevo el cable del ascensor, y se empieza a hacer que se eleve con un movimiento acelerado, tirando hacia arriba del cable; la persona y las cosas se volverán a pegar al suelo del ascensor y será como si alguien hubiese conectado un campo gravitatorio. Por tanto un sistema en movimiento acelerado y un campo gravitatorio son equivalentes.

Ahora bien, ¿qué ocurre con el espacio y el tiempo en un sistema acelerado?, Consideremos un caso de movimiento acelerado, un disco en rotación, como la plataforma de un tiovivo; (aunque la velocidad, una magnitud vectorial, no cambie de magnitud, cambia de dirección continuamente, por tanto es un sistema acelerado). Imaginemos un habitante de este disco giratorio haciendo mediciones de longitud y de tiempo. Si se coloca en una parte exterior del disco obtendrá unos valores, pero si se coloca en una parte más interna irá a diferente velocidad, y de acuerdo con la relatividad especial la medición de longitudes y tiempos será distinta. De hecho longitudes y tiempos se acortarán o dilatarán constantemente, y tendrán valores diferentes dependiendo de la distancia al centro del disco. Por lo tanto en un sistema acelerado la relatividad hace que los valores de las coordenadas espaciotemporales cambien continuamente de un punto a otro, encogiéndose o dilatándose. En un mundo con esas propiedades no podríamos trazar un sistema de coordenadas rectilíneo. Por ejemplo si tomáramos un plano y tomáramos nuestra "vara de medir" (variable de punto a punto), no podríamos obtener algo semejante a esto:

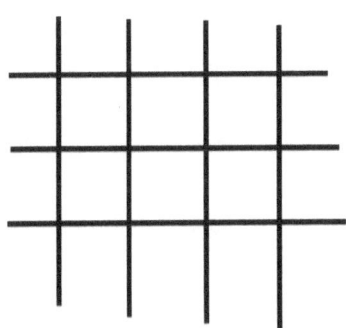

Más bien obtendríamos algo semejante a esto:

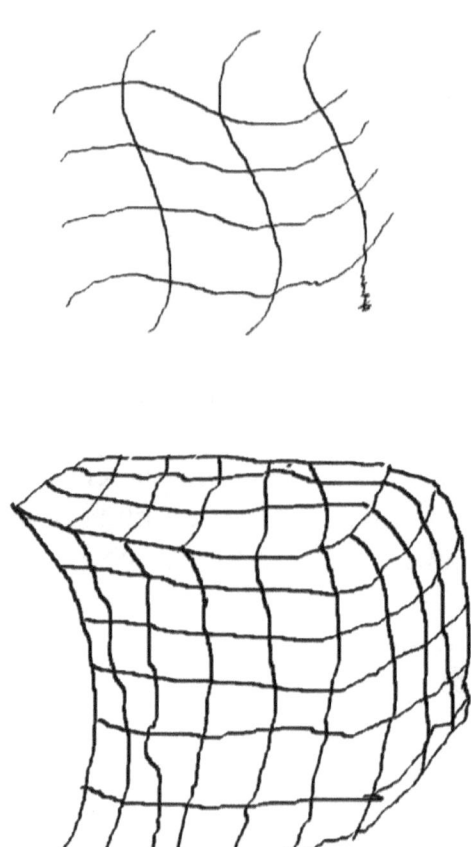

De modo que en un sistema acelerado la relatividad hace que el espacio y el tiempo sean curvos. Pero según el principio de equivalencia lo mismo debe ocurrir en un campo gravitatorio. Según este punto de vista, una gran masa, como la del Sol, origina una curvatura del espacio-tiempo en torno suyo. Altera la geometría de su entorno, deformándola. Los cuerpos en el entorno del Sol se moverán siguiendo trayectorias curvas, porque la geometría es curva, La relatividad conduce a una nueva interpretación de la gravedad. La gravedad se debe a que los cuerpos masivos curvan la geometría de su entorno.

Mientras trabajaba en este tema, Einstein supo que los matemáticos ya habían estudiado, desde hacía años, la geometría de los espacios curvos. Para estudiar una superficie curva se introduce un sistema de coordenadas que se adapte a la curvatura.

Estas se llaman "coordenadas de Gauss". Matemáticos como Gauss dudaban de la validez completa de la geometría que estudiamos en el colegio, llamada geometría euclídea (por Euclides, geómetra griego).

Por ejemplo, en la geometría euclídea la suma de los tres ángulos de un triángulo siempre mide 180°; esto se puede comprobar en el siguiente gráfico:

Al trasladar dos de los ángulos, haciendo un "transporte paralelo", para unirlos al tercer ángulo, se ve que los tres suman media circunferencia, o 180°

Sin embargo ¿es esto realmente cierto en la verdadera geometría del mundo real?. Se puede demostrar que solo será cierto si el triángulo se traza en una superficie plana (con curvatura cero). Si trazamos un triángulo pequeño sobre la superficie de la Tierra se cumplirá, pero si vamos aumentando el tamaño del triángulo no se cumplirá debido a la curvatura de la Tierra.

De modo que ¿cuál es la verdadera geometría del Universo?.

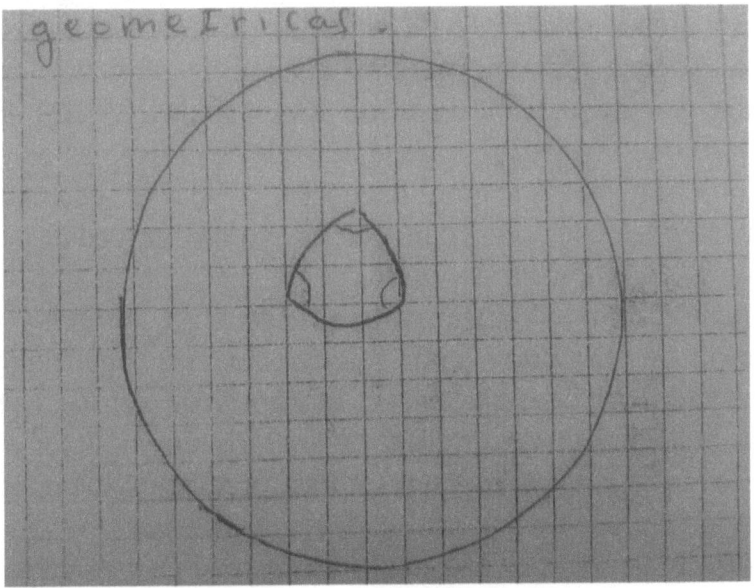

(Ver figura: Si trazamos un triángulo suficientemente grande sobre la superficie de la Tierra, sus tres ángulos sumarán más de 180º. La geometría de Euclides solo se cumple en la superficie de la Tierra como un caso límite, cuando realizamos las mediciones en una porción suficientemente pequeña).

Los experimentos podrían demostrar que la geometría se ve afectada por las propiedades físicas de la materia, la existencia de campos de fuerza, o leyes universales que influyesen en las mediciones geométricas.

De modo que Riemann desarrolló una geometría más general, que aplicase a cualquier clase de espacio, tuviera la estructura que tuviera. Además, para hacerla más general, la geometría se podría extender a cualquier número de dimensiones. Ahora Einstein descubrió que la verdadera geometría del Universo se adaptaba a la geometría prevista por Riemann, y dicha geometría era responsable de lo que conocemos como gravedad. Con la geometría de Riemann, la herramienta matemática que Einstein necesitaba estaba ya lista para su uso. Las fórmulas de esa geometría le sirvieron para calcular hechos que podían ser contrastados con la experiencia. La teoría de Einstein predecía que un rayo de luz seguiría una trayectoria curva al ser afectada por un campo gravitatorio intenso. Esta predicción fue confirmada durante un eclipse de Sol. La luz de una estrella era curvada por el campo gravitatorio del Sol, justo en la medida precisa predicha por la teoría. Además se comprobó que el tiempo se ralentiza al aumentar la intensidad gravitatoria (esto es lo que se quiere decir cuando se habla de que el tiempo es "curvo"). Solo quiere decir que los acontecimientos transcurren más o menos deprisa según la intensidad del campo gravitatorio en el lugar en que se hagan las mediciones. De modo que extendemos el lenguaje que usamos al referirnos a las tres coordenadas espaciales, y decimos que la coordenada temporal también es "curva". Además la teoría de Einstein explicó una anomalía observada en el movimiento del planeta Mercurio, que no había podido ser explicada por la física de Newton. La experiencia por lo tanto ha demostrado la validez de la Relatividad General, la teoría de la gravedad de Einstein.

La "generalidad" de la Relatividad General

La teoría que Einstein desarrolló en 1905, se conoce como relatividad especial o restringida; es la primera que hemos considerado. La extensión que hizo para incluir la gravedad, que completó hacia 1916, es la que acabamos de considerar, y se llama Relatividad General, como hemos dicho. En realidad su "generalidad" no consiste solo en que incluya a la gravedad, sino en algo más profundo.

Desde Galileo sabemos que un sistema de referencia (o sistema de coordenadas) en reposo, no se puede distinguir de otro en movimiento rectilíneo uniforme con respecto a él. Las leyes de la naturaleza, como por ejemplo las leyes del movimiento, se cumplirán y serán las mismas en los dos sistemas. Estos sistemas se llaman inerciales, porque en ellos se cumple la ley de la inercia. Esto se puede expresar así: "Todos los sistemas inerciales son equivalentes para la formulación de las leyes de la naturaleza". Este es el llamado "principio de la relatividad de Galileo". Las leyes de la mecánica de Newton se fundamentan en él. En realidad lo que hizo Einstein fue mostrar que se podían mantener estos dos principios:

1- El principio de la relatividad de Galileo (Fundamental en Mecánica)

2- La constancia de la velocidad de la luz (Tal como aparecía en la formulación de Maxwell del electromagnetismo).

La relatividad especial se basa en esas dos ideas. Así pues, tanto la mecánica de Newton, como la relatividad especial, se cumplen en todos los sistemas inerciales, o sea, los que se mueven con movimiento rectilíneo uniforme unos con respecto a otros. Pero en el Universo todo o casi todo está en rotación, incluyendo a la Tierra, y esos sistemas deben considerarse acelerados, pues el "vector velocidad" cambia su orientación, incluso aunque no cambie su magnitud. ¿Por qué entonces hemos encontrado que la mecánica de Newton y la relatividad especial se cumplen en una amplia variedad de fenómenos?. Porque la Tierra y los demás sistemas de referencia son muy aproximadamente inerciales. Dicho de otro modo, aunque son acelerados, sus aceleraciones son muy suaves.

Sin embargo la Relatividad General se acerca más a la realidad, porque considera desde el principio como serían las leyes de la naturaleza en cualquier sistema de referencia. Extiende el principio de la relatividad de Galileo y no da preferencia a los sistemas inerciales. El principio de la Relatividad General puede expresarse así: "Todos los sistemas de coordenadas son equivalentes para la formulación de las leyes de la naturaleza", o dicho de otro modo: las leyes de la naturaleza deben ser expresadas de manera que sean las mismas en todos los sistemas de coordenadas; si no fuera así no habría un consenso sobre tales leyes, pues cada observador obtendría fórmulas distintas según su estado de movimiento. Los sistemas inerciales son solo un caso particular del caso más general. Al extender la relatividad especial a sistemas en cualquier estado de movimiento aparece la curvatura del espacio-tiempo, y la gravedad queda explicada como consecuencia de esa "geometría curva". La Relatividad General se ha mostrado más exacta que la teoría de Newton. Si el principio de Relatividad General no se cumpliera en el Universo, como hemos dicho, unos observadores no se pondrían de acuerdo con otros en cuanto a sus leyes más fundamentales, y eso haría que quizá ni siquiera se podría hablar de leyes universales.

LA RADIACIÓN DE CUERPO NEGRO: Un descubrimiento que cambiaría drásticamente nuestro entendimiento del mundo

Kirchhoff había descubierto que cuando diferentes cuerpos eran irradiados con radiación térmica, cada uno absorbía una fracción determinada de la radiación y emitía el resto; de modo que cada cuerpo tiene una capacidad diferente para absorber calor; sin embargo el cociente entre la radiación emitida por los diferentes cuerpos, y su capacidad de absorción, es siempre el mismo, de modo que no depende del material o de las características del cuerpo; debía existir por tanto una ley universal para la radiación térmica que aplicase a todos los cuerpos sin importar su naturaleza.

Encontrar la forma de esa ley universal se convirtió en uno de los principales objetivos de los físicos.

Un cuerpo que tuviese la máxima capacidad de absorción, retendría toda la radiación que recibiese, por lo que se le llamó "cuerpo negro"; sería el absorbente perfecto.

Si elevase su temperatura sería también el emisor ideal, puesto que un cuerpo cuando es calentado, emite las mismas frecuencias que recibe cuando no lo es.

Wien, a partir de consideraciones termodinámicas, indicó que la fórmula universal buscada debía ser una función del cociente entre frecuencia y temperatura.

Medir experimentalmente la radiación de cuerpo negro sería una guía y al mismo tiempo una confirmación de la ley teórica que se propusiese.

Pero hasta los cuerpos que parecen negros a nuestra vista, en general emiten en el infrarrojo en forma de calor. Sin embargo se podía usar una cavidad con un diminuto orificio; la radiación entraría en él y empezaría a viajar entre sus paredes internas, siendo despreciable la probabilidad de que volviese a salir por el orificio, de modo que éste se podría considerar un cuerpo negro; ocasionalmente la radiación podría salir por el orificio, perdiendo las paredes energía y enfriándose, pero recuperarían pronto el equilibrio térmico con la radiación que entrase; de modo que el orificio se comportaría como un cuerpo negro absorbiendo toda la energía que le llega y a su vez emitiendo toda la correspondiente al equilibrio térmico.

De esta forma se obtuvieron gráficas experimentales de la radiación de cuerpo negro. Estas presentaban un máximo en la región de frecuencias intermedias, mientras que tanto las frecuencias bajas como las altas contribuían poco a la intensidad de la radiación.

Wien propuso una fórmula que daba resultados que se ajustaban bien en el extremo de las frecuencias altas, pues su fórmula incluía un término de decrecimiento exponencial al aumentar la energía, y las frecuencias altas corresponden a energías altas de los osciladores que las generan. Pero para las frecuencias bajas las predicciones no coincidían con las observadas experimentalmente.

Max Planck, dedujo otra fórmula parecida; en aquel tiempo, Boltzmann y otros habían obtenido explicaciones de las leyes de la termodinámica basadas en la existencia de los átomos y moléculas, aplicando las leyes de la mecánica clásica a grandes cantidades de ellos, usando métodos estadísticos. La temperatura era considerada como resultante de la energía cinética de las partículas dentro de un recipiente. El choque incesante de las partículas contra las paredes del recipiente determinaba la presión, de modo que la temperatura era proporcional a la energía promedio de las partículas, y la constante de proporcionalidad "k" se denominaba "constante de Boltzmann".

En el equilibrio térmico, es decir, cuando todas las partículas, tras sus incesantes choques intercambiando velocidad, alcanzaban aproximadamente la misma energía, se aplicaba la ley de equipartición, asignando la misma energía y por tanto la misma velocidad a cada partícula.

Pero en aquel tiempo la teoría atómica era considerada como una hipótesis, y no se consideraba como algo totalmente probado; las leyes de la termodinámica eran consideradas por muchos físicos como leyes universales, no reducibles a otras, y por tanto no consideraban necesario que tuviesen que ser explicadas por la mecánica estadística.

Max Planck era consciente de la importancia de encontrar la ley universal de la radiación térmica hacia la que señalaba el descubrimiento de Kirchhoff, y además, aunque era tolerante con las interpretaciones estadísticas, consideraba también las leyes de la termodinámica y el electromagnetismo como leyes universales irreducibles.

Imaginó un modelo de cuerpo negro como una cavidad cuyas paredes contenían osciladores eléctricos que emitían en todas las frecuencias. Para encontrar la ley de radiación en el equilibrio térmico, se vio obligado a utilizar los métodos estadísticos, y también la ley de equipartición de la energía entre los diferentes osciladores.

Si suponía que la energía era absorbida y emitida de forma continua, tomando ésta cualquier valor, al ser infinito el rango de valores, las formas posibles de repartir la energía disponible entre los osciladores eran infinitas, y no había manera de hallar una solución.

De modo que se vio llevado a suponer que la energía de los osciladores no podía tomar cualquier valor, sino solo un valor determinado proporcional a su frecuencia; introdujo una constante de proporcionalidad entre energía y frecuencia, que fue llamada "h".

Los osciladores de frecuencia baja contribuirían poco a la intensidad de la radiación, aun cuando hubiese muchos, debido a que "h" tenía un valor muy pequeño; por otra parte los osciladores de alta frecuencia requerirían mucha energía, de modo que habría pocos, pues la energía disponible a repartir no podía ser ilimitada; el número de osciladores de frecuencias intermedias, en cambio, podía ser mucho mayor, y por tanto serían los que más contribuirían a la intensidad de la radiación, explicando así el máximo en la gráfica que se obtenía en los experimentos.

Aunque la "equipartición" funcionaba en la mecánica estadística, y se asignaba la misma cantidad de energía a cada partícula al alcanzar el equilibrio térmico, no ocurría lo mismo con la radiación; a cada frecuencia le correspondía una cantidad de energía distinta, pero siempre un múltiplo de la constante "h".

Los físicos ingleses Rayleigh y Jeans intentaron obtener la ley de radiación a partir del electromagnetismo clásico; la fórmula que obtuvieron concordaba bien con los valores experimentales en la zona de frecuencias bajas, pero para las frecuencias altas predecía una energía que crecía sin límite, lo que evidentemente no ocurría, de modo que se llamó a ese resultado "catástrofe ultravioleta".

Era la fórmula de Planck la que concordaba con los experimentos; todo esto señalaba hacia la necesidad de una revisión de algunos de los conceptos de la física clásica.

Para estar de acuerdo con los valores experimentales había que admitir que la energía no se emite con cualquier valor, sino solo con unos valores determinados que son todos múltiplos de la constante "h".

Pero ¿qué es "h"?. Despejémosla de la fórmula y veamos lo que obtenemos. La fórmula es E = h v. La frecuencia de un oscilador es el número de ciclos por unidad de tiempo; el periodo es el tiempo invertido en un ciclo completo. Supongamos una frecuencia de 2 vueltas o ciclos por segundo. Tiene que dar una vuelta en medio segundo. El periodo es por tanto ½ segundo por vuelta o ciclo. De modo que el periodo es el inverso de la frecuencia. Podemos por tanto escribir la fórmula de Planck así:

$$E = h \cdot 1/t, \text{ y despejando h, } E \cdot t = h$$

De modo que "h" tiene dimensiones de energía por tiempo; es lo que en mecánica denominamos acción.

EINSTEIN PONE EN MARCHA LA TEORÍA CUÁNTICA:
El efecto fotoeléctrico

Se había descubierto que al incidir la luz sobre determinados metales, el impacto energético conseguía arrancar electrones del metal, haciéndolo conductor (ese es el fundamento de la célula fotoeléctrica, las placas de energía solar fotovoltaica, las placas fotosensibles de las cámaras de televisión y vídeo, etc.). Sin embargo al aumentar la intensidad de la luz, no aumentaba la energía de los electrones arrancados, pero al cambiar el color sí. El color depende de la frecuencia de la luz. En 1905, el mismo año en que sentó las bases de la relatividad especial, Einstein publicó otro artículo en el que explicó el efecto fotoeléctrico basándose en la fórmula $E = h v$. Según ella, la frecuencia "v" determina la energía de la luz incidente, y por lo tanto los electrones del metal adquieren más o menos energía dependiendo de la frecuencia (color), y no de la intensidad de la luz que se use. A cada valor determinado por la fórmula $E = h v$ se le puede considerar un "cuanto" de energía luminosa o "fotón". Al aumentar la intensidad, aumenta el número de "fotones", y cada fotón incide sobre un electrón. Por tanto, si aumenta la intensidad, aumenta el número de electrones arrancados, pero no su energía. La fórmula $E = h v$, que Max Planck introdujo para explicar la radiación de cuerpo negro, explicaba también el efecto fotoeléctrico, lo que indicaba que encerraba alguna verdad profunda sobre el mundo físico.

Curiosamente, el hallazgo de Planck no tuvo un impacto inmediato en la comunidad física, aunque se reconocía que explicaba correctamente la curva experimental de la radiación de cuerpo negro; parece ser que el propio Planck se pasó los siguientes años intentando encajar su hallazgo con la física clásica.

Pero fue Einstein, quien con la perspicacia y audacia que le caracterizaba, se tomó en serio el hecho de que la luz podía tener un comportamiento dual, presentando características de onda y de partícula, y consiguió explicar el efecto fotoeléctrico, y esto jugó un papel muy importante en que los físicos consideraran la cuantización de la energía como algo a tener en cuenta.

RUTHERFORD DESCUBRE EL NÚCLEO DEL ÁTOMO

La naturaleza eléctrica de la materia

Los primeros estudios de los fenómenos eléctricos y magnéticos, de los que ya hablamos, demostraban claramente la naturaleza eléctrica de la materia. Al igual que la gravedad y la luz, las fuerzas eléctricas y magnéticas brotaban de la materia en determinadas circunstancias. Las propiedades eléctricas de la materia también arrojarían luz sobre su estructura, y así se podrían combinar los resultados que se obtuviesen al estudiar las propiedades eléctricas, con los de la teoría atómica.

Se descubrió, ya en tiempo de Faraday, que una corriente eléctrica podía separar los átomos componentes de las moléculas de una sustancia. Eso sugería que el enlace atómico era de naturaleza eléctrica. Este fenómeno se denomina "electrólisis". La pila de Volta ya indicaba que había relación entre fenómenos químicos y eléctricos, puesto que se generaba electricidad a partir de procesos químicos. Faraday experimentó con la electrólisis e hizo mediciones. Descubrió que para depositar en uno de los electrodos un mol de sustancia, se necesitaba siempre la misma cantidad de carga eléctrica, independientemente de la sustancia que fuera. Concretamente 96.500 culombios, en números redondos. Como ya vimos, en un mol de cualquier sustancia hay el mismo número de partículas, el Número de Avogadro. El número de Faraday (96.500 culombios), sugería que existe una cantidad elemental de electricidad, o carga eléctrica elemental. Si se supone que cada partícula transporta una unidad de carga, el número de Faraday debe ser igual al número de partículas depositadas en el electrodo (un mol), multiplicado por el valor de la carga elemental; o sea el número de Avogadro por la carga que transporta cada partícula:

96.500 culombios = Número de Avogadro x carga elemental

$$F = Na \cdot e$$

Bastaría conocer el número de Avogadro para conocer el valor de la carga eléctrica elemental, o a la inversa , sabiendo el valor de la carga elemental , determinar el número de Avogadro. (En la actualidad se conocen los dos números con bastante exactitud).

Esta explicación de la electrólisis sugiere que un átomo neutro (no ionizado, no cargado eléctricamente) contiene una cantidad de carga eléctrica positiva y la misma cantidad de carga eléctrica negativa, siendo esta carga, siempre un múltiplo entero de la carga elemental. El átomo podría no ser indivisible, sino componerse de partículas con carga positiva y partículas con carga negativa. (La palabra "átomo" viene del griego, y significa "sin partes", o sea indivisible; a pesar de que la idea ha cambiado, la palabra se sigue manteniendo).

El modelo atómico de Thompson

Thompson sugirió que el átomo podría consistir en una esfera de carga eléctrica positiva en la que se encontraban incrustadas partículas más pequeñas de carga eléctrica negativa, o electrones, como si se tratase de un pastel de pasas.

El modelo nuclear de Rutherford

La radiación emitida espontáneamente por los elementos radiactivos fue sometida a campos eléctricos o magnéticos y resultó consistir en tres tipos de rayos, llamados α, β, γ, las tres primeras letras del alfabeto griego. Las partículas alfa se desviaban como si tuvieran carga eléctrica positiva (eran núcleos de helio). Las partículas beta eran de carga negativa (electrones), y los rayos gamma no se desviaban (eran ondas electromagnéticas). Rutherford lanzó partículas α contra una lámina fina de oro, y descubrió para su sorpresa que la mayoría la atravesaban, y solo unas pocas eran desviadas o rebotaban. La mayor parte atravesaban la lámina y eran detectadas al otro lado, como si hubieran atravesado átomos con grandes espacios vacíos. Las que rebotaban o eran desviadas, debían ser las que daban en los lugares donde se concentraba la carga, o en sus proximidades.

A partir de estos experimentos Rutherford propuso un modelo del átomo en el que la carga positiva estaba concentrada en un núcleo diminuto (cuyas dimensiones se pudieron estimar, y resultó ser muchísimo más pequeño que el tamaño del átomo), rodeado de los electrones girando alrededor. Se parecía a un Sistema Solar en miniatura. Sin embargo había una dificultad. Si se aplican las leyes clásicas del electromagnetismo, el electrón debería radiar al moverse en torno al núcleo, generando magnetismo al ser una carga en movimiento. Al hacerlo perdería energía (transmitiéndola al campo magnético generado), lo que haría que se acercase más al núcleo por la atracción eléctrica. Seguiría perdiendo energía, y finalmente, en un tiempo muy breve, se precipitaría contra el núcleo. El modelo de Rutherford explicaba la dispersión de partículas α, pero según la física clásica era inestable.

EL MODELO ATÓMICO DE BOHR

La Teoría cuántica "salva" al átomo: El modelo de Bhor

Niels Bohr pensó que la fórmula $E = h\,\nu$, que servía para explicar la radiación de cuerpo negro y también el efecto fotoeléctrico, podía ser la clave para evitar el colapso del átomo de Rutherford. La aplicación del electromagnetismo clásico no funcionó para explicar la radiación térmica de cuerpo negro, pues la fórmula de Rayleigh-Jeans predecía la llamada "catástrofe ultravioleta", que evidentemente no ocurre; la aplicación rigurosa del electromagnetismo clásico era también la que predecía el colapso del átomo de Rutherford; pero si la energía no puede tomar cualquier valor, el electrón en órbita no podría radiar de manera continua, como predecía el electromagnetismo. Probablemente esa limitación cuántica evitaría que se precipitase hacia el núcleo. El electrón no puede ir pasando por un rango continuo de valores de energía siguiendo una espiral continua hasta el núcleo. En lugar de esa espiral, Bohr conjeturó que habría ciertas órbitas "estables" en las cuales el electrón podría permanecer sin radiar energía en forma de magnetismo. Al recibir un fotón de energía E = h ν, el electrón gana energía y pasa a una órbita superior. A la inversa, si el electrón emite un fotón, se deshace de una cantidad de energía de valor E = h ν y pasa a una órbita inferior. Al pasar de una órbita a otra el electrón realiza un "salto cuántico", de un estado energético a otro, No hay valores de energía intermedios puesto que la energía solo puede tomar los valores discontinuos permitidos por la fórmula cuántica. Por lo tanto en el modelo de Bohr no cabe pensar en el electrón recorriendo una trayectoria al ir de una órbita "estable" a otra. Más bien es como si el electrón desapareciese de una órbita y automáticamente apareciese en otra. Era un poco misterioso, pero en física ya estamos acostumbrados a eso. Como dijimos, la búsqueda de las leyes del Universo es como un viaje a territorio desconocido. Podemos llevarnos sorpresas y encontrar cosas que no nos parezcan "normales". Pero ¿por qué consideramos "normal" una cosa?; porque funciona según las normas a las que estamos acostumbrados. Pero al investigar en nuevos dominios las normas pueden ser otras. Si desde pequeños hubiésemos visto que las cosas "normalmente" aparecen o desaparecen, o desaparecen de un lugar y aparecen en otro, porque hubiésemos nacido en un mundo con esas propiedades, estaríamos acostumbrados a esas leyes o normas y no nos resultarían extrañas.. Según la teoría cuántica percibimos el mundo a saltos. En realidad no es tan difícil de entender . Cuando vamos a ver una película al cine, lo que vemos es una sucesión muy rápida de imágenes fijas que crean la "ilusión", o tal vez sería más correcto decir que generan en nosotros la percepción de movimiento continuo, sin interrupciones entre una imagen estática y otra. En realidad la pantalla permanece oscura tanto tiempo como el que permanece iluminada. Entre la aparición instantánea de un fotograma y la aparición instantánea del siguiente, hay un momento en que la pantalla está oscura. La proyección de una película es en realidad una proyección muy rápida de imágenes fijas; el proyector de cine, es como un proyector de diapositivas que pasa de una imagen a otra con mucha rapidez. Se solía decir que no percibimos los intervalos de oscuridad debido a la persistencia de la imagen en la retina, pero de acuerdo con la moderna neurociencia parece que son las regiones cerebrales encargadas del procesamiento de la información visual, las que, de alguna manera, "mantienen" la información contenida en cada fotograma estático, generando nuestra percepción de movimiento continuo y sin interrupciones. Según la teoría cuántica también percibimos la naturaleza a saltos, como una secuencia de percepciones discontinuas, igual que las películas. No nos damos cuenta del llamado "salto cuántico" debido al pequeñísimo valor de la constante h, que cuantiza la energía en valores discontinuos pero muy próximos entre sí (en otras interpretaciones de la teoría cuántica, posteriores a la original, se cuestiona si es apropiado hablar de "saltos cuánticos"; el "problema de la medida", lo que le ocurre a la "onda" cuando se hace una observación, si desaparece o no, y cómo debe interpretarse la mecánica cuántica, es todavía un asunto que se sigue investigando). Tal como entre un fotograma y otro de la película no hay nada sino oscuridad, según la teoría cuántica, en el mundo de nuestras percepciones no existen los valores intermedios de energía, ni los pasos intermedios que supuestamente debería recorrer el electrón al pasar de una órbita a otra. Esa supuesta trayectoria no existe, no se manifiesta. Las leyes de la naturaleza, según la teoría cuántica, son tales, que no permiten la aparición en el mundo físico, (el mundo que observamos, el mundo de nuestras percepciones) de ciertos valores de las variables que caracterizan el movimiento del electrón (u otra partícula). Por lo tanto podemos decir que en el mundo de nuestras percepciones (es decir, aquello que nosotros podemos observar o medir), esos valores no existen.

El concepto de trayectoria en teoría cuántica, aunque existe, tiene un significado diferente y más limitado que en la física clásica (aunque desde otro punto de vista quizá sería más correcto decir "más ampliado"). En realidad, según la física clásica también, cuando observamos y medimos la trayectoria de un móvil, lo que medimos es una sucesión de sus posiciones en intervalos de tiempo muy reducidos. Si no pudiésemos hacer las mediciones en intervalos de tiempo que consideramos "infinitesimales", la trayectoria también daría saltos: los valores de las posiciones sucesivas serían discontinuos. La física clásica supone que se pueden medir las posiciones en intervalos de tiempo infinitamente cortos, pero en la práctica no es así, aunque hay técnicas matemáticas que permiten, al menos en teoría, hacer cálculos sobre "trayectorias continuas" con el grado de aproximación y precisión que se quiera o se precise, el cálculo infinitesimal, que también es preciso utilizar en teoría cuántica, tal como es entendida hasta ahora.

No obstante la teoría cuántica parece ofrecer más perspicacia sobre el concepto de "movimiento". Nos conduce a un análisis cuidadoso de conceptos sobre la realidad que habíamos dado por sentado, tal como la relatividad nos dio más perspicacia sobre conceptos como "espacio", "tiempo", "masa" y "energía".

El modelo de Bohr y el espectro del hidrógeno

La luz que emite un material se puede descomponer por medio de un espectroscopio. Se hace pasar la luz por un prisma de vidrio, y se divide o fracciona. Por ejemplo la luz blanca se descompone en colores. Esto se debe a que, como ya vimos, cada color , al tener diferente longitud de onda, se desvía en un ángulo determinado al atravesar el prisma; cuando cada frente de onda entra por una cara del prisma formando un ángulo oblicuo con dicha cara, las diferentes partes de ese frente de onda van entrando en el material del prisma en tiempos ligeramente diferentes, y como la luz viaja a menor velocidad dentro del prisma, las partes del frente de onda que van entrando antes se van frenando primero que las que van entrando después; esto ocasiona el desvío. Cuando la luz sale por la otra cara del prisma, ya fraccionada o refractada, e ilumina o se proyecta sobre alguna superficie o pantalla, observamos lo que se llama un espectro de franjas de varios colores. Cada sustancia emite un espectro diferente, debido a que su constitución atómica o molecular es distinta a la de otras, y esto influye en los valores de sus frecuencias de emisión (así como en las de absorción), ya que tales frecuencias dependen de las distintas interacciones de la luz y otras radiaciones con las partículas que componen cada átomo o molécula (como vimos antes, las diversas frecuencias de las radiaciones entrantes y salientes que interaccionan con los electrones, determinan los valores de la energía absorbida y emitida de acuerdo con la fórmula cuántica, en la que el valor de la energía viene dado por la frecuencia multiplicada por la constante de Planck) . Esto resulta muy útil, por ejemplo para los químicos y los astrofísicos, puesto que se puede deducir la composición de un objeto (los átomos o moléculas que lo constituyen), analizando la luz que emite. Bohr aplicó su modelo del átomo al elemento más sencillo, el hidrógeno, puesto que solo contiene un electrón, y el modelo predijo correctamente las líneas o bandas observadas en el espectro. Cada línea corresponde a una frecuencia emitida por el átomo, al efectuar una transición de un estado energético a otro. Sin embargo, una observación más afinada del espectro del átomo de hidrógeno, reveló que cada línea se componía de varias líneas muy próximas entre sí. Eso indicaba más niveles de energía posibles para el electrón en el átomo. Aparecieron más líneas aún al someter al átomo a un campo magnético: Para explicar esas nuevas frecuencias se amplió el modelo original de Bohr. En primer lugar se supuso que podrían existir órbitas elípticas, y no solo circulares; en segundo lugar tal vez la órbita podría tomar diferentes orientaciones espaciales; además el electrón podría girar en torno a sí mismo en dos sentidos distintos. Así, se imaginaron más grados de libertad para el electrón, lo que redundaría en más posibles estados energéticos, y eso podría explicar las nuevas líneas observadas en el espectro; las órbitas elípticas, por ejemplo, implicarían que la distancia del electrón al núcleo variaría al recorrer la órbita (como en el caso de los planetas al girar en torno al Sol); para cada distancia la atracción eléctrica sería distinta, y por tanto cambiaría la velocidad y energía cinética del electrón; por otro lado, al ser una carga eléctrica en movimiento se puede considerar al electrón como un pequeño imán, pues una carga en movimiento genera magnetismo; al someterlo a un campo magnético, tanto la orientación espacial de la órbita con respecto al campo magnético, como su supuesto sentido de giro en torno a su supuesto "eje", influirían también en los valores de la energía de origen magnético debida a la interacción entre el campo magnético aplicado y el propio magnetismo generado por el electrón, ya que la fuerza magnética, al igual que otras fuerzas, es una magnitud vectorial, y por tanto su orientación (en este caso con respecto a la orientación del campo magnético aplicado) influye en el efecto que tendrá dicha fuerza, y por tanto en la energía que se obtendrá al aplicarla. De modo que se podía caracterizar el estado del electrón en el átomo por medio de cuatro números, llamados números cuánticos, que determinaban sus posibles grados de libertad, y por tanto sus estados energéticos.

EL PRINCIPIO DE EXCLUSIÓN DE PAULI Y LA TABLA PERIÓDICA

Wolfgang Pauli propuso el llamado "principio de exclusión", según el cual, en un átomo no puede haber dos electrones con los mismos números cuánticos, o sea, en el mismo estado energético; de modo que en átomos con varios electrones, estos deben irse organizando y escalonando en los diferentes niveles energéticos permitidos. Esta resultó ser la explicación de la Tabla periódica. Los elementos con propiedades químicas parecidas tienen el mismo número de electrones en su última capa. Si el átomo de un elemento no tiene suficientes electrones para completar todos sus niveles energéticos permitidos, tenderá a captarlos de otros átomos, debido a la tendencia de todos los sistemas físicos a conseguir un estado de energía equilibrado y estable (por ejemplo, si aplicamos una fuerza para estirar una goma, está tendrá más energía debido a que está más tensa, pero si la soltamos su tendencia será la de deshacerse de esa energía adicional y volverá a su estado natural de menor energía). De modo que habrá átomos que se mantendrán unidos por medio de compartir electrones, formando así una molécula en la que cada átomo componente, usando un lenguaje metafórico, no se "sentirá tenso", por decirlo así (como en el ejemplo de la goma), al encontrarse la molécula en un estado estable natural de energía, estado en el que no se encontraban los átomos componentes antes de asociarse para formar la molécula. Eso explica el "por qué" del enlace químico, mediante el cual los átomos se unen o asocian para formar moléculas. Los elementos químicos con sus niveles completos, como los gases nobles o inertes, no son químicamente activos y no tienden a formar compuestos; se mantienen estables. Otros elementos son muy activos químicamente porque necesitan asociarse con otros átomos para completar sus niveles de energía permitidos. De hecho, los gases nobles ocupan una sola columna de la tabla periódica, pero la mayor parte de los elementos de ésta son activos químicamente, en mayor o menor grado. Eso permite la formación de una cantidad inmensa de moléculas distintas con diferentes propiedades, y da lugar a que haya mucha actividad química; y eso genera gran cantidad de procesos naturales de cambio, y los importantes procesos de la vida misma; la digestión, por citar un ejemplo, implica una cantidad considerable de reacciones químicas que proporciona a los seres vivos la energía que necesitan, y los materiales estructurales que regeneran sus organismos; toda la actividad celular es posible debido a reacciones químicas; de hecho se podría quizás decir que consiste en ellas, así como todo el funcionamiento coordinado de los diferentes órganos que componen a los seres vivos. De modo que sin reacciones químicas no habría vida, tal como la conocemos, ni otros procesos naturales; sería como si todo estuviese "congelado".

MECÁNICA CUÁNTICA I : Las matrices de Heisenberg

La nueva mecánica cuántica

A medida que hubo que ir añadiendo nuevas ideas al modelo original de Bohr, para ajustarse a los hechos experimentales, los físicos fueron pensando que tal vez lo que se necesitaba era una reformulación total de la mecánica. Después de todo, Bohr solo utilizó la fórmula E = h ν, y la cuantización del momento angular. Pero en cierto modo, su modelo era una mezcla de esas ideas cuánticas con ideas de la mecánica clásica: Ya que la energía es una magnitud derivada, que se obtiene a partir de otras más fundamentales, como la longitud y la velocidad, tal vez modificando de la manera correcta las magnitudes fundamentales, de forma que al llegar a la energía se obtuviese la fórmula E = h ν, se conseguiría comprender la razón oculta que hay tras la fórmula cuántica. Se necesitaba por lo tanto una nueva mecánica, una mecánica cuántica.

Las matrices de Heisenberg

Werner Heisenberg, era uno de los que trabajaban en dilucidar los problemas del modelo atómico de Bohr. Se convenció de la necesidad de construir una teoría que se basase solo en las magnitudes observables. Las órbitas estacionarias o estaciones en las que el electrón en el átomo no radiaba, no eran observables. En realidad lo único que observamos del átomo son las frecuencias e intensidades del espectro que emite. De modo que Heisenberg se propuso descubrir las reglas matemáticas que relacionasen las variables fundamentales que caracterizan el movimiento del electrón, su posición y su velocidad, con las frecuencias observadas. Obtuvo los valores experimentales de las frecuencias que eran emitidas o absorbidas cuando los átomos pasaban de un estado energético a otro y dispuso en forma de tabla tales valores para las transiciones entre estados; a partir de ahí, considerando el átomo como un simple oscilador, y después de mucho trabajo, dedujo a partir de las tablas de valores experimentales, las reglas matemáticas que había que utilizar para calcular todas las posibles transiciones.

Cuando finalmente los cálculos encajaron, se podían calcular las frecuencias observadas operando con esas tablas (por ejemplo, utilizando una tabla numérica o matriz para los posibles valores de la coordenada de posición, y lo mismo para otras variables, y operando entre ellas). Max Born y Pascual Jordan descubrieron a partir del trabajo de Heisenberg lo que se llamó "la relación mecano-cuántica fundamental":

$$p\,q - q\,p = h\,/\,2\pi\,i$$

donde p es la matriz (o tabla numérica) de momentos, que da las posibles velocidades del electrón (p = m v), q es la matriz de coordenadas, h es la constante de Planck, e $i = \sqrt{-1}$. El producto p q no es conmutativo, porque p y q no representan aquí números normales, sino tablas numéricas o matrices.

A partir de esa relación fundamental de coordenadas y momentos se llegaba a la fórmula correcta $E = h\,\nu$.

MECÁNICA CUÁNTICA II: Las ondas de De Broglie

La idea de De Broglie

Estaba ya muy claro que la fórmula $E = h\,\nu$ tenía que ser tomada en serio como una ley de la naturaleza. Cuando Einstein la utilizó para explicar el efecto fotoeléctrico, introdujo la noción de una especie de naturaleza dual de la luz; cada cuanto de energía transmitía su energía a un único electrón, que era considerado como una partícula puntual clásica, con una posición bien definida en el espacio; esto daba la idea de que cada cuanto de energía luminosa poseía en ese momento también una posición puntual bien definida, como si se tratase de una "partícula de luz" o "fotón"; pero al mismo tiempo, la fórmula contenía un término para la frecuencia, que es una propiedad característica de las ondas, de los procesos ondulatorios y oscilatorios; no se podía cambiar la fórmula eliminando ese término, pues precisamente la frecuencia (color) de la luz, era la que determinaba la energía que se transmitía al electrón, y concordaba con los resultados experimentales sobre el efecto fotoeléctrico; por supuesto se podía pensar que tanto el electrón como el fotón eran partículas puntuales que oscilaban, pero que en el momento de intercambiar energía coincidían en una determinada posición; de hecho la idea que se tenía entonces (puesto que no se conocía la estructura interna del átomo), era que, o bien el propio átomo, o "algo" en él, tenía que estar oscilando, dando origen a la luz y otras radiaciones que brotaban de la materia. Anteriormente había habido un debate histórico sobre si la luz consistía en "partículas" o en "ondas", pero para ese tiempo, se consideraba bien establecido que la luz consistía en ondas electromagnéticas; no solo se habían hecho experimentos en los que se cruzaban haces de luz y se producían fenómenos evidentes de interferencia, típicos de las ondas, sino que la teoría de Maxwell del electromagnetismo predecía claramente la generación de ondas electromagnéticas, cuya velocidad era justamente la velocidad de la luz. La explicación del efecto fotoeléctrico por medio de la fórmula $E = h\nu$, ahora parecía indicar que la luz mostraba un comportamiento dual, con características tanto de onda como de partícula.

Entonces Louis De Broglie propuso que, por razones de simetría, las mismas fórmulas tal vez podrían aplicar no solo a la luz, sino también a otras manifestaciones energéticas, como el electrón; de ser así, si la fórmula $E = h\nu$ se aplicaba, no solo a la radiación emitida y absorbida, sino también a la materia (en este caso, al electrón), habría que asociar una frecuencia al electrón. En ese caso, este podría también manifestar características ondulatorias, como la luz. De Broglie entonces realizó unos cálculos matemáticos sencillos, usando las dos fórmulas de la energía:

$$\text{"}E = h\nu\text{" y "}E = m c^2\text{"}$$

Si fuese cierto que estas dos fórmulas aplicaban igualmente tanto a la materia como a la radiación, y ambas podían manifestar características tanto de onda como de partícula, las dos expresiones se podrían igualar (de acuerdo con el principio de conservación de la energía), pues se las podía considerar dos maneras distintas de calcular el valor de la energía de todas las entidades que manifestasen tal dualidad "onda-partícula".

Igualando las dos expresiones de la energía obtenemos:

$$h\,\nu = m\,c^2$$

En el movimiento ondulatorio la longitud de onda nos indica el espacio recorrido por la onda en cada ciclo y el periodo es el tiempo invertido en completar un ciclo.

De esas dos magnitudes calculamos la velocidad de la onda:

velocidad = espacio/tiempo = longitud de onda/periodo

pero ya sabemos que el periodo es el inverso de la frecuencia:

$$\nu = 1/t$$

de modo que:

velocidad = longitud de onda / periodo = longitud de onda x frecuencia = $\lambda\,\nu$

En la fórmula $h\,\nu = m\,c^2$, c es la velocidad, por tanto aplicando la relación entre velocidad de la onda, longitud de onda y frecuencia, tenemos que:

$$c = \lambda\,\nu \quad y \quad \nu = c\,/\lambda$$

de modo que:

$$E = h\,\nu = h\,(\,c\,/\,\lambda\,), \text{ por tanto } E = m\,c^2 = h\,(\,c\,/\,\lambda\,)$$

Despejamos de aquí la longitud de onda λ :

$$m\,c^2 = h\,(\,c\,/\,\lambda\,); \; \lambda\,m\,c^2 = h\,c; \;; \lambda = h\,c\,/\,m\,c^2; \; \lambda = h\,/\,m\,c$$

Pero si tenemos una partícula cuya velocidad es v en vez de c (que es la velocidad de la luz), entonces la fórmula será:

$$\lambda = h / m v$$

Se podía así asociar al electrón una longitud de onda. Esta idea suministraba una posible explicación de las órbitas permitidas de Bohr. Según la idea de De Broglie, las órbitas cuya longitud no permita encajar un número entero de longitudes de onda, se anulan debido al conocido fenómeno de interferencia entre ondas, como se ve el gráfico:

(Ver figura):

Órbita permitida: un número entero de longitudes de onda encajan en la longitud $2\pi r$ de la circunferencia de radio r.

Órbita no permitida: Las órbitas interfieren consigo mismas y se anulan por interferencia destructiva.

Se obtenía así una explicación de la cuantización del momento angular que había sido postulada por Bohr. Como vimos, en el modelo de Bohr, no todos los radios estaban permitidos, de modo que había que suponer que el momento angular, el producto mvr, estaba cuantizado en unidades enteras de $h / 2\pi$.

Expresado en forma matemática el supuesto que Bohr tuvo que introducir era:

$$mvr = n \times (h / 2\pi)$$

siendo n un número entero. Sin embargo no se comprendía por qué era así; Bohr se basó para obtener la fórmula concreta e incluir en ella el término 2π, en datos experimentales obtenidos de los espectros.

La idea de De Broglie explicaba ahora la razón para el supuesto de Bohr: En la longitud de una circunferencia de radio r permitido, deben encajar un número entero de longitudes de onda. Por tanto tiene que cumplirse que:

$2\pi r = n\lambda$, y como $\lambda = h / mv$, entonces $2\pi r = n \times (h / mv)$, de donde $mvr = n (h / 2\pi)$, que es el postulado de Bohr.

MECÁNICA CUÁNTICA III: La ecuación de Schrödinger y la formulación de Dirac

La formulación de Dirac, la mecánica matricial, y la mecánica ondulatoria.

En Inglaterra, Paul Dirac seguía con interés los avances en mecánica cuántica y desarrolló su propia formulación, una notación con una forma de álgebra semejante a la mecánica matricial o de matrices de Heisenberg. También en ella se obtenía como relación mecánico-cuántica fundamental, la fórmula:

$$p\,q - q\,p = h\,/\,2\,\pi\,i$$

El físico austriaco Erwin Schrödinger, por su parte, desarrolló la mecánica ondulatoria. Esta es una extensión de las ideas de De Broglie sobre las ondas de materia, o sea, las posibles órbitas ondulatorias del electrón. Recordamos que la condición de De Broglie era que solo un número limitado de órbitas eran posibles: aquellas que contuvieran un número entero de longitudes de onda. Schrödinger pensó que esto, a su vez, conduciría a los valores cuantizados de la energía para concordar con la fórmula de Planck. Con eso en mente dedujo la forma que debería tener la ecuación de onda que describe al electrón.

La fórmula de la energía cinética es: $E = \frac{1}{2}\,m\,v^2$. Si multiplicamos el numerador y el denominador por m, la fórmula puede escribirse así:

$$E = \frac{1}{2}\,m\,v^2 \cdot (m\,/\,m) = m^2\,v^2\,/\,2\,m = p^2\,/\,2\,m$$

Es corriente en física llamar a la ecuación de la energía "Hamiltoniano", y denotarlo por H. De modo que podemos poner:

$$H = (\,p^2\,/\,2m\,) + V$$

donde "V" es la energía potencial.

En física clásica H y p, pueden tomar cualquier valor. En física cuántica no. Ahora hay que determinar cómo hay que modificar p para cumplir con la condición de De Broglie. Recordamos que De Broglie estableció una relación entre longitud de onda, constante de Planck y momento lineal:

$$\lambda = h \,/\, m\, v = h \,/\, p, \text{ y } p = h \,/\, \lambda$$

De modo que el momento lineal p solo podrá tomar los valores permitidos por la condición de De Broglie, y en consecuencia la energía también tomará solo determinados valores: Esto ya nos permite ir comprendiendo la razón para la cuantización de la energía. Se trata de lo que los físicos y matemáticos llaman una "condición de contorno o de frontera". En este caso se trata del hecho de que una onda confinada en una región limitada del espacio, no puede vibrar u oscilar en cualquier modo, sino solo en aquellos que permitan encajar un número entero de longitudes de onda en el espacio en el que la onda está confinada; como vimos, cualquier otro modo haría que la onda se anulase por interferencia destructiva; lo mismo ocurre, por ejemplo con las vibraciones posibles de, digamos una cuerda de violín, ya que la cuerda está confinada en una región del espacio, al estar unidos al violín sus dos extremos.

En el estudio del movimiento ondulatorio, se llama número de onda k al número de longitudes de onda que caben en la longitud $2\,\pi$ de una circunferencia, de modo que se tenga que:

$$k\,\lambda = 2\,\pi \,;\, k = 2\,\pi \,/\, \lambda$$

Ahora relacionemos esto con la condición de De Broglie:

$\lambda = h \,/\, p$; como $k = 2\,\pi \,/\, \lambda$, podemos poner $k = (2\,\pi \,/\, 1) : (h \,/\, p) = 2\,\pi\, p \,/\, h$

y despejando de aquí el momento p tenemos:

$$k = 2\,\pi\, p \,/\, h; \; h\, k \,/\, 2\,\pi = p$$

Abreviamos h / 2π, con el símbolo ℏ (h, barra), y tenemos entonces que :

$$p = ℏ k$$

Ahora podemos usar esa expresión de p en la fórmula de la energía:

$$\hat{H} = (\hat{p} / 2\,m) + V = (ℏ k^2 / 2m) + V$$

Se coloca un acento circunflejo sobre H y p, para indicar que hemos "cuantizado" la fórmula clásica para la energía , o sea el Hamiltoniano; es decir la hemos modificado en la medida necesaria para que se cumpla la condición de De Broglie, y se obtengan a partir de ella los valores de energía permitidos por la teoría cuántica. Para ello, como se puede ver, hemos impuesto la condición de que el momento lineal p obedezca la fórmula obtenida por De Broglie: λ = h / p; Se llama entonces a esas expresiones para la Energía y el Momento, operadores cuánticos; En teoría cuántica cada magnitud que se puede observar o medir se asocia con un "operador". Como veremos después toda medición altera la función de onda, pues interacciona con ella originando cambios que no se pueden evitar.: Así, por ejemplo, la medición de $\hat{p}$, opera sobre la función de onda y la altera. La medición implica aplicar el "operador momento" a la función de onda. Una vez que se conoce la forma que debe tener dicho operador en la teoría cuántica, se puede construir con él la ecuación de onda.

En física clásica, la amplitud de una onda ε (x), se relaciona con el número de onda k por la ecuación diferencial:

$$(d^2 ε / dx^2) + k^2 ε = 0$$

Como en la teoría cuántica "p = ℏ k", y por tanto "k = p / ℏ" la ecuación sería:

$$(d^2 Ψ/dx^2) + (\hat{p}^2/ℏ^2)\, Ψ = 0$$

y como $\hat{p}^2 = 2\,m\,(\hat{H} - V)$, sustituyendo obtenemos:

$$(d^2 \Psi / dx^2) + (2m / \hbar^2) \, \hat{H} \, \Psi = 0$$

que, pasando términos de un miembro a otro, se puede escribir en la forma:

$$\hat{H} \, \Psi = - \, (\hbar^2 / 2 \, m) \, (d^2 \Psi / dx^2) + V$$

Así obtuvo una ecuación de onda que daba los valores correctos para la energía del electrón.

Schrödinger consideraba el electrón como una onda estacionaria alrededor del núcleo atómico, solo a distancias determinadas para permitir ondas estables de De Broglie.

Sin embargo, si el electrón era una onda ¿cómo explicar que apareciese como un punto localizado en la pantalla detectora, como si se tratase de una partícula?. Ahora el electrón presentaba las mismas características paradójicas que la luz: Había que considerarla como una onda electromagnética para explicar los fenómenos de interferencia y sin embargo parecía tener características de partícula localizada (fotón) al explicar el efecto fotoeléctrico. Además se descubrió que el electrón daba lugar efectivamente a fenómenos de difracción, como si de una onda se tratase. ¿Cómo explicar esta dualidad onda-partícula en la luz y en la materia?.

El principio de indeterminación y las ondas de probabilidad

Las diferentes formulaciones de la mecánica cuántica arrojaban los mismos resultados correctos sobre los valores de la energía del átomo. Sin embargo, sus diferencias conceptuales eran patentes. Dirac demostró que la mecánica matricial y la mecánica ondulatoria eran matemáticamente equivalentes (Las soluciones que satisfacen la ecuación de onda de Schrödinger equivalen a los números tabulados en las matrices de Heisenberg). Como resultado de esto, es posible, como se suele hacer hoy, explicar la mecánica cuántica con resultados tomados de los dos esquemas.

Después de quedar establecida la mecánica cuántica, Heisenberg pensó en el significado físico que podría tener la relación mecano-cuántica fundamental:

$$p\,q - q\,p = h / 2\pi\,i$$

Imaginó un experimento mental en el que se preparase un dispositivo para medir la posición , la coordenada del electrón. Para poder "ver" donde está habría que iluminarlo, pero entonces el impacto del fotón de luz alteraría su velocidad o momento. Si intentáramos entonces reducir lo más posible el efecto del impacto podríamos iluminarlo con un fotón menos energético, de frecuencia menor. Pero eso significaría luz de mayor longitud de onda, y la posición no quedaría muy bien determinada. En cambio conoceríamos mejor su momento, porque la velocidad no resultaría tan alterada. De modo que no podemos conocer "al mismo tiempo" el valor exacto de ambas variables, con una precisión arbitraria. La medición de una altera el valor de la otra. Por este motivo, el orden en que se efectúan las mediciones altera el valor del resultado, y p.q no puede ser igual a q.p. Sin embargo es fácil comprender que esto no es simplemente una limitación experimental, que pudiera ser resuelta de alguna manera, sino una auténtica norma de funcionamiento o ley de la naturaleza. Sería más exacto decir que el electrón (y por extensión cualquier partícula), no tiene al mismo tiempo posición y momento, son magnitudes observables que no existen al mismo tiempo, no se manifiestan en el mundo de nuestras experiencias. Es oportuno señalar, a este respecto, que el principio de indeterminación fue descubierto después de establecer las leyes de la mecánica cuántica, leyes de la naturaleza que se remontan a la explicación de la radiación de cuerpo negro, la posterior explicación del efecto fotoeléctrico, y todo lo demás que hemos visto.

Esta indeterminación inherente al comportamiento del mundo físico, impone, como es lógico, limitaciones a lo que podemos decir sobre él. Por ejemplo, ya no podemos decir con certeza: "el electrón está aquí y se mueve a esta velocidad". Solo podremos afirmar que existe cierta probabilidad de que el electrón impacte en un punto de la pantalla detectora. Solo cuando lo haga sabremos la posición del electrón. Habremos efectuado, por decirlo así, una medida que alterará su momento. Antes de eso la posición del electrón estará tan indeterminada que solo podremos decir que podríamos encontrarlo en una región extendida del espacio, como si de una onda se tratase.

Max Born propuso que la intensidad de la onda en cada punto nos indica cuanta probabilidad hay de encontrarlo allí. Donde la onda es más intensa hay más probabilidad de encontrarlo.

En la nueva teoría cuántica, el electrón deja de ser considerado como partícula o como onda. Más bien es como un conjunto de valores de ciertas variables que resultan de nuestras posibilidades de medición o percepción. El electrón ya no se considera como una pequeña esfera. Según los físicos, una "partícula elemental" no es una "cosa" en su sentido habitual. Es más bien un "conjunto de relaciones", una manifestación de energía que según la manera en que nos relacionemos con ella, al medir o percibir, puede presentar determinados valores de variables a las que llamamos "masa", "carga", "espín" (giro), etc.
Las fórmulas de la teoría cuántica determinan el "conjunto de relaciones" posibles que se pueden dar en el mundo físico.

Erwin Schrödinger, usó a un gato encerrado para ilustrar lo misteriosa que era la teoría cuántica, tal como estaba codificada en la ecuación de onda que él mismo había desarrollado.

Dilucidar esos misterios ha sido la ocupación de físicos y filósofos desde el mismo nacimiento de la teoría cuántica, y todavía están en ello, habiendo surgido muchas interpretaciones, propuestas y teorías, que indican que el Universo es mucho más extraño de lo que cualquiera hubiese podido suponer, hasta la imaginación más desbordada.

Parece que la motivación original de Schrödinger para desarrollar las ideas de De Broglie sobre las ondas de materia, era intentar encontrar un modelo del movimiento del electrón, en el interior del átomo y fuera de él, que no supusiese una ruptura con la física clásica; sin embargo, y a pesar de sus deseos, las ondas descritas por su ecuación (tanto la ecuación independiente del tiempo para ondas estacionarias en el interior del átomo, como la dependiente del tiempo para el electrón libre), no resultaron ser como las ondas familiares que se propagan por el espacio tridimensional, por ejemplo las ondas sonoras, las ondas que se forman en un estanque de agua cuando algún objeto cae sobre él, y otras similares.

Schrödinger expresó su descontento diciendo que si él hubiese sabido que no nos íbamos a poder librar de "esos malditos saltos cuánticos", no hubiera querido tener nada que ver con el asunto, y al parecer usó la metáfora del gato, que tan famosa se ha hecho, para ilustrar lo absurdo que parecía pensar que la función de onda, describía a un gato que está vivo y muerto a la vez, hasta que se decida abrir el recinto donde está, y se le observe en uno de los dos estados.

Desde entonces el gato de Schrödinger se ha usado en muchas discusiones sobre el significado de la teoría cuántica, llegando a aparecer en muchos lugares ecuaciones como estas:

$$|gato\rangle = \frac{1}{\sqrt{2}}(|vivo\rangle - |muerto\rangle)$$

$$|gato\rangle = \frac{1}{\sqrt{2}}(|vivo\rangle + i|muerto\rangle)$$

$$|gato\rangle = \frac{1}{\sqrt{2}}(|vivo\rangle - i|muerto\rangle)$$

Hasta el punto de que Stephen Hawking y Roger Penrose sugirieron usar otras ilustraciones y dejar en paz al gato, que ya había sufrido bastante.

¿Por qué las *ondas de Schrödinger* no son como las ondas familiares que se propagan en el espacio tridimensional?

Cuando se considera el caso de una sola partícula, se podría tal vez pensar que es así, pero en el momento en que se considera un sistema de dos o más partículas, se comprende enseguida que no es posible dar ese significado a la función de onda.

Las "partículas cuánticas" son *indistinguibles* en un sentido profundo; para conocer la posición en que se hallan dos o más electrones (o cualquier otro sistema de partículas), hay que hacer un experimento para detectar o "ver", por decirlo así, donde están, y para ello hay que "iluminarlo", por ejemplo con luz, que consiste en fotones que interactúan con el sistema; si queremos seguir lo mejor que podamos la evolución posterior del sistema habrá que hacer una segunda observación, y después otra y otra, etc.

Pero en la segunda observación, debido a que los electrones son indistinguibles, no podemos saber cuál, de cada uno de ellos, se corresponde con los que hemos detectado en la primera observación; en el caso más simple de un sistema de solo dos electrones, es como si hiciéramos un experimento con dos gemelos idénticos, llamémosles Pepito y Juanito; hacemos una primera observación y Pepito está en la posición 1 y Juanito en la 2; en el instante en el que parpadeamos, Pepito y Juanito son lo bastante rápidos como para moverse, uno a la posición 3 y otro a la 4, pero debido a que son "gemelos idénticos", cuando nuestros párpados se levantan y de nuevo "observamos o vemos" no sabemos si Pepito es el que está en la posición 3 y Juanito en la 4, o si Juanito es el que está en la 3 y Pepito en la 4, de modo que nos vemos obligados a admitir que la única manera de describir el conocimiento que nos brinda la observación, es decir que las dos situaciones alternativas son igualmente probables, con ½ de probabilidad para cada una; por supuesto en el ejemplo de Pepito y Juanito, nos imaginamos, debido a la forma en que estamos acostumbrados a pensar en los objetos y personas del mundo macroscópico, como entidades que "están siempre ahí" aunque no las observemos, que la situación descrita se podría evitar si no parpadeamos; pero en el caso de las partículas submicroscópicas es en principio imposible hacer un seguimiento continuo de ellas; no se trata de una limitación experimental sino de una ley de la naturaleza expresada en las fórmulas matemáticas del principio de incertidumbre de Heisenberg; la mecánica cuántica, tal como se entiende hasta ahora, nos dice que no es que nosotros no podamos seguir la supuesta trayectoria continua de un electrón, sino que tal trayectoria continua no existe; si existiera, el electrón en un átomo podría seguir tal trayectoria y precipitarse en espiral hacia el núcleo; para hacerlo tendría que ir pasando por un rango continuo de valores de energía decrecientes, pero tal rango continuo de valores no está permitido por la fórmula fundamental $E = h\,v$, que nos dice que los valores posibles para la energía están cuantizados y son múltiplos de la constante h; este hecho apareció en la fórmula que explicaba la intensidad de energía que aparecía en los experimentos para la radiación de cuerpo negro, sirvió para explicar correctamente el efecto fotoeléctrico y teniéndola en cuenta, el modelo atómico de Bohr podía evitar la predicción del electromagnetismo clásico, según el cual los electrones en el modelo del átomo nuclear de

Rutherford, se precipitarían contra el núcleo y el átomo colapsaría.

Por este motivo cuando la teoría cuántica describe la evolución temporal de un sistema de muchas partículas, tiene que tomar en cuenta que las partículas son *indistinguibles en un sentido profundo*, como un principio fundamental de la teoría que debe ser incluido en la formulación matemática; esto imbrica a las supuestas "partículas individuales" de tal manera, que hay que describir el sistema por medio de *una única función de onda*, que incluye todas las permutaciones posibles de ellas, con una determinada probabilidad para cada posible ordenación, como se ilustra en el ejemplo de los "gemelos idénticos".

Esto nos muestra que el "objeto matemático" al que llamamos "función de onda" en la teoría cuántica, es algo diferente de las fórmulas que describen una onda familiar que se propaga en el espacio tridimensional, aunque guarde relación con esas otras descripciones matemáticas más sencillas.

La "función de onda" es por tanto una superposición en la que se suman todos los posibles estados alternativos en que podríamos hallar al sistema en la siguiente medición, y nos permite calcular la probabilidad para cada alternativa; recibe por eso también el nombre de "vector de estado"; si volvemos a pensar en el ejemplo de los gemelos idénticos, recordamos que teníamos que describir la situación como una suma de dos posibles alternativas, y en cada una de ellas la posición de cada niño se especifica dando las coordenadas de posición de cada uno de ellos, (tres números para cada entidad, en uno de los posibles estados, y otros 3 números para cada entidad en el otro estado posible); un matemático nos diría que ese objeto (función de onda o vector de estado) no está evolucionando en el espacio tridimensional; no hay bastantes dimensiones en él; más bien parece que tal objeto matemático, vive y se desenvuelve en algo parecido a lo que se llama un "espacio de configuración" (una entidad matemática que contiene todas las posibles configuraciones en que se puede hallar un sistema), o un "espacio de las fases", un "espacio matemático" que contiene todas las fases de un proceso o todas las fases por las que pasa un sistema determinado.

Tales espacios matemáticos se usan en física clásica y se usaban ya antes del descubrimiento de la teoría cuántica; describir el movimiento de un cuerpo extenso, que tiene muchas partes, por medio del movimiento de un solo punto, es una simplificación que se hace por conveniencia; de igual manera, para describir un sistema de muchos cuerpos, podemos invertir las cosas, y en lugar de definir el movimiento de N cuerpos, requiriendo 3 números para dar las coordenadas de posición de cada uno, podemos describir el sistema entero como un "punto" que se mueve o evoluciona en un espacio matemático de 3N dimensiones. Se pueden requerir más dimensiones si hay que especificar todos los grados de libertad posibles en el sistema considerado.

De manera semejante, y por las razones que hemos comentado, las "funciones de onda" o "vectores de estado" de la mecánica cuántica evolucionan en el llamado:

"espacio de Hilbert" $\infty - dimensional$, una entidad matemática que tiene estructura de "espacio vectorial", lo que significa que tiene las mismas propiedades fundamentales, desde el punto de vista matemático, que los vectores tridimensionales que nos son familiares, pero pasando del espacio tridimensional a un espacio matemático de infinitas dimensiones.

Además la estructura que toma la ecuación de Schrödinger incluye la unidad imaginaria: "$i = \sqrt{-1}$", y pertenece al dominio de los números complejos; debido a esto, para calcular la probabilidad de un resultado determinado, hay que multiplicar la función de onda por su conjugada compleja (la misma función, pero haciendo un cambio de signo) a fin de obtener un número real positivo comprendido entre 0 y 1, como exige el cálculo de probabilidades.

El hecho mencionado antes de que las partículas individuales estén tan imbricadas en la función de onda, conduce a fenómenos sumamente paradójicos del tipo EPR (nombrados así debido a que fueron originalmente expuestos por primera vez, por Einstein, Podolsky y Rosen), como el entrelazamiento: si, por ejemplo, un sistema de dos fotones está descrito por una función de onda, y esta evoluciona de tal modo que los dos fotones se separan a gran distancia, la función de onda los mantiene vinculados, de modo que si se mide alguna propiedad de uno de los fotones, automáticamente se obtiene información sobre el estado del otro, incluso aunque se haya ido al otro extremo del Universo; debido a que el experimentador puede decidir qué tipo de experimento hacer y qué medir, parece como si el fotón, que podría encontrarse ahora a años-luz de distancia, supiese automáticamente la decisión tomada por el experimentador y su resultado, y actuase en consecuencia, de modo que si otro experimentador le midiese a él, obtendría el resultado que la función de onda del sistema requiere; acerca de las "partículas cuánticas" se puede decir que "una vez juntas, siempre juntas"; es semejante al tipo de comportamiento misterioso que se percibe en el famoso experimento de la doble rendija, donde se hace que interfieran las ondas de luz que salen de cada rendija, de modo que en la pantalla colocada enfrente aparece un patrón de franjas iluminadas alternándose con franjas oscuras, debido a la interferencia, que pone de manifiesto el carácter ondulatorio de la luz; pero cuando el experimento se realiza rebajando la intensidad luminosa a solamente "un fotón", se detecta un impacto localizado en algún punto de la pantalla; si seguimos enviando un fotón tras otro, con las dos rendijas abiertas, al final el conjunto de impactos puntuales de cada fotón individual reproduce el patrón de franjas de interferencia; parece como si cada fotón, al que *imaginamos* pasando por una de las dos rendijas, supiese si la otra rendija está abierta o cerrada, y actuase en consecuencia, impactando en cualquier punto de la pantalla si solo hay una rendija abierta, pero impactando solo en las zonas que corresponden a las franjas iluminadas, si están abiertas las dos.

¿Qué parecen decirnos la Relatividad y la Teoría Cuántica sobre la naturaleza de la realidad?

Cuando el famoso físico matemático Paul Dirac, formuló una ecuación para el electrón, que tenía en cuenta los principios de la mecánica cuántica y también los de la relatividad especial, además de predecir la existencia de antipartículas, que después fueron halladas, se esclarecieron aspectos muy importantes de la mecánica cuántica, como el del espín del electrón y su relación con el principio de exclusión de Pauli, de los que hablaremos más adelante.

Las investigaciones que intentan hacer lo mismo con la Relatividad General, para encontrar una teoría correcta de "Gravedad Cuántica", condujeron, entre otras muchas cosas, al planteamiento del llamado principio holográfico, que surgió en el estudio de la entropía del agujero negro, y que sugiere que la información sobre los fenómenos físicos que acontecen en un "volumen tridimensional", puede estar codificada en la "superficie bidimensional" que le rodea, tal como un holograma realizado con láser, codifica en una placa fotográfica bidimensional, la información necesaria para reconstruir una imagen tridimensional.

Esta idea y otras parecen sugerir que el elemento constituyente fundamental del Universo no es otra cosa que la información, y se habla del Universo como un gran computador cuántico que procesa información.

El comprender cómo funciona esto podría ayudar a esclarecer muchos de los misterios de la teoría cuántica de los que hemos hablado.

EL ELECTRÓN RELATIVISTA DE DIRAC Y EL PRINCIPIO DE EXCLUSIÓN

La mecánica cuántica se ha conseguido fusionar con la relatividad especial en lo que se conoce como "electrodinámica cuántica". En el espacio cuatridimensional de la relatividad son posibles más "giros" o "transformaciones" que en el tridimensional.

Esto da lugar a más niveles de energía; concretamente aparecen los valores que se necesitan para incluir el desdoblamiento de niveles de energía debido al espín del electrón. El "espín" del electrón aparece así automáticamente en la teoría cuántica relativista. Otra consecuencia de esa ampliación de la "geometría" es la predicción de la antipartícula del electrón (el positrón, o electrón positivo). Las antipartículas han sido detectadas posteriormente y forman la antimateria. Si se junta materia con antimateria ambas desaparecen y se convierten en energía pura (fotones).

Además esta descripción unificada de las interacciones entre electrones y fotones, teniendo en cuenta tanto la relatividad especial como la teoría cuántica, hace necesario un cambio de signo clave, que conduce a que los electrones cumplan el "principio de exclusión", que Pauli había introducido para explicar la Tabla periódica; en la fórmula relativista que relaciona la energía con el momento, la energía aparece elevada al cuadrado, de modo que al efectuar la raíz cuadrada da dos valores posibles, uno positivo y otro negativo; pero en la teoría cuántica hay que incluir en la "función de onda" todas las maneras en que puede ocurrir un proceso, de modo que se incluyen todas las permutaciones entre partículas, permitiendo la teoría , que al hacer los intercambios el signo cambie o permanezca igual; en el caso de partículas de espín semientero, como el electrón, hay cambio de signo y eso garantiza que la energía sea siempre positiva, y también que en la "función de onda" no pueda haber dos electrones con los mismos números cuánticos, o sea, en el mismo estado energético, cumpliéndose así el principio de exclusión.

De modo que aspectos como el espín y el principio de exclusión, que se introdujeron fundamentalmente para concordar con la evidencia experimental, de alguna manera parecen surgir como consecuencia de que las leyes relativistas y cuánticas deben ir juntas.

La supersimetría en la teoría de cuerdas

En el modelo de cuerdas, los fermiones (partículas de espín semientero) corresponden a cuerdas que oscilan en un sentido, y los bosones (partículas de espín entero), a cuerdas que oscilan en sentido opuesto; por tanto tienen distinto signo, y eso concuerda con los requisitos de la teoría cuántica.

El principio de exclusión requiere un cambio de signo al permutar dos fermiones en una "función de onda", de modo que no puede haber dos iguales, en el mismo estado cuántico, pues la *resta* a la que da lugar ese cambio de signo reduce a cero la función de onda total, y el electrón relativista, como ya vimos, se adapta de manera natural a ese requisito, pues también se requiere un cambio de signo para garantizar que la energía sea positiva; los fermiones forman así los átomos de la Tabla periódica.

A su vez se requiere que los bosones *no cambien de signo* en la permutación, de manera que no dan lugar a una resta, sino a una *suma* en la función de onda, de modo que en vez de excluirse, tienden a agruparse en el mismo estado cuántico; eso permite que los fotones, por ejemplo, que son bosones, y son los cuantos del campo electromagnético, puedan agruparse para crear campos más intensos, y hace posible, entre otras cosas, el láser y sus aplicaciones.

¿POR QUÉ NOS PARECEMOS A NUESTROS PADRES?:
De las leyes de Mendel al ADN I

- Johan Gregor Mendel nació en 1822 en una familia de campesinos de Moravia, que entonces era parte de Austria y ahora forma parte de la republica Checa. Comenzó sus experimentos con guisantes cuando tenía 34 años. Era habitual que los que cultivaban plantas hicieran cruces e hibridaciones; pero Mendel hizo un estudio preciso sobre algunos de los caracteres más distintivos de las plantas que cruzaba, haciendo un recuento para determinar cómo se transmitían a la descendencia y así fue como descubrió que se seguían siempre unas reglas o leyes sencillas. Entonces no se sabía nada del ADN ni los cromosomas, pero estos descubrimientos fueron fundamentales para el desarrollo de la genética; los resultados de Mendel eran un indicio de que cada rasgo distintivo de la descendencia se debía a un "factor" interno (hoy llamado "gen"), presente en las células ováricas y polínicas, y que la descendencia de un cruce producirá a su vez óvulos y polen con las dos formas en igual número de cierto "factor". En 1901 Garrod descubrió que la alcaptonuria, una rara enfermedad metabólica que ennegrece la orina, se daba con mayor frecuencia en familias endogámicas, afectando a los hijos de matrimonios entre primos hermanos. Esto se podía explicar por las leyes de Mendel, suponiendo que los primos tuviesen el mismo "gen" anormal, y que este era recesivo, y por lo tanto no se manifestaba en los padres pero podía hacerlo en algunos de los hijos. Sutton descubrió en 1903 que los cromosomas están emparejados y que uno procede del padre y el otro de la madre; el número de cromosomas que había en las células del esperma y en los óvulos era exactamente la mitad del normal en las demás células, y Sutton sugirió que en los cromosomas podía estar la base física de la ley mendeliana de la herencia. Se descubrió también que una pareja de cromosomas era diferente en machos y hembras. A estos dos tipos de cromosomas se les distingue llamando a uno X y al otro Y. Las hembras siempre tienen la pareja XX y los machos siempre tienen XY; se les llama por tanto cromosomas sexuales, y es lógico pensar que es el material genético de estos cromosomas el que determina los rasgos que diferencian a machos y hembras. Alrededor de 1910 ya se había determinado que había diferencia entre los cromosomas de machos y hembras. Primero se detectó que las hembras poseían una pareja del tipo al que se llamó X, mientras que los machos parecían tenerlo desemparejado, aunque posteriormente se descubrió en ellos el cromosoma Y, que es más pequeño. Hubo un tiempo en que se creyó que el ser humano tenía 48 cromosomas en cada una de sus células; los cromosomas solo se ven al microscopio, durante un tiempo breve antes de la división celular, pero la mayor parte del tiempo forman un revoltijo llamado cromatina. En 1956, con la mejora de las técnicas de observación microscópicas, los suecos Tijo y Levan comprobaron que en realidad eran 46 (23 parejas). Las células de la médula ósea, que fabrican los corpúsculos rojos y blancos de la sangre, son las que se dividen con mayor frecuencia, y por tanto son idóneas para observar los cromosomas. Se las somete a una droga que detiene el ciclo celular en la fase más propicia y a continuación se aplican colorantes que tiñen los cromosomas para poder observarlos (los cromosomas no son visibles al microscopio si no se usa la tinción; la palabra "cromosoma", "cuerpo de color" en griego, alude a que se observan coloreados debido a la tinción; el uso de tinciones es frecuente para hacer observaciones con microscopio; Santiago Ramón y Cajal también usó una tinción recién descubierta para observar las neuronas e hizo los primeros dibujos de ellas; las sustancias usadas para hacer visibles diferentes estructuras microscópicas, dependen de lo que se quiera observar, pues deben tener la estructura química adecuada para unirse a los objetos bajo estudio) .

Hacia 1910 Thomas Hunt Morgan empezó a estudiar la genética de la mosca del vinagre, ideal para este tipo de estudios porque cría varias veces al año produciendo cientos de descendientes. Pudo observar que algunas, a las que llamó "mutantes", exhibían rasgos anormales. Una de esas mutaciones o cambios consistía en tener los ojos blancos en vez de rojos, que era lo normal, de modo que el gen responsable de producir el pigmento rojo estaba roto o mutado. Se daba solo en machos y Morgan concluyó que el gen responsable se hallaba en el cromosoma X, puesto que carecen de un segundo cromosoma X que contenga un gen para el color de los ojos que compense al gen defectuoso. Después se descubrieron otras mutaciones también ligadas al sexo, que se heredaban juntas como un grupo, lo que sugería que iban juntas en el mismo cromosoma. Pero entonces se observó que al pasar de una generación a otra había pares de mutaciones que se separaban a veces. Esto podía deberse a que los dos miembros de un par de cromosomas intercambiaban material genético entre sí. Al microscopio se observa que antes de la división celular, los cromosomas de las células germinales están enroscados unos con otros y en ese momento tal vez podrían intercambiar material genético, dando lugar a una recombinación. Un estudiante de Morgan, A. H. Sturtevant descubrió que había pares de mutaciones que se separaban más frecuentemente que otras y llegó a la conclusión de que unos genes estaban próximos y otros más separados, de modo que estos estudios podían servir para determinar el orden de los diferentes genes en el cromosoma e ir elaborando así un "mapa" genético. Con el tiempo se fueron desarrollando otros métodos que han hecho posible cartografiar la totalidad del genoma. En los seres humanos la hemofilia y la distrofia muscular son también enfermedades ligadas al sexo. El cromosoma X de los que padecen distrofia muscular carece frecuentemente de algunos fragmentos. Las personas con síndrome de Down tienen tres cromosomas "21" en lugar de dos, como es habitual. Pero la mayoría de enfermedades que pueden deberse a causas genéticas no consisten en la fractura de un cromosoma, sino quizá en la alteración de solo una o dos letras del código genético, lo que hace mucho más difícil la identificación de los genes responsables.

- **Las leyes de Mendel**
- 1- Ley de la uniformidad de la primera generación filial
- 2- Ley de la segregación de los caracteres en la segunda generación filial

Mendel cruzó plantas que diferían en un solo carácter (semillas rugosas o lisas): todas las plantas de la primera generación tenían semillas lisas, (carácter dominante de uno los padres). Cruzó plantas de esta primera generación por autofecundazión: un 75% tenian semillas lisas y un 25% rugosas. Dedujo que los caracteres dependían de unos factores (llamados hoy genes) que se transmitían sin mezclarse. La explicación es la siguiente: Cada progenitor porta un factor para determinada característica y su progenie heredará ambos, pero uno de ellos es dominante y el otro recesivo, y el dominante será el que se manifestará externamente. Llamemos "A" al factor que origina el carácter dominante, que da lugar a semillas lisas en este caso, y "a" al que da lugar a semillas rugosas. Todos los guisantes de la primera generación contendrán el par "Aa", pero externamente se manifestará en todos "A", que es el dominante. Pero al cruzarlos en la segunda generación hay tres posibilidades: "AA", "Aa", "aa"; es decir 1/3 de ellos heredarán el "A" de cada progenitor, 1/3 heredará el "A" de uno y el "a" del otro, y 1/3 heredará el "a" de ambos progenitores; los que tengan "AA" tendrán sin duda semillas lisas, los que tengan "Aa" también tendrán semillas lisas porque "A" es dominante, pero los que tengan "aa" tendrán semillas rugosas. Las plantas lisas de la segunda generación no tendrían por qué ser iguales; 1/3 serían homozigotos y darían por autofecundación solo plantas lisas. 2/3 serían heterozigotos y por autofecundación darían una segregación.

- Por otra parte, si se cruzaba una planta de la primera generación con el padre homozigoto recesivo (Aa x aa), la descendencia de este cruce (retrógrado) daría ½ Aa y ½ aa, lo que comprobó experimentalmente. Sentó así las bases de la genética.

- **¿POR QUÉ NOS PARECEMOS A NUESTROS PADRES?:**
  De las leyes de Mendel al ADN II
  - **Moléculas orgánicas**

Cuando se usaron los métodos de la química para analizar las sustancias que forman parte de los organismos vivos, vegetales o animales, se descubrió que eran mucho más complejas que las de la materia inanimada. Una característica común de estas sustancias es la presencia del carbono (cuando se quema materia orgánica, vegetal o animal, se carboniza, es decir, queda carbono como residuo de la combustión). El químico alemán Friedrich Kekulé definió, en 1861, la química orgánica (o química de la materia viva), simplemente como la química de los compuestos de carbono, aunque es cierto que algunos compuestos, que también contienen carbono, se consideran inorgánicos (carbonato cálcico y dióxido de carbono, por ejemplo). El conocimiento de la estructura atómica, y el avance de las técnicas de análisis químico, permitió ir descifrando la estructura de moléculas cada vez más complejas. El carbono tiene una valencia de 4, es decir la estructura de la última capa del átomo de carbono le permite enlazar con otros cuatro átomos. Esto le hace idóneo para formar largas cadenas. Para comprender el funcionamiento y las propiedades químicas de las moléculas, es importante saber, no solo el número de átomos de cada elemento que las compone, sino también la manera en que están dispuestos u organizados, la geometría de la molécula, por decirlo así. Para esto se introdujeron lo que se conoce como fórmulas estructurales; el químico escocés Archibald Scout Couper (1831-1892) sugirió representar la manera en que se enlazan los átomos en la molécula por medio de pequeños trazos. Las fórmulas químicas normales, o fórmulas estequiométricas, indican los átomos presentes en una molécula y el número de cada uno de ellos. Al enfrentarse al estudio de moléculas más complejas, resultó muy útil representarlas esquemáticamente, usando unos guiones para simbolizar los enlaces de unos átomos con otros, indicando así la forma en que están dispuestos en la molécula.

- Este fue el primer paso, pero al descubrirse sustancias con los mismos átomos componentes pero diferentes propiedades químicas, se comprendió que esto podría deberse a que las moléculas son tridimensionales, y por tanto hay más posibilidades de orientación y organización. Una molécula puede contener exactamente los mismos átomos que otra, pero colocados de maneras diferentes en el espacio tridimensional, lo que explica la diferencia en las propiedades químicas.

- ¿A qué se debe que el carbono sea tan fundamental para la formación de las moléculas que componen la materia viva?. El átomo de carbono tiene cuatro electrones en su última capa, justo la mitad de ocho, que constituirían una capa completa; de modo que no tiene ni demasiados, ni demasiado pocos. Esto lo hace idóneo para formar largas cadenas, pudiendo ser así lo que podríamos llamar la "columna vertebral" de las grandes moléculas que forman la materia viva. Puede formar simultáneamente cuatro enlaces químicos; si tuviera menos electrones exteriores podría formar menos enlaces; si tuviera más, a su capa externa le faltaría muy poco para estar llena, y su tendencia sería a llenar los pocos "huecos" disponibles. Cuatro está en el término medio para otorgar al carbono una capacidad máxima de enlace con otros elementos, incluyendo la posibilidad de formar enlaces con otros átomos de carbono. Incluso los átomos también pueden enlazarse formando anillos además de cadenas, posibilidad ésta que fue sugerida por Kekulé, para explicar las propiedades del benceno (anillo de benceno). El silicio, que está más adelante en la tabla periódica también tiene cuatro electrones en la última capa, pero contiene más capas llenas entre el núcleo del átomo y la parte exterior; debido a eso la influencia del núcleo en los electrones exteriores es más débil y los enlaces que estos pueden formar no son tan fuertes como en el caso del carbono.

- La teoría cuántica aún podía hacer más por ayudar a comprender las propiedades químicas y la estructura de los compuestos. En la antigua teoría cuántica los diferentes niveles energéticos que se manifestaban en las diferentes líneas del espectro emitido por el átomo, se fueron explicando como consecuencia de la forma de las órbitas, que podían ser elípticas además de circulares. El electrón en una órbita elíptica tendría una energía distinta. Habiendo más formas disponibles se podía dar cuenta de las líneas adicionales que aparecían en los espectros. Ya vimos que la concepción más moderna de la teoría cuántica arrojó más luz sobre el asunto, explicando los posibles estados energéticos del electrón, como una consecuencia lógica del tipo de leyes matemáticas que imperan en el mundo subatómico, en las que hay que tener en cuenta el principio de incertidumbre y donde apareció el concepto de ondas de probabilidad. En 1931 Linus Pauling utilizó la teoría cuántica y consiguió explicar el enlace químico, haciendo incluso cálculos sobre la fuerza de los enlaces que concordaban con los resultados experimentales. Recordamos que aunque Heisenberg no utilizó el concepto de "órbita" del electrón en su teoría matricial (se interesó solo en los resultados numéricos y las reglas algebraicas que los relacionaban), Schrödinger desarrolló el concepto de De Broglie de órbitas ondulatorias, y después se descubrió la equivalencia matemática entre los dos esquemas. Podemos hablar de orbitales atómicos y usar sus posibles estructuras permitidas por las reglas cuánticas, para calcular la energía de los enlaces atómicos; Pauling descubrió que las reglas cuánticas permiten la existencia de las llamadas "resonancias", estados energéticos que son una especie de combinación híbrida de los estados separados, y pueden crear enlaces más fuertes, al reforzarse las "ondas" por "resonancia". Debido a que la teoría cuántica calcula probabilidades, los estados "en resonancia" deben aparecer en los cálculos y, como hemos dicho los resultados concuerdan con los valores que se derivan de los experimentos. Así la teoría cuántica permite entender el enlace atómico y es un valioso instrumento para determinar la estructura de las moléculas.

- Primero se fueron descifrando las estructuras moleculares de las sustancias orgánicas más simples y se fue avanzando y acometiendo el estudio de moléculas cada vez más complejas, como los polímeros, polipéptidos, enzimas, proteínas y ácidos nucleicos.

- Los métodos son muy variados; por un lado están las técnicas de análisis químico, los resultados de reacciones conocidas hace tiempo, la electrólisis (separación de sustancias por medio de la corriente eléctrica), el uso del centrifugado que separa los átomos de diferente peso, la cromatografíía (diferentes sustancias son separadas al reaccionar con un tipo de papel), la electroforesis, que consigue algo parecido… etc. Por otro lado están los conocimientos de teoría cuántica que permiten determinar la forma de los orbitales atómicos, y por tanto saber cómo se pueden enlazar unos átomos con otros. Además está el examen con rayos X: el estudio de la difracción de rayos X al atravesar los átomos de una molécula permite deducir como están organizados los átomos. La espectroscopia, cuya importancia en el estudio del átomo ya hemos considerado, también juega un papel importante, ya que también cada molécula emite su espectro característico. Los resultados de todos estos métodos permiten construir modelos tridimensionales de la estructura de las moléculas de las diversas sustancias. Actualmente se cuenta con aparatos que emplean un fenómeno conocido como resonancia magnética nuclear, muy útil para conocer la estructura interna de la materia.

- A partir de ahí, la biología molecular ha descubierto muchas cosas sobre los complejos organismos de los seres vivos. Un enigma que ha intrigado durante mucho tiempo, es el asunto de la diferenciación celular. ¿Cómo es posible que de una sola célula original se origine un organismo completo con tantas clases de células diferentes?. Cada célula tiene una estructura distinta, que la hace idónea para el papel que tiene que desempeñar en el organismo. Aunque las primeras células que se forman de la original, por un proceso de división denominado mitosis, son muy semejantes, a medida que el embrión crece las nuevas células van siendo diferentes y se van especializando; hoy se sabe que la producción de estructuras diferentes dentro de una célula, como proteínas y enzimas especializadas, se debe a que no todos los genes, o secuencias de ADN codificantes, están activas al mismo tiempo; en cada fase del desarrollo se activan solo aquellas secuencias que construyen las moléculas que se requieren en cada momento, y eso va afectando a la estructura de las células que se construyen en cada etapa y todo va ocurriendo en el orden correcto, como si obedeciera a un programa. A su vez parece que las células se reconocen entre ellas, por medio de sus membranas celulares, y eso puede dar lugar a que las del mismo tipo se coloquen juntas, y además lo hagan en los lugares adecuados con relación a otras, para formar órganos y sistemas. También parece haber evidencia de que las células se comunican entre ellas por medio de mensajeros químicos, de modo que todo el organismo funciona como una unidad de complejidad impresionante.

- El organismo emplea diversos medios para conseguir la activación selectiva de los genes. Por ejemplo, algunos genes se desactivan porque ciertas sustancias químicas se sitúan encima de ellos o en sus proximidades, porque su estructura química encaja en la secuencia de ADN como la llave en una cerradura; al situarse allí los bloquean o desactivan. En cambio hay diversas enzimas cuyo diseño las hace idóneas para cortar el ADN por determinadas secciones, funcionando como si fueran unas tijeras químicas. La secuencia de ADN que se requiere en esa fase es copiada por un complejo molecular específico que puede permanecer anclado mientras se efectúa el copiado, a otra secuencia próxima al gen llamada "promotor". A continuación el ARNm (ARN [ácido ribonucleico] mensajero) copia la secuencia y la lleva fuera del núcleo celular. Entonces otro tipo de ARN, el ARNt (ARN de transferencia), transporta aminoácidos a una estructura que se encuentra en el citoplasma, el ribosoma, donde los aminoácidos (de unas veinte clases distintas) se van ensamblando en el orden que dicta la secuencia de ADN seleccionada. El orden es fundamental porque es el que determina la molécula que se va a construir (como por ejemplo una determinada proteína), y con unos veinte aminoácidos diferentes el número de ordenaciones posibles es enorme, pudiendo originar toda la variedad de moléculas con funciones muy específicas que constituyen el organismo.

Aunque todo el proceso es muy complejo, y por eso todavía hace falta mucha investigación, no cabe duda de que el asunto es hoy mucho menos enigmático de lo que era hace años.

EL CUERPO HUMANO Y SU ASOMBROSA COORDINACIÓN

El cerebro está conectado por una red de nervios con el resto del organismo; hay terminaciones nerviosas que se insertan en los músculos. Otros nervios conectan el cerebro con los diferentes órganos de los sentidos. La extirpación o lesiones de determinadas áreas del cerebro, y también la estimulación eléctrica, han contribuido a determinar de manera general qué áreas del cerebro se encargan de cada función. Actualmente las técnicas más avanzadas de neuroimagen, permiten una observación directa de las partes que se activan al realizar diferentes funciones. Se ha comprobado que hay funciones localizadas en ciertas zonas, pero también parece cierta la idea holística de que hay cooperación a gran escala de todo el cerebro.

La electricidad atmosférica provocaba movimientos en las ancas de rana, en los experimentos de Galvani, cuando éste estudiaba los fenómenos eléctricos; hoy se sabe que el impulso nervioso que se transmite de neurona a neurona es de naturaleza electroquímica. El cerebro es, por decirlo así, el centro de control del organismo. Las neuronas (células del sistema nervioso) se comunican enviándose impulsos electroquímicos. El cerebro contiene unos 100.000 millones de neuronas, que pueden establecer unos 100 billones de conexiones. Es un órgano sumamente activo, que consume un 20 % de la energía del cuerpo. La forma de las neuronas fue descubierta por Ramón y Cajal, observándolas al microscopio, y aplicando un tinte celular que se había desarrollado recientemente. Las neuronas tienen un conjunto de ramificaciones, llamadas dendritas, que reciben el impulso nervioso de otras neuronas, y una ramificación más larga, llamada axón, por el que transmiten el impulso nervioso. Entre las neuronas, hay un continuo relampagueo electroquímico que viaja a unos 300 km por hora. La separación entre las terminaciones de una neurona y otra es de unas dos millonésimas de cm, y se llama sinapsis. Algunas neuronas forman hasta 100.000 sinapsis con sus vecinas. Cuando la señal eléctrica llega al extremo de una neurona provoca que se viertan en la sinapsis unas sustancias químicas llamadas neurotransmisores. Si un número suficiente de neurotransmisores se unen a los receptores adecuados de la neurona contigua, esta capta la señal.

En los pliegues de las neuronas se ocultan otro tipo de células llamadas glías. Hay unas diez por neurona y sirven para formar una especie de armazón inteligente (su nombre se deriva de la palabra para "pegar"). Sin embargo, su función no debe ser solo la de formar un soporte celular, pues de hecho también se envían impulsos entre sí. Cada día se pierden entre 30.000 y 50.000 neuronas. Por tanto a los 65 años, una persona habrá perdido la décima parte de las neuronas que tenía en su juventud adulta. Los comportamientos controlados por las neuronas que se pierden deberían resentirse, a no ser que haya otras neuronas que se sigan encargando de ellos. Con los años se reduce también la cantidad de neurotransmisores en las neuronas que controlan el movimiento y el sueño. En las regiones asociadas a la enfermedad de Parkinson desaparecen las moléculas receptoras de los neurotransmisores; algunas vías de neurotransmisor, como la colinérgica, también se debilitan y se pierde memoria. Sin embargo muchas personas conservan bastante bien sus facultades, incluso a edad avanzada. Las conexiones neuronales no son inmutables. A algunas neuronas les salen nuevos axones o dendritas más largas cuando dejan de funcionar bien las de sus vecinas. Hay investigadores que piensan que en realidad puede que haya un aumento en la densidad de sinapsis con el paso de los años, pues las neuronas pueden cambiar sus asociaciones sinápticas por otras sanas. Podría existir una capacidad de adaptación o "plasticidad neuronal". Por otro lado hay casos muy curiosos, como el de niños con retraso mental que sin embargo tienen una capacidad extraordinaria para el cálculo rápido u otras actividades mentales complejas. Aunque no se sabe la explicación, esto podría indicar que el deterioro de alguna región cerebral tal vez origine una mayor actividad en otras neuronas. El tallo cerebral es la parte de la médula espinal que entra por abajo en el cerebro; controla la respiración y los latidos del corazón. Contiene también el sistema activador reticular que regula el dormir y el despertar, así como el locus coeruleus, un grupo oblongo de células que están conectadas con áreas mucho más arriba en el cerebro, y que dispara una rápida señal que alerta a los centros superiores siempre que algo nos alarma o excita. Puede que tenga que ver con nuestro despertar, al interaccionar con determinados neurotransmisores para producir la vigilia. Aunque el tallo cerebral pierde pocas neuronas con la edad, a partir de los 65 años el 45 % de las células del locus mueren; no se sabe con certeza, pero eso podría estar relacionado con la pérdida del sueño en la edad avanzada. Un poco más arriba y hacia un lado se encuentra el cerebelo; en él están las fibras de Purkinje, que son de las estructuras más complejas del cerebro, pues una sola de ellas puede comunicarse simultáneamente con otras docenas de miles y con los centros superiores del cerebro. Mediante ellas el cerebelo procesa la información de los músculos, las articulaciones y los tendones y coordina nuestros movimientos. Tal vez el cerebelo limite algunas funciones mientras se realizan otras. Por encima del cerebelo se encuentra el diencéfalo, la capa más interna del cerebro, dominada por el hipotálamo. El tamaño del hipotálamo es aproximadamente como el de la uña del dedo pulgar, pero sus funciones son muchas e importantes.

Regula la presión sanguínea y la temperatura del cuerpo y controla el apetito. También tiene que ver con las emociones; si se estimula desde afuera se originan sentimientos como miedo o cólera; se comunica constantemente con la hipófisis, que es la glándula que regula las hormonas, y con otro órgano diminuto, la glándula pineal, que contiene una especie de reloj interno que es sensible a la luz. Justo encima está el tálamo, que recibe y controla las señales procedentes de los sentidos. Cuando recibe, por ejemplo, las señales procedentes de los ojos las distribuye hacia las áreas del cerebro que se encargan de procesarlas. De igual manera controla la facultad auditiva, el olfato y los sentidos en general, de modo que es por medio de él que el cerebro interacciona con el mundo exterior. Más arriba encontramos el sistema límbico, que también tiene mucho que ver con las emociones así como con la capacidad de aprender. Si se aplica un electrodo del grosor de una aguja a determinada área del sistema límbico de un animal mostrará cólera, pero si se aplica en otra área mostrará alegría, y en otra miedo. También se ha hecho a veces con seres humanos y los resultados han sido semejantes. El sistema límbico está asociado al hipocampo (o caballito de mar). Este órgano ha sido relacionado con la capacidad de transferir recuerdos desde la memoria a corto plazo a la memoria a largo plazo; puede que haya un vínculo neuronal entre las emociones y los recuerdos. Y ya rodeando el sistema límbico está la "gigantesca" estructura del cerebro propiamente dicho, que está dividido en dos hemisferios, cada uno dividido a su vez en regiones específicas. Está cubierto por una envoltura, el córtex, que solo tiene un espesor de unas 2 décimas de mm, pero contiene casi el 70 % de las neuronas del sistema nervioso central.

Si lo desplegáramos abarcaría una superficie de unos 14 dm2. Aunque parece uniforme, al microscopio se asemeja a una maraña de espinos, con regiones increíblemente especializadas. El córtex parece ser la parte del cerebro que nos hace más específicamente humanos y nos diferencia de los animales, nos permite realizar actividades artísticas, preocuparnos por el origen de la vida y cosas así. Las áreas visuales están en el córtex occipital, las auditivas en el lóbulo temporal, y las motrices en el córtex frontal; el córtex prefrontal está asociado a varios tipos de memoria. A lo largo de la vida se pierden aproximadamente un 25 % de las fibras de Purkinje del cerebelo, lo que debe afectar a la capacidad para ejecutar movimientos precisos y en sucesión rápida. En cambio el diencéfalo, que está solo a millonésimas de cm, no resulta tan afectado por la edad, y no se sabe por qué. A los 30 años empiezan a morir varias regiones del hipocampo, y en la vejez se habrán perdido un 30 % de sus neuronas, lo que tal vez se relacione con la pérdida de memoria y la capacidad de aprender. Vamos a considerar ahora como controla el sistema nervioso las actividades motrices del cuerpo, tanto las voluntarias, que nos permiten realizar cosas que deseamos o necesitamos, como las involuntarias, que son esenciales para el funcionamiento correcto del organismo.

LOS MÚSCULOS

Hay varias clases de tejido muscular; el tejido muscular liso se encuentra en los órganos que se ocupan de los procesos vasculares, gastrointestinales y reproductivos; se encuentra, por ejemplo, en las paredes internas del estómago, el útero, los vasos sanguíneos y los intestinos.

El tejido muscular cardiaco (del corazón), comparte con el tejido muscular liso mencionado, la capacidad de control involuntario, es decir, funcionan sin que intervenga nuestra voluntad consciente, gracias a la interacción de un conjunto especializado de nervios. El tejido muscular esquelético, en cambio, forma los músculos que se encargan de los movimientos voluntarios. Está conectado a los huesos mediante ligamentos y tendones (los movimientos reflejos se deben a nervios que salen de un músculo y dan la vuelta y retornan a él). Los músculos están formados por células cilíndricas (miofibras), que tienen muchos núcleos en su citoplasma, y que varían en tamaño: las hay tan pequeñas que cabrían cientos de ellas en la cabeza de un alfiler, pero otras son enormes a escala celular pues miden casi treinta cm. Los músculos se contraen cuando reciben el impulso electroquímico adecuado de los nervios que se insertan en ellos. Las proteínas contráctiles que contienen, invierten su polaridad al recibir el impulso eléctrico, y se colocan en fila para ejercer su fuerza en conjunto y producir la contracción. La energía necesaria para realizar esta función se genera en las mitocondrias de las células al reaccionar los nutrientes del alimento con el oxígeno que obtenemos al respirar. Las moléculas deben pasar más allá unas de otras, de modo que realizan un trabajo, y necesitan por tanto la energía que se genera en esas estructuras del interior de las células. Hay músculos de sacudida rápida, que ejercen fuerza, y otros de sacudida lenta que desempeñan diversas funciones. Con el paso de los años las miofibras van muriendo y son sustituidas por tejido conectivo y después por grasa.

Como se pierden proteínas contráctiles disminuye la capacidad de ejercer fuerza.

LOS HUESOS Y LAS ARTICULACIONES

En la edad avanzada, la creación y destrucción de hueso ya no están tan bien compensadas como en la juventud y aumenta la desmineralización, de modo que los huesos se hacen más frágiles. Las células encargadas de hacer cierto tipo de cartílago van dejandode funcionar y por tanto la flexibilidad disminuye. La nutrición sanguínea también es peor, y las mitocondrias no generan suficiente energía; las células y los tejidos mueren, y hay moléculas que al detectar inactividad van destruyendo el tejido muscular, que por tanto se convierte en tejido conectivo y grasa. De modo que el sistema nervioso contrae o relaja los músculos para controlar así los movimientos; los músculos están conectados a los huesos, que por su dureza y resistencia constituyen el armazón del cuerpo. El tejido óseo se regenera continuamente. Hay unas células llamadas osteoclastos que demuelen, pero otras llamadas osteoblastos, que depositan sales de calcio, reconstruyen el tejido, de manera que los huesos se regeneran cada siete años. Se componen de un 45 % de minerales (sobre todo calcio), un 30 % de tejido blando (células y vasos sanguineos), y un 25 % de agua. Pueden ser largos y compactos (como los de los muslos y los brazos), cortos y esponjosos (por ejemplo, los de las muñecas y los tobillos), y planos (como en el cráneo y las costillas, con material esponjoso entre ellos); algunos también tienen curiosas formas irregulares, tanto esponjosos como compactos.

Las articulaciones son las regiones donde unos huesos se encuentran con otros. Las llamadas "diartrósicas" se mueven libremente como en las rodillas y los hombros; además están las anfiartrósicas, que solo se mueven un poco, por ejemplo en los discos que hay entre los huesos de la columna vertebral; las sinartrósicas no se mueven (por ejemplo en el cráneo las placas están unidas por un tejido conectivo que no se mueve). El tejido de las articulaciones forma ligamentos, tendones y cartílago;

además hay células que segregan un fluido en algunas áreas entre los huesos, el líquido senovial. Los ligamentos son fibras cilíndricas que conectan un hueso con otro. El tejido conectivo que los forma consiste en células que crean un relleno extracelular con proteínas de colágeno y elastina. Los tendones son cuerdas de tejido conectivo que unen el hueso a un músculo. Están hechos de colágeno y elastina. Algunos, como los de la muñeca y el tobillo están rodeados por un tejido conectivo fibroso muy robusto, o vainas tendinosas; entre tendón y vaina hay líquido senovial y gracias a esto pueden deslizarse con facilidad, y la vaina impide que se salgan del sitio. En la mayoría de los huesos de las articulaciones móviles hay una sustancia, el cartílago articular, que recubre los extremos de los huesos para reducir la fricción y erosión; hay células que lo segregan continuamente creando capas nuevas a medida que se desgastan las viejas. Los huesos pueden soportar presiones de hasta 1700 kg por cm2, cuatro veces más que el hormigón. Su fuerza y flexibilidad maravillan a los ingenieros. Con los años disminuye la regeneración de colágeno y elastina y por tanto disminuye la eficiencia de ligamentos, tendones y cartílago articular. También se reduce la regeneración ósea, pues se destruye más de lo que se construye. La osteoporosis afecta más a las mujeres, quizá por la pérdida de estrógenos.

EL APARATO DIGESTIVO

Como ya hemos comentado la energía necesaria para que el cuerpo desarrolle todas sus funciones proviene de unas diminutas estructuras que se encuentran en el interior de las células: las mitocondrias; en ellas se combinan los nutrientes del alimento con oxígeno y se produce una reacción química que genera energía. Pero, ¿cómo llegan los nutrientes y el oxígeno a las mitocondrias?. Los alimentos que tomamos están formados por diversas estructuras químicas, como hidratos de carbono (o carbohidratos) y grasas, y otras sustancias. Los carbohidratos y grasas de un pastel, por ejemplo, se trituran en la boca y se mezclan con la saliva, para formar una pasta; es la primera fase de la digestión química; la saliva contiene moléculas que protegen la boca de las infecciones bacterianas, y lubrica, disuelve y arrastra las partículas de comida, facilitando también que el sabor llegue a las papilas gustativas. A continuación la comida ya triturada y lubricada pasa de la boca al estómago a través del esófago. En el esófago hay unos músculos reflejos que ayudan a que pase la comida a su través en dirección al estómago. Este proceso se denomina peristaltismo, y gracias a él la comida puede avanzar incluso estando tumbados. Entra en el estómago por el esfínter esofágico, un estrechamiento que deja pasar el alimento y entonces se cierra evitando así que los ácidos del estómago salgan; cuando no funciona bien parte de ellos llega a la garganta y sufrimos acidez. El jugo gástrico es una mezcla de proteínas, hormonas, mucosidad y ácidos fuertes. La mezcla se remueve en el estómago hasta que la pasta recibida del esófago se convierte en una papilla fluida llamada quimo, que ya puede pasar al intestino. El interior del intestino delgado contiene numerosos cilios que ejecutan un movimiento de vaivén. De esta manera hay una amplia superficie que está en contacto con el quimo el tiempo necesario para ir absorbiendo los nutrientes a medida que este avanza. Simultáneamente otros órganos, como el páncreas y el hígado, segregan sustancias que realizan otras funciones útiles. La bilis amarilla del hígado emulsiona la grasa y además activa unas moléculas del mismo intestino que devoran grasa. Así se forman unas moléculas que, por su tamaño, pueden ser absorbidas con facilidad. La bilis que no se usa se almacena en la vesícula biliar. El páncreas derrama una sustancia que contiene bicarbonato sódico y neutraliza los ácidos que han llegado del estómago, y también una mezcla de moléculas que rompen los azúcares y las proteínas, y también las grasas, ayudando a la bilis. Así todas las moléculas importantes son extraídas del alimento. Las células de las vellosidades internas del intestino son sustituidas cada tres, cuatro o cinco días, aún en la vejez. Al envejecer, las glándulas parótidas segregan menos saliva, por lo que se tiene menos protección de infección bucal y se pierde sentido del gusto, y la sequedad dificulta el habla y la masticación. Con los años, aunque en general el aparato digestivo sigue funcionando bien, los músculos que se encargan de remover, pierden algo de eficacia y disminuye la cantidad de componentes del ácido gástrico y de las moléculas de pepsina, que se usa para descomponer las proteínas. Como consecuencia la digestión puede ser algo más difícil. Se pierde la capacidad de absorber algunas moléculas del quimo, como por ejemplo el calcio; tal vez esto se deba a la ausencia de vitamina D, la sustancia que extrae el calcio. Quizá la pérdida del llamado "factor intrínseco" que segrega normalmente el estómago, impide que se absorba del quimo vitamina B12, que es importante para producir energía, así como para formar las células rojas de la sangre y ciertos neurotransmisores.

EL APARATO RESPIRATORIO

Por otra parte el oxígeno entra en el cuerpo gracias al aparato respiratorio. Por debajo de los pulmones hay un músculo llamado diafragma que se expande creando un vacío; otros músculos intervienen también; automáticamente el aire que nos rodea tiende a llenar ese vacío y así se introduce en nuestro cuerpo. El diafragma vuelve a su posición original gracias al retroceso elástico, y así vuelve a empezar el ciclo. El aire entra por la tráquea y llega por unas ramificaciones, los bronquios y los bronquiolos, a los alvéolos pulmonares, que son como unas bolsas de membrana fina que contienen muchos capilares, en los que tiene lugar continuamente el intercambio de gases. Actúan como si fueran unas puertas giratorias, que permiten la entrada de oxígeno mientras expulsan el dióxido de carbono o anhídrido carbónico. Si se extendiera el conjunto de ramificaciones que hay en los pulmones tendría el tamaño de una pista de tenis. Así se dispone de una gran superficie para recibir oxígeno. La pérdida de colágeno y elastina afecta al retroceso elástico y también se pierden con la edad alvéolos por lo que la capacidad de oxigenar se resiente. Ya tenemos nutrientes digeridos y oxígeno en el interior del cuerpo; ¿cómo se consigue que lleguen ahora a cada célula del organismo?. El encargado de esto es el aparato circulatorio.

EL APARATO CIRCULATORIO

En el interior del corazón hay cuatro cavidades, dos aurículas arriba y dos ventrículos debajo. En las cavidades izquierdas entra y sale la sangre desoxigenada y en las derechas la oxigenada. Contienen válvulas para conducir la sangre en una sola dirección. En la superficie del corazón un conjunto complejo de nervios se encargan de que este continúe latiendo. La aorta es la arteria que conecta el corazón con todo el resto del sistema de arterias, arteriolas y capilares. La sangre sale por la aorta con oxígeno para distribuirlo por todo el cuerpo. El hueco interior de las arterias se llama lumen y está revestido por tres capas: la túnica íntima, la túnica media y la túnica adventicia, hecha principalmente de colágeno y elastina, las mismas proteínas que hay en la piel. Eso las hace elásticas para que se puedan dilatar o ensanchar y después volver a su posición. Las venas son el conjunto de vasos que llevan de vuelta a los pulmones la sangre ya desoxigenada y los desechos (dióxido de carbono) del proceso de producción de energía celular. Tienen las mismas capas de tejido pero su elasticidad es menor que la de las arterias y no son tan fuertes, ya que cuando la sangre llega a las venas ha perdido gran parte de su presión. Las venas tienen en su interior unas válvulas que impiden que la sangre retroceda hacia abajo en camino inverso; cuando funcionan mal se originan las varices. Fue en el siglo XVII cuando William Harvey midió la sangre que manaba de su corazón en una hora y descubrió que equivalía a tres veces el peso de su cuerpo. Era evidente que para triplicar el peso de su cuerpo debía estar midiendo repetidas veces la misma sangre; así descubrió que la misma sangre se reciclaba en un circuito cerrado.

La eficacia del sistema circulatorio se calibra midiendo lo que se llama el "gasto cardiaco", que se obtiene multiplicando el volumen sistólico, que es la cantidad de sangre impulsada por el ventrículo izquierdo y la aorta hacia el cuerpo, por el pulso, que es el número de latidos por unidad de tiempo (gasto cardiaco = volumen X pulso). Cuando envejecemos crece la pared del ventrículo y pierde elasticidad; como consecuencia disminuye el volumen sistólico y por tanto el gasto cardiaco, de modo que los tejidos reciben menos oxígeno; además las arterias se vuelven más rígidas y sus tejidos más gruesos, por cambios en el colágeno y los depósitos de calcio. En su interior disminuye el diámetro por la acumulación de moléculas de colesterol, triglicéridos y lipoproteínas, y ofrecen más resistencia al paso de la sangre. El corazón humano tiene el tamaño aproximado de un puño cerrado, pero la ballena azul, el mayor animal de la Tierra tiene un corazón de media tonelada.

SISTEMA NERVIOSO Y ORGANISMO

Para ejecutar todas sus funciones las células y las diferentes partes del organismo necesitan energía y materiales, para funcionar y para construir estructuras y renovarse; todo esto se obtiene por medio del aparato digestivo, el aparato respiratorio y el aparato circulatorio; el aparato digestivo descompone el alimento que tomamos, para prepararlo para que pueda ser llevado a cada célula; el aparato respiratorio introduce oxígeno en el cuerpo, al mismo tiempo que expulsa el anhídrido carbónico que se genera en las reacciones químicas que se realizan en el cuerpo; el aparato circulatorio transporta tanto los nutrientes como el oxígeno a cada célula; además, junto con el sistema linfático, en él se encuentran estructuras y células encargadas de eliminar sustancias y organismos ajenos al cuerpo, que podrían estorbar su comportamiento y funcionamiento adecuados, causando enfermedades, formando el sistema inmunitario o sistema inmune; los alimentos entran por nuestra boca donde se empieza a efectuar ya su transformación; son triturados por los dientes y muelas, y las glándulas salivares vierten sustancias que empiezan a descomponerlos, formando un bolo alimenticio que pasa por la faringe al tubo del esófago, que los transporta directamente al estómago; el interior del tubo esofágico contiene unas estructuras musculares que con sus movimientos ayudan a que los alimentos ingeridos lleguen al estómago, en un proceso llamado peristaltismo, haciendo posible que lleguen incluso si estamos tumbados; el hígado produce bilis que se almacena en la vesícula biliar; es una sustancia ácida con la potencia química necesaria para descomponer los alimentos; el páncreas produce otras sustancias que también tienen el mismo propósito; en el estómago se preparan de esta manera los nutrientes ingeridos para dejarlos en un estado en el que pueden pasar a los intestinos; los intestinos están muy replegados, de forma que todo el recorrido desde la boca hasta el lugar donde las sustancias desechadas se expulsan, es de unos 11 metros de largo; en el intestino grueso y después en el delgado, cuyas diversas partes reciben nombres distintos como duodeno, yeyuno, íleon y finalmente el recto, los alimentos son sometidos a un movimiento de vaivén por unas vellosidades que abundan en el interior de los tubos intestinales, de modo que así se van absorbiendo todos los nutrientes, y las sustancias no utilizables o de desecho se expulsan finalmente al exterior; los nutrientes pueden entrar por las paredes permeables o semipermeables de los vasos del aparato circulatorio; debajo de los pulmones hay un estructura muscular, el diafragma, que retrocede creando un vacío, y esto provoca que el aire del exterior entre por la nariz y por las fosas nasales y a través de la tráquea llegue a los pulmones; estos contienen numerosas ramificaciones con una especie de receptáculos o bolsas para recoger el aire, los bronquios y los bronquiolos; los alvéolos pulmonares son como unas puertas giratorias que dirigen el oxígeno hacia el interior y el anhídrido carbónico hacia el exterior; el oxígeno también llega a los vasos del aparato circulatorio, y tanto los nutrientes como el oxígeno son llevados por el torrente sanguíneo hasta los vasos más pequeños, los capilares, y finalmente llegarán a las células de todos los tejidos; para ello el corazón bombea continuamente para que la sangre circule, en unos movimientos rítmicos llamados sístole y diástole, originados por impulsos nerviosos controlados por el cerebro y el sistema nervioso; en las células se utilizan los materiales de los nutrientes, tanto para construir estructuras moleculares necesarias, como para obtener energía por medio de reacciones químicas con el oxígeno, que son auténticas combustiones, aunque a un nivel muy pequeño, pero que generan la energía necesaria; las reacciones que se producen pueden aprovechar la energía de los enlaces químicos de los reactivos que al descomponerse resultando en otros productos, liberaran una parte de su energía, para mover los componentes celulares para que realicen sus funciones; los productos de desecho son recogidos y transportados por las venas para su expulsión o eliminación; el sistema nervioso controla y regula todos los procesos internos del organismo; cuando se requieren movimientos determinados puede enviar impulsos eléctricos a través de los nervios; estos tendrán un efecto en las proteínas contráctiles de los tejidos musculares, cambiando su polaridad de modo que se acercarán por atracción eléctrica causando la contracción del músculo, o el proceso inverso si se requiere relajación del músculo; el esqueleto forma una estructura rígida que sirve de soporte al cuerpo, conteniendo sus células una alta proporción de los minerales necesarios, como el calcio; además en su interior, en la médula ósea, se generan nuevos componentes sanguíneos para renovación; los glóbulos rojos tienen la estructura adecuada para que se adhieran a ellos los átomos de oxígeno para llevarlos a las células; también hay una regeneración continúa de tejido óseo; hay unas células, osteoclastos y osteoblastos, que producen nuevo material óseo y eliminan el antiguo; los aparatos reproductivos, femenino y masculino, generan por meiósis, un tipo de división celular distinta a la mitosis, que garantiza que contengan la mitad de cromosomas, las células reproductivas, para que al unirse y formar el zigoto que será el origen del embrión, este tenga la cantidad correcta de cromosomas, aportando la mitad cada progenitor; además en la meiósis hay una recombinación del ADN, de forma que cada cromosoma en la descendencia tendrá una mezcla de material genético de ambos progenitores. Durante el desarrollo del embrión muchas células se autoeliminan pasado un tiempo; el proceso se llama "apoptosis" (de una palabra griega que aludía a la caída otoñal de las hojas); esto parece indicar que desempeñan un papel determinado en una fase del desarrollo, y una vez que lo han cumplido, parecen estar programadas para eliminarse; la apoptosis ocurre también en el organismo adulto, cuando las células no reciben los "factores de crecimiento" adecuados, y quizá esto asegure que las células especializadas se coloquen en el lugar correcto, de modo que si no lo están desaparezcan.

Seguiremos ahora profundizando en el tema de este libro, por medio de considerar "La Relatividad General" más ampliamente; ya hemos hablado de su historia y sus conceptos, pero ahora trataremos de las matemáticas que se utilizan en ella, y por qué es necesario hacerlo así, pero antes repasaremos una "Introducción general a las matemáticas", relativamente breve, escrita con la intención de ayudar a entender conceptos fundamentales, y esperando que resulte sencilla y asequible para todos, como preparación para lo que trataremos después.

Para los que empiezan

MATEMÁTICAS SIN FÓRMULAS

Calculando áreas y volúmenes

Quizá la figura geométrica más sencilla (aparte de una simple línea), sea el cuadrado; el cuadrado es la figura limitada por cuatro lados de igual longitud, y formando cada lado un ángulo recto con los lados que se unen a sus extremos; es fácil comprender que para obtener el valor de su superficie o área, basta con multiplicar "largo por ancho", y como en el cuadrado el largo y el ancho son iguales, basta con multiplicar "lado por lado", o como se suele decir "lado al cuadrado".

A continuación está el rectángulo, también de cuatro lados colocados en ángulos rectos, pero no de igual longitud; tiene dos lados largos de igual longitud, paralelos entre sí, unidos por dos lados más cortos, también paralelos entre sí; en este caso si llamamos a los lados largos "base" y a los cortos "altura" (o a la inversa), la multiplicación de "largo por ancho" será multiplicar "base por altura", y así se calcula el valor de su área.

Un rectángulo (y también un cuadrado), se puede dividir en dos triángulos iguales, simplemente trazando una línea recta desde uno de sus vértices (el punto donde se unen dos lados) de arriba, hasta el vértice que está en el lado opuesto y abajo. Como obtenemos así dos triángulos iguales, partiendo o dividiendo en dos el rectángulo: (de área: "base por altura"), el área del triángulo es "base por altura partido por dos".

Los dos triángulos así obtenidos son triángulos rectángulos, ya que uno de sus ángulos es recto, porque los hemos obtenido partiendo en dos un rectángulo, pero la misma fórmula es válida para todos los triángulos, aunque no tengan ángulo recto, porque si nos dan cualquier triángulo, podemos dibujar un triángulo igual pero invertido, y si los unimos los dos, obtenemos un paralelogramo, que es como un rectángulo, con la única diferencia de que sus ángulos no son rectos, y su área es también "base por altura"; o a la inversa: si nos dan un paralelogramo podemos partirlo en dos como hicimos con el rectángulo, y obtenemos dos triángulos iguales; de modo que: confirmado, el área de cualquier triángulo siempre es "base por altura partido por dos".

Hay figuras con más de tres ángulos, y más de cuatro; a todos se les llama de manera general polígonos (muchos ángulos), y de manera individual se les nombra según el número de ángulos, que se corresponde con el número de lados; si tiene cinco lados iguales: "pentágono", si tiene seis: "hexágono", y así sucesivamente; para calcular su área se hace algo parecido a lo que hicimos en el caso del triángulo; resulta que un pentágono se puede dividir en cinco triángulos iguales, un hexágono en seis, un heptágono en siete, y así se puede hacer con todos los polígonos; imagina un pentágono: desde su punto central trazamos cinco líneas rectas, una a cada uno de sus vértices, y obtenemos cinco triángulos iguales; como ya sabemos que el área del triángulo es "base por altura partido por dos", el área del pentágono será esa cantidad multiplicada por cinco; como los cinco lados del pentágono son iguales, resulta más sencillo multiplicar por cinco el valor de un lado; obtenemos así el valor de la suma de sus cinco lados o "perímetro", y como los cinco triángulos en que lo hemos dividido son también iguales y tienen la misma altura, se multiplica esa altura por el perímetro y se divide por dos; a la altura de los triángulos se le llama en este caso "apotema"; de modo que el área del polígono es "perímetro por apotema partido por dos".

Llegamos finalmente al área del círculo; para calcular su área se sigue una estrategia parecida a la que hemos seguido hasta ahora; si dentro del círculo inscribimos un polígono, el perímetro del polígono tendrá un valor aproximado al de la longitud de la circunferencia que limita al círculo, y el área del polígono se aproximará al valor del área del círculo; cuantos más lados tenga el polígono, estos tendrán que ser más cortos, para que el polígono quepa dentro del círculo; podemos considerar el círculo como un "polígono" de muchísimos lados, tan pequeños casi como "puntos"; su "perímetro" valdrá prácticamente igual que la longitud de la circunferencia que le limita, y su "apotema" será igual al radio del círculo (que es también el radio de su circunferencia correspondiente).

Se sabe desde la antigüedad que el valor aproximado de la longitud de una circunferencia es seis veces la longitud de su radio (o tres veces su diámetro, que es el doble del radio), porque se comprobó por experiencia directa que si se inscribe en el interior de ella un hexágono, la longitud del lado del hexágono es igual al valor del radio; de modo que la longitud aproximada de la circunferencia es "seis multiplicado por el radio", o "dos por tres, por el radio"; por supuesto el "tres" que se usa aquí solo nos da un valor aproximado, pero podemos aproximarnos más inscribiendo polígonos con más lados que el hexágono; al hacerlo la fórmula será la misma, pero en vez de tres, habrá que multiplicar "dos por el radio, por un número algo mayor que tres, es decir, por (3,1415…….?); como no hay límite, en teoría, al número de lados del polígono que se puede inscribir, y cuantos más tenga habrá que añadir más cifras decimales a partir de la coma que sigue al 3, se sabe que la cantidad de estos decimales es infinita; se han calculado ya miles de ellos, pero hasta ahora, para fines prácticos

usando solo unos pocos de los primeros que van a continuación de la coma, se obtiene un valor para la longitud de la circunferencia que es una buena aproximación. Aunque no conocemos todos los decimales, pues son infinitos, podemos "hacer como si los conociéramos", eligiendo un símbolo al que asignamos el significado del "valor verdadero"; se ha elegido la letra griega π, que es la primera letra de la palabra griega para "perímetro".

Pero merece la pena pararse un momento a pensar en esto; las circunferencias que trazamos sobre el papel son realmente "polígonos" de muchos lados, pero no una "circunferencia matemática" perfecta; podemos concebir en nuestra mente, al parecer con mucha facilidad, lo que es una circunferencia: una línea cuyos puntos están todos a la misma distancia de un punto, que es el centro de la circunferencia; y sin embargo no podemos trazar una "circunferencia matemática" perfecta, ni calcular el valor "exacto" de la longitud de la circunferencia, porque necesitaríamos las infinitas cifras decimales de π.

Este es uno de esos aspectos misteriosos e intrigantes de las matemáticas, que da mucho que pensar, y que, como vemos, tiene que ver con el concepto de "infinito", y con el enigma de la mente humana, que puede concebir con facilidad cosas que no ha percibido directamente, y sugiere algún tipo de profunda conexión, que aún es objeto de investigación, entre la mente humana y el Universo del que ha surgido, un Universo que se ha mostrado profundamente arraigado en las "matemáticas".

Volviendo a la fórmula del área del círculo, ahora es fácil comprender que es una fórmula equivalente a la que se usa para calcular el área de un polígono: "perímetro por apotema partido por dos"; en el caso del círculo, el "perímetro" es la longitud de la circunferencia que le limita, y la "apotema" es el radio; como la longitud de la circunferencia es "dos por π, por el radio", esto es el perímetro; multiplicándolo por la "apotema" que es el radio, y dividiendo por dos, se obtiene como fórmula del área del círculo: "π por el radio, por el radio", o lo que es lo mismo "π por el (radio elevado al cuadrado)".

Las fórmulas para los volúmenes se obtienen con métodos similares, pero añadiendo una dimensión más; en general, para obtener el valor de un volumen, hay que multiplicar "largo por ancho por alto".

El cubo se puede considerar el "correspondiente" tridimensional del cuadrado, y la fórmula para su volumen es "lado por lado por lado", o "lado al cubo"; de igual manera, y extendiendo la analogía entre el cuadrado y el cubo, otros poliedros se podrían relacionar con el rectángulo y demás polígonos; añadiendo una dimensión más y con estrategias semejantes a las que ya hemos considerado se obtienen las fórmulas necesarias.

¿Qué es una ecuación?

La palabra "ecuación" se deriva de la palabra latina para "igual"; es casi como si dijéramos "igualación"; y de hecho el significado básico y general de la relación que se representa con una ecuación, es la relación de igualdad entre dos expresiones matemáticas, normalmente de apariencia distinta, pero que si hiciéramos los cálculos indicados para obtener el valor numérico de cada una, obtendríamos el mismo valor para ambas; para representar esa relación se ha elegido un símbolo que son dos rayitas paralelas "iguales" : = ; ese símbolo se coloca entre las dos expresiones para indicar que los valores numéricos de las dos son iguales.

A la expresión que se coloca a la izquierda del símbolo (el signo "igual"), se le llama "el primer miembro de la ecuación", y a la expresión colocada a la derecha, "segundo miembro de la ecuación" .

Cuando se trabaja con ecuaciones, dependiendo de lo que se necesite obtener, se hacen cambios en las expresiones colocadas a cada lado del signo "igual", o se pasan términos de un lado a otro, pero hay que respetar ciertas reglas. Es fácil de entender si comparamos la ecuación con una balanza, una balanza de platillos; para que los dos platillos a cada lado de la balanza se mantengan en equilibrio y estén siempre a la misma altura, es necesario que las pesas que pongamos sobre uno de ellos, pesen lo mismo en todo momento, que las que coloquemos sobre el otro platillo, y así la igualdad entre los pesos totales a ambos lados se mantendrá, se mantendrá el equilibrio y el indicador de la balanza se mantendrá vertical y centrado, como cuando en los platillos de la balanza no hay nada. Si tenemos la balanza equilibrada y añadimos una pesa a uno de los platillos, éste se desplazará hacia abajo y el indicador señalará el valor de la pesa añadida; si queremos recuperar el equilibrio tendremos que colocar una pesa del mismo valor sobre el otro platillo; la pesa añadida en un lado se compensará con la añadida en el otro, y se recuperará la igualdad.

Eso ilustra la regla más fundamental que hay que respetar al trabajar con ecuaciones: todo cambio que hagamos en un miembro de la ecuación, tiene que ser compensado con un cambio equivalente en el otro miembro, para que la igualdad se mantenga.

Si el primer miembro lo multiplicamos por dos, tendremos que hacer lo mismo en el segundo; como el valor numérico de cada expresión es el mismo al comienzo, si duplicamos el valor en un lado, pero hacemos lo mismo en el otro, los valores han cambiado pero en la misma proporción, de modo que seguimos teniendo a cada lado dos valores iguales; sigue siendo una "ecuación" y podemos seguir dejando ahí, entre las dos nuevas expresiones, el signo "igual".

Pero supongamos que al comienzo tenemos en el lado derecho, en el primer miembro de la ecuación, un dos que está multiplicando a todo el resto de la expresión matemática de ese lado, y lo quitamos de ahí y lo pasamos al otro lado, dividiendo a toda la expresión matemática de ese lado, del segundo miembro de la ecuación; ¿se seguirá manteniendo la igualdad de valores entre los dos miembros?; la respuesta es: "sí"; veamos por qué.

Una forma alternativa de quitar, suprimir o cancelar ese número dos en el primer miembro, que multiplica a todo el resto de la expresión en ese lado, y por tanto duplica su valor, es colocar un dos dividiendo a toda la expresión del primer miembro; entonces el dos que está multiplicando se cancelará con el dos que está dividiendo, puesto que la multiplicación y la división son operaciones inversas; pero ahora recordemos el ejemplo de la balanza: para que el equilibrio se mantenga, es necesario que cualquier cambio que hagamos en un lado lo compensemos con un cambio equivalente en el otro; de modo que si hemos colocado un dos dividiendo en el primer miembro, tendremos que colocar también un dos dividiendo en el segundo miembro; en el primero el dos añadido que divide cancela el efecto del dos que multiplica (pues uno duplica el valor del resto de la expresión en ese lado; pero el que añadimos dividiendo lo reduce a la mitad); de modo que podemos tachar o borrar los dos "doses" del primer miembro de la ecuación, el que multiplica y el que divide, pues se cancelan mutuamente entre ellos; pero el dos que multiplica estaba ya ahí desde el comienzo, y el valor total de la expresión en el primer miembro era igual al valor total en el segundo; si quitamos ese dos, el valor queda reducido a la mitad; de modo que para que la igualdad se mantenga tendremos que dividir por dos la expresión en el segundo miembro, para reducir también su valor a la mitad. Pero eso es justamente lo que hemos conseguido en la primera operación realizada, cuando dijimos que el dos que estaba multiplicando en el primer miembro lo "pasamos" al segundo miembro dividiendo.

Desaparece del primer miembro (como si lo dividiéramos por dos), y pasa a dividir a toda la expresión del segundo miembro.

Esa es la regla básica que hay que seguir al operar con ecuaciones: podemos "pasar" términos de un lado al otro, haciendo la operación inversa: lo que está multiplicando en un lado pasa al otro dividiendo, lo que está sumando en un lado pasa al otro restando, y lo mismo para cualquier otra operación.

¿Y para que nos sirve pasar términos o factores de un lado a otro?; pues para averiguar valores de magnitudes que no conocemos, a partir de su relación con otras magnitudes cuyos valores sí conocemos.

Veamos un ejemplo sencillo; supongamos que tenemos un amigo aficionado a proponer adivinanzas matemáticas, que nos dice: ¿A ver si sabes calcular qué "número" multiplicado por siete, sumando al producto ocho, y dividiendo todo por dos, da como resultado "once"; si nos hubiera dicho: ¿qué número multiplicado por dos da "diez"?, lo hubiéramos hecho de memoria sin ningún esfuerzo, y hubiéramos contestado enseguida: "cinco", pero como lo ha complicado un poco nos obliga a sacar papel y lápiz (las reglas del juego no permiten usar la calculadora del teléfono móvil).

Al número desconocido le llamamos de momento "x"; es la "incógnita" de la ecuación que tenemos que plantear; no sabemos su valor, pero sabemos su relación con las cantidades conocidas que nuestro amigo nos ha dado, de modo que escribimos: "(siete multiplicado por x) mas ocho, y dividido todo por dos, es igual a once"; lo primero que hacemos es pasar el dos que divide, multiplicando al "segundo miembro de la ecuación", que es once, y como once por dos es veintidós, nos queda: "(siete multiplicado

por x, más ocho, es igual a veintidós)" ; a continuación pasamos el ocho, que va sumado al producto de "siete por x", al segundo miembro restando, y en el segundo miembro nos queda "veintidós menos ocho" que es "catorce"; así que la "ecuación" ahora es: "siete por x es igual a catorce"; finalmente, el "siete" que multiplica a la x, lo pasamos dividiendo al "catorce" que tenemos en el segundo miembro y ya tenemos el valor numérico de x: "catorce dividido entre siete, que es igual a dos"; comprobamos que efectivamente: "dos por siete" son "catorce", "catorce más ocho" es igual a "veintidós", y "veintidós dividido entre dos es igual a once", como nos pedía nuestro amigo; hemos hallado el número que cumple las condiciones que nos ha planteado.

En el estudio del mundo natural se descubren relaciones muy complejas, que conducen al planteamiento de ecuaciones y sistemas de ecuaciones relacionadas entre sí; cuando se conoce la forma de esas relaciones y se expresan en forma de ecuaciones, se pueden averiguar los valores de unas magnitudes a partir de su relación con los valores de otras magnitudes ya conocidos, que se han podido medir experimentalmente, o se han deducido de alguna manera.

Para resolver sistemas de ecuaciones grandes y complejas se han desarrollado métodos que son, por decirlo así, extensiones avanzadas del método que hemos ilustrado aquí, con un ejemplo sencillo.

La forma y estructura de las ecuaciones, permite entender mejor las estructuras que existen en la naturaleza, los procesos que acontecen en ella, y las leyes físicas que gobiernan esos procesos, pues las ecuaciones son una representación simbólica de tales estructuras, procesos y leyes.

¿Qué es una función?

Como vimos antes, para calcular el área de un cuadrado basta con multiplicar el valor de la longitud de un lado por sí mismo, ya que en el caso del cuadrado "largo" y "ancho" son iguales: LARGO x ANCHO = LADO x LADO.

Esto nos sirve para ilustrar el concepto general de función: en el caso del cuadrado el valor de su superficie depende, o está en función del valor de la longitud del lado.

A veces se dice que una "función" en matemáticas, es una regla que permite calcular el valor de una magnitud, a partir de los diferentes valores que pueda ir tomando otra magnitud u otras magnitudes con las que está relacionada y de las que depende.

O una "aplicación" que asigna a cada elemento de un conjunto un elemento de otro conjunto: Por ejemplo, en el caso del cuadrado, podemos pensar en el conjunto de todos los valores posibles que puede tomar el lado, y en otro conjunto que es el conjunto de todos los posibles valores que toma el área; cada elemento del primer conjunto (los lados) corresponderá a un elemento del segundo conjunto (las áreas); habrá por tanto una correspondencia biunívoca (uno a uno) entre los dos conjuntos. La dependencia funcional se puede representar en una gráfica: Podemos trazar dos ejes perpendiculares entre sí, uno horizontal y otro vertical, que se cortan en un punto al que llamamos origen; hacemos unas marcas equidistantes en cada uno de estos ejes y las numeramos, como una regla de medir longitudes. En el eje horizontal marcamos los valores que puede tomar una de las magnitudes de la "función", y entonces marcamos en el eje vertical el valor que toma la otra magnitud para cada valor de la primera; trazamos líneas perpendiculares desde cada punto del eje horizontal y del vertical, y unimos con una línea continua todos los puntos de intersección; esa línea es la gráfica de la función; nos muestra, en cada intervalo de posibles valores, si la magnitud representada en el eje vertical crece o decrece, y en qué proporción lo hace, al ir variando el valor de la magnitud representada en el eje horizontal.

 En el estudio del mundo natural, la dependencia funcional de unas magnitudes respecto a otras, puede tomar muchas formas, así que es fácil comprender que las gráficas que representan esos procesos podrían, en principio, ser de formas muy variadas, quizá infinitas.

Sin embargo, toda esa rica variedad, comparte rasgos en común, que permiten agrupar las funciones matemáticas que representan o modelan esos procesos, en clases muy generales. Por ejemplo en muchos procesos del mundo natural, se da lo que se llama un crecimiento (o a veces decrecimiento) exponencial; un ejemplo puede ser la formación de un organismo pluricelular a partir de una célula original; la célula se divide en dos, y cada nueva célula se sigue dividiendo en dos, de modo que primero pasamos de una a dos, después de dos a cuatro, entonces de cuatro a ocho, dieciséis, treinta y dos, sesenta y cuatro…….. y en poco tiempo tenemos billones de células; en el crecimiento exponencial el aumento puede parecer lento al principio, pero a cada nuevo paso el aumento se va haciendo muchísimo mayor, y un solo tipo de función matemática, la función exponencial, sirve para modelar y estudiar matemáticamente muchísimos fenómenos distintos.

En el mundo natural se dan también muchos procesos que se repiten de manera cíclica, o que oscilan, subiendo y bajando los valores de las magnitudes que los caracterizan; por ejemplo la propagación de una onda sonora a través del aire: un movimiento, como la vibración de nuestras cuerdas vocales, desplaza ligeramente las moléculas de aire que están en contacto con ellas, que a su vez desplazan a las contiguas, y así sucesivamente, de modo que a través del aire se propaga una onda de presión; la misma fórmula matemática, la fórmula de un oscilador, representa una amplia variedad de fenómenos cíclicos, vibratorios u oscilatorios: ondas sonoras, movimientos mecánicos variables, luz y otras ondas electromagnéticas, procesos atómicos y moleculares…..etc.

De modo que todo el trabajo matemático que se desarrolló, por ejemplo, desde la época de Newton y Leibnitz, para estudiar el movimiento planetario, o la vibración de una cuerda, después ha resultado ser útil, con las modificaciones adecuadas, para aplicarlo a la teoría cuántica y a las vibraciones de átomos y moléculas.

El cálculo infinitesimal

Una de las "herramientas matemáticas" más potentes que utiliza la ciencia es el "cálculo infinitesimal", que consiste en dos partes íntimamente relacionadas, el "cálculo diferencial" y el "cálculo integral", derivadas e integrales, siendo una de las operaciones (hallar la derivada de una función), inversa de la otra (integrar una función, invirtiendo el proceso de derivación).

Sus raíces se remontan a la antigüedad; por ejemplo, como ya vimos antes, el método que se usaba para determinar el valor de π, aproximando el valor de la longitud de una circunferencia, por medio de inscribir en ella (y también circunscribir), polígonos con un número determinado de lados.

La primera aproximación podía ser un hexágono, y la longitud del lado del hexágono coincide exactamente con la longitud del radio de la circunferencia; por eso el primer número de π es 3, puesto que el diámetro de la circunferencia, el doble del radio, es aproximadamente la tercera parte de su longitud; pero π debe ser algo mayor que 3, ya que el perímetro del hexágono es algo menor que la longitud de la circunferencia. Aumentando el número de lados del polígono inscrito, se pueden obtener aproximaciones cada vez más cercanas al verdadero valor de la longitud de la circunferencia, e ir obteniendo así valores más precisos de π, que irán añadiendo cifras decimales después de la coma del 3.

Pero no parece haber límite al número de lados del polígono que, en teoría, se podría inscribir, y por eso la cantidad de cifras decimales de π es infinita.

Las circunferencias que trazamos son en realidad "polígonos" cuyo perímetro se aproxima mucho a la longitud de una verdadera "circunferencia matemática".

Un método semejante se podía utilizar para calcular áreas y volúmenes de figuras de cualquier forma posible, por irregular que pueda ser.

Medir el área de un campo perfectamente cuadrado, o rectangular, es fácil; solo hay que medir la longitud y la anchura y multiplicarlos.

Pero supongamos que un agricultor, que tiene que vender o comprar un campo, necesita saber cuánto mide, en metros cuadrados o en hectáreas, y la forma del campo es muy irregular. Puede calcular su área inscribiendo en el campo rectángulos, pegados unos a otros, que pueden tener la misma anchura, pero diferentes longitudes; en las partes donde el campo se estreche las longitudes serán más cortas, y en las partes más amplias, las longitudes de los rectángulos inscritos serán más largas.

A continuación solo tiene que medir todas las longitudes, multiplicarlas por la base, y sumar las áreas de todos los rectángulos.

Si ha trazado rectángulos con una base relativamente ancha, por ejemplo de medio metro, obtendrá un valor de la superficie del campo muy aproximada, pero no exacta.

Pero si la base es de un milímetro, por ejemplo, aunque tendrá que medir las longitudes de muchos más rectángulos, obtendrá un valor prácticamente exacto.

Esta es la idea clave del cálculo infinitesimal. El estudio del mundo natural, de las formas geométricas irregulares que existen en él, por un lado, y de los múltiples procesos de cambio que acontecen, por otro lado, requiere utilizar este tipo de cálculo.

En realidad las dos cosas son equivalentes: un proceso de cambio, como por ejemplo, la velocidad a la que se mueve un planeta, o la velocidad de una reacción química, se puede representar gráficamente, tomando así el aspecto de una forma geométrica estática.

Se pueden trazar dos líneas rectas, dos ejes, perpendiculares entre sí (uno horizontal y otro vertical), que se cortan o intersectan en un punto; el eje horizontal puede representar el tiempo y el vertical la velocidad; graduamos los dos ejes con unas marcas a intervalos regulares, que representan los diferentes valores, de menor a mayor, que pueden ir tomando cada una de las dos magnitudes, la velocidad y el tiempo; y vamos indicando con un punto, que podemos situar por ejemplo a la derecha del eje "velocidad", y por encima del eje "tiempo", el valor de la velocidad en cada "instante" de tiempo, representado por la altura a la que situemos el punto frente al eje "velocidad", y por encima de la marca correspondiente a cada instante en el eje "tiempo", y unimos todos los puntos formando una línea; si, por ejemplo, la velocidad del proceso que se está estudiando, va decreciendo a un ritmo determinado, la gráfica se curvará hacia abajo, a medida que se avanza en el eje horizontal, es decir, a medida que transcurre el tiempo, y el grado de curvatura será tanto mayor cuanto más rápida sea la variación .

La tangente a la curva en un punto determinado (un instante determinado del eje "tiempo"), se inclinará más cuanto mayor sea la variación de la velocidad.

La gráfica es algo así como una "grabación cinematográfica" de todo el proceso, en la que estamos viendo todos los "fotogramas" a la vez, o para ser más exactos, es como si grabáramos a lo largo de todo el proceso los valores que indica el "velocímetro" junto a los que indica el "cronómetro".

Aunque, como hemos visto, las raíces del cálculo infinitesimal se remontan a tiempos antiguos, fue en la época de Newton y Leibnitz, cuando las investigaciones condujeron a su desarrollo.

Newton tuvo que hacer uso de este tipo de cálculo cuando descubrió las tres leyes del movimiento y la Ley de Gravitación Universal, y en los siglos que siguieron, las necesidades de la ciencia impulsaron un desarrollo aún mayor de estos métodos matemáticos.

El cálculo diferencial permite hallar el ritmo de cambio, o tasa de cambio, del valor de una función determinada, cuando el valor de la variable (o variables) de la que depende, experimenta un cambio infinitesimal. Dicha "tasa de cambio" se obtiene sometiendo a la función a un proceso en tres pasos, que constituyen una especie de "receta", aplicable a todo tipo de funciones. Los tres pasos de la "receta" son:

1- Se le suma a la variable un pequeño valor adicional; no hace falta especificar ningún valor particular; basta con sumar un símbolo que representa simplemente un incremento pequeño

2- Restamos a la expresión de la "función incrementada", la expresión de la "función original", y así obtenemos una expresión, que representa cuánto se ha incrementado la función al dar un pequeño incremento a la variable de la que depende; ese "incremento de la función" lo dividimos por el "incremento de la variable", y ese cociente representa en qué proporción cambia el valor de la función, cuando la variable experimenta un pequeño cambio

3- El último paso de la "receta" se llama "paso al límite"; ¿qué representa y cómo se hace?. Nos ayudará a entenderlo volver al ejemplo del agricultor midiendo el área del campo.

Empezó usando rectángulos con una base demasiado ancha, y así obtuvo un valor aproximado; para obtener mejores aproximaciones tenía que usar más rectángulos, con una base más estrecha. Finalmente dio a las bases el valor más pequeño que le era posible medir con sus reglas: un milímetro; ese tamaño, a efectos prácticos, era lo bastante pequeño como para considerar el valor obtenido la mejor aproximación, prácticamente igual al valor real del área del campo. Un milímetro es una longitud muy pequeña para nuestra escala, pero si lo comparamos con los "tamaños" del mundo microscópico y submicroscópico, de microbios, células, moléculas y átomos, es una longitud enorme. De igual manera, en una escala temporal, un segundo es para nosotros un intervalo de tiempo muy breve, pero es un "intervalo de tiempo enorme" en el mundo atómico y subatómico, donde los procesos acontecen en millonésimas de segundo, y a velocidades incluso mayores.

Así pues, ¿a qué límite tenemos que reducir el incremento de la variable, para poder utilizar el cálculo diferencial en el estudio del mundo físico?.

La respuesta es simple: no tenemos que especificar ningún valor particular; simplemente consideramos que el incremento de la variable (según está representado por el símbolo elegido para designarlo), se va haciendo cada vez más pequeño, tendiendo a cero, hasta que su valor se hace tan pequeño que podemos ignorarlo sin pérdida sensible, de modo que simplemente lo quitamos de la expresión obtenida, en todos los lugares en los que aparece, y quitamos todos los términos que vayan multiplicados por ese símbolo. La operación de "paso al límite" se hace, en cierto modo, con la mente.

Es importante aclarar que, tal como se entiende hasta ahora, el "incremento de la variable" no llega a ser cero; si fuera así toda la expresión podría, tal vez, reducirse a cero, dejándonos sin nada con lo que seguir trabajando.

Más bien se considera que se ha hecho tan pequeño que, a efectos prácticos, podemos ignorarlo y quitarlo de la fórmula.

La expresión obtenida al seguir los tres pasos de esa receta se llama "derivada" de la función original de la que hemos partido.

Se considera que el valor de la función original tiende a ese límite, cuando el valor de la variable tiende a cero.

De manera resumida, se puede decir que hallar la "derivada" es hallar "el límite de la razón de incrementos", el límite al que tiende el cociente entre el incremento de la función y el incremento de la variable, cuando éste último tiende a cero.

En la práctica se han calculado las derivadas de las funciones elementales que aparecen con más frecuencia, y se han hecho tablas de derivadas, de modo que solo hay que consultar la tabla y usar la fórmula que necesitemos; no es necesario "aplicar la receta" si necesitamos una derivada que ya ha sido calculada.

Y cuando se tiene suficiente práctica, las derivadas de las funciones elementales o las más frecuentes, se graban en la memoria y ni siquiera hay que consultar las tablas.

Pero al principio, cuando se empieza a estudiar este tipo de cálculo, sí es importante ver cómo se obtienen las derivadas principales, para entender por qué las derivadas toman la forma que toman.

Un resumen breve descriptivo puede ser útil. En aritmética, la operación más básica es la suma, sumar dos o más cantidades; la resta es la operación inversa de la suma; la multiplicación se puede considerar como una suma reiterada un número determinado de veces, aunque por supuesto resulta muy útil memorizar las tablas de multiplicar y utilizarlas de la forma adecuada para obtener el resultado de esa "suma reiterada" con más facilidad y rapidez; la división es la operación inversa de la multiplicación: por ejemplo, cinco por dos (o "cinco dos veces") es igual a diez, y si dividimos diez entre dos, invertimos lo que hemos hecho y recuperamos el cinco; pero también la factorización es una operación inversa de la multiplicación, una operación difícil, porque consiste en averiguar qué factores se han multiplicado para obtener el número que se nos da. La potenciación es la multiplicación de un número por sí mismo un número determinado de veces, y la radicación es la operación inversa.

Vemos que, en cierto modo, todas las operaciones de la aritmética son "variaciones sobre un mismo tema": la operación básica de sumar.

Clasificar las funciones, considerándolas también como "variaciones sobre un mismo tema", puede resultar útil para entender su significado, memorizar, y entender la estructura que toma la "derivada" de cada una de ellas.

Desde luego las funciones matemáticas pueden tomar seguramente infinitas formas, pero, en general, se pueden considerar como diversas combinaciones de las funciones más elementales: si sumamos dos o más funciones (suma-resta) obtenemos una nueva función; lo mismo ocurre si multiplicamos dos o más funciones, o si dividimos una función entre otra, obteniendo una función que es un cociente de funciones. Una potencia de la variable x, es decir, x elevado a un número determinado, es una de las funciones elementales más usadas; y debido a que las dos funciones trigonométricas que se suelen usar más, el seno de un ángulo, y el coseno de un ángulo, son funciones periódicas o cíclicas, cuyos valores se vuelven a repetir cada vez que se recorre un ciclo completo de los valores de un ángulo, desde 0° hasta 360°, se utilizan también mucho, puesto que en el mundo natural se dan muchísimos procesos cíclicos, oscilatorios y vibratorios, que por tanto se pueden modelar matemáticamente por esas funciones.

(En un triángulo rectángulo, a los dos lados que forman el ángulo recto se les llama "catetos", y al tercer lado "hipotenusa"; se define el seno de un ángulo como el cociente entre el cateto que está enfrente del ángulo (el "cateto opuesto") y la hipotenusa; el coseno es el "cateto contiguo" al ángulo, dividido por la hipotenusa; si pensamos en un triángulo rectángulo colocado dentro de una circunferencia, tomamos el radio como la hipotenusa, y le asignamos el valor "uno", es decir , lo tomamos como la unidad de longitud, las fórmulas del seno y el coseno se simplifican, pues asignamos a la hipotenusa que está en el denominador, el valor "1", de modo que el valor del seno es simplemente la longitud del cateto opuesto, y el del coseno la del cateto contiguo; a medida que el radio gira en la circunferencia, llega a ser la hipotenusa de triángulos rectángulos con diferentes valores de los "catetos", es decir del seno y el coseno; cada valor corresponde al ángulo que el radio forma con el diámetro en cada punto del recorrido; los valores se repiten cada vez que el radio completa una vuelta en la circunferencia).

La derivada de una suma de diversas funciones de la misma variable es igual a la suma de las derivadas de cada una de ellas por separado (y lo mismo aplica a la resta de funciones o a una combinación de sumas y restas).

Este resultado (que se obtiene aplicando la "receta"), es lógico y fácil de entender: al incrementar la variable en cada una de las funciones de la suma, cada función variará de una manera determinada dependiendo de su estructura, y la variación en cada una será su "aportación" a la "variación total" de la función formada por la suma de funciones; de modo que sumando todas las "aportaciones" (todas las derivadas de cada una de las funciones de la suma) obtenemos la derivada (la variación total) de la función formada por la suma.

La derivada de un producto de dos o más funciones se obtiene haciendo una suma de productos, en la que en cada término de la suma se multiplica la derivada de una de las funciones, por las otras sin derivar, y en cada sumando se deriva una función distinta, y se incluyen tantos sumandos como funciones hay en el producto.

Por ejemplo, si es un producto de dos funciones, la derivada del producto tendrá dos sumandos, cada uno de ellos siendo el producto de una función por la derivada de la otra; si el producto es de tres funciones habrá tres sumandos, y en cada uno se deriva solo una de las funciones y se multiplica por las otras; y así sucesivamente para el producto de cualquier número de funciones, como se ha explicado arriba.

La lógica de este resultado (que también se obtiene aplicando la "receta", como todas las derivadas), se puede comprender si recordamos que un producto o multiplicación es como una "suma reiterada", de modo que ocurre algo semejante a lo explicado sobre la derivada de una suma de funciones.

Supongamos que tenemos una función "f", que es el resultado de multiplicar dos funciones de la misma variable, a las que podemos llamar "u" y "v", de modo que $f = u \cdot v$ (donde usamos un "punto" para indicar la multiplicación, en lugar del "signo de multiplicar habitual "x", para que no se confunda con una letra "x"; incluso muchas veces ni siquiera se escribe el "punto", y se entiende que $f = u\,v\tilde{}$ representa, en el segundo miembro de la ecuación, que "u" va multiplicada por "v"); si solo diéramos un incremento a la variable en la función "u", y le aplicásemos todo el proceso de derivación obtendríamos la derivada de "u" ; ahora podemos preguntar: ¿cuánto ha variado la función "f" al derivar solamente "u"?; el cambio que origina en el valor de "f" , se obtiene a partir de la expresión que hayamos obtenido para la derivada de "u", pero como "u" está multiplicada por "v", siendo "f" el resultado de ese producto, la variación en "f" al derivar solo "u" , es la derivada de "u" , repetida "v" veces. o sea, la derivada de "u" multiplicada por "v" sin derivar; pero en realidad queremos obtener la derivada del producto, y derivando solo "u" y multiplicando el resultado por "v", solo hemos obtenido la aportación de "u" al cambio en "f"; ahora tendremos que calcular la aportación de "v", haciendo lo mismo que hemos hecho, pero en este caso derivando solo "v", y multiplicando el resultado por "u" sin derivar; y finalmente sumando las dos aportaciones tendremos la expresión que nos permitirá calcular el cambio total que se produce en "f", al dar una variación infinitesimal a la variable, o sea la derivada del producto, la derivada de "f" con respecto a la variable; hay que derivar por separado, tal como se ha explicado, cada una de las dos funciones del producto, porque son funciones **_distintas_** de la misma variable, por tanto cada una dará un resultado diferente al ser derivada, pero hay que sumar la aportación de cada una de ellas a la derivada total.

Una vez conocida la regla del producto, es fácil obtener la derivada de un cociente de funciones, porque podemos transformar el cociente en producto, pasando el denominador al otro miembro, o elevándolo a exponente negativo. A partir de la regla del producto se puede obtener la derivada de una potencia, porque por ejemplo, el valor de x^3 se obtiene multiplicando "x" por sí misma tres veces, de modo que derivándola como si fuera el producto de "x por x por x" obtendremos 3 sumandos, y en cada uno de ellos se derivará una de las "x" y se dejarán las otras dos sin derivar; los tres sumandos serán iguales; la derivada de "x" con respecto a "x" es igual a uno; (es lo que se llama la derivada de la función idéntica, y como en ese caso la función es igual a la variable, es la propia variable "x" sin más; al aplicar los pasos del proceso de derivación resulta que en la "razón de incrementos" se obtiene: "incremento de x, dividido por incremento de x", que es igual a uno, y el límite al que tiende seguirá siendo uno); de modo que en cada uno de los tres sumandos, la "x" que se deriva se convierte en 1, y las otras dos "x" sin derivar, multiplicándose, dan como resultado x^2, y como tenemos tres sumandos iguales, el resultado final es $3x^2$.

Por tanto la derivada de una potencia es: "el exponente multiplicado por la base, elevada al exponente menos uno".

Se puede obtener de otras maneras, por ejemplo utilizando la fórmula de la potencia de un binomio (una suma o resta de dos términos), y se obtiene el mismo resultado.

Las derivadas del seno y el coseno son fáciles de recordar; la derivada del seno es igual al coseno, y la derivada del coseno es igual al "menos seno" (o sea, el seno pero con signo negativo); se obtienen aplicando el proceso de derivación en tres pasos, a ciertas fórmulas trigonométricas.

La lógica del resultado se comprende bien si imaginamos un triángulo rectángulo; si hacemos que la hipotenusa gire y se eleve un poco, aumentando así el valor del ángulo que forma con el cateto contiguo (que es el coseno), cambia el valor del ángulo, y por tanto también el del seno y el coseno (aunque no lo dibujemos, es fácil imaginar que al elevar la hipotenusa la longitud del cateto opuesto al ángulo, o enfrente del ángulo, es decir, el seno, aumentará, mientras que la longitud del cateto contiguo, el coseno, disminuirá; como hemos elevado un poco la hipotenusa, para "construir" el nuevo triángulo, tendremos que trazar una línea desde el extremo superior de ésta, hasta la base del triángulo, perpendicular a dicha base; esa línea será el seno del ángulo en el nuevo triángulo, puesto que es el cateto que está enfrente del ángulo formado por la hipotenusa y el cateto contiguo; la longitud del seno del nuevo ángulo será algo mayor que la del seno del ángulo anterior, mientras que la del coseno se reducirá, y en la misma proporción; el seno es perpendicular al coseno, puesto que es un triángulo rectángulo; si desde el extremo superior del seno, el punto en que se une con la hipotenusa, hemos trazado una línea perpendicular a ésta (a la hipotenusa), el ángulo que forma esa nueva línea con una perpendicular a la hipotenusa, será igual al ángulo formado entre el coseno y la hipotenusa, pues las dos líneas entre las que se encuentra son perpendiculares, una al coseno y otra a la hipotenusa, de modo que la inclinación respectiva que guardan entre sí es la misma; pero como la línea perpendicular al coseno es precisamente el seno, este segundo ángulo tiene el mismo valor que el primero, pero ahora el seno es contiguo a él, y por tanto desempeña el papel del coseno con respecto a él. Eso permite comprender por qué la derivada del seno es el coseno y la del coseno es el "menos seno": el seno del ángulo aumenta en la misma proporción que disminuye el coseno.

EL DESCUBRIMIENTO DE LAS MATEMÁTICAS

Las crecidas anuales del río Nilo anegaban los campos de cultivo de los antiguos egipcios, pero cuando las aguas se retiraban dejaban expuesto un terreno sumamente fértil para los agricultores; es muy probable que tuviesen que volver a determinar los linderos de aquellos campos que hubiesen sido totalmente cubiertos por las aguas, y para ello tendrían que hacer uso de conocimientos de geometría. La palabra "geometría", derivada del idioma griego, significa literalmente "medición de la tierra", y el conocimiento y uso de las técnicas geométricas no era exclusivo de los egipcios; evidentemente todas las civilizaciones de la antigüedad descubrieron y utilizaron las reglas que descubrieron, no solo para medir sus campos y territorios, sino también para las construcciones que realizaron, y para muchos otros propósitos útiles, y es evidente que hubo intercambio de ideas y descubrimientos entre las diversas naciones. El comercio y otras prácticas de la vida cotidiana también hacían necesario medir, pesar y contar todo tipo de productos y artículos, y se desarrolló también la "aritmética" (palabra derivada del griego "arithmós: número", mientras que la palabra "cálculo" se deriva del latín "cálculus: piedrecita", pues se usaban pequeñas piedras para contar, sirviéndose de ellas seguramente para hacer operaciones de adición o sustracción). Aquellas antiguas civilizaciones fueron dándose cuenta de que las reglas que descubrían eran útiles también para más cosas que las que originalmente motivaron su uso; por ejemplo podían medir distancias de objetos lejanos, y ya en la antigüedad se hicieron incluso estimaciones de los objetos astronómicos más cercanos, y del tamaño de toda la Tierra.

Se empezó a apreciar ya entonces que las "matemáticas" eran la clave del funcionamiento de todas las cosas, y con el paso de los siglos y el avance de la civilización, esta idea se ha confirmado de manera sorprendente, y ha hecho posible entender el funcionamiento del mundo en que vivimos, de la realidad, desde las gigantescas agrupaciones de astros del Universo, hasta las diminutas estructuras subatómicas, y la asombrosa complejidad y coordinación de tales entidades en los procesos biológicos, hasta un grado sorprendente. Pero las matemáticas avanzadas, y su aplicación en cosmología, física, química, biología molecular, y otros muchos campos, no resultan fáciles; sin embargo si se empieza desde la base, y se va ascendiendo desde ahí, escalón por escalón, entendiendo la lógica que hay detrás del simbolismo matemático, su comprensión es posible para todos, y hasta se puede disfrutar de su estudio. Se puede empezar con un breve resumen general, descriptivo, usando lenguaje corriente antes de emplear fórmulas y símbolos. El cálculo de áreas y volúmenes en la geometría elemental, consiste básicamente en multiplicar "largo" por "ancho", en el caso de las áreas o superficies, y "largo" por "ancho" por "alto" en el caso de los volúmenes, aunque dependiendo de la forma de la figura la "fórmula" a utilizar será distinta, pero no nos detendremos ahora en los detalles; lo que queremos destacar es que la propiedad que queremos medir depende de los elementos de la figura, y de cómo se relacionan entre ellos, es decir de su dependencia funcional. Por ejemplo, para calcular el área de un cuadrado basta con multiplicar el valor de la longitud de un lado por sí mismo, ya que en el caso del cuadrado "largo" y "ancho" son iguales: LARGO x ANCHO = LADO x LADO.

Esto nos sirve para ilustrar el concepto general de función: en el caso del cuadrado el valor de su superficie depende, o está en función del valor de la longitud del lado. A veces se dice que una "función" en matemáticas, es una regla que permite calcular el valor de una magnitud, a partir de los diferentes valores que pueda ir tomando otra magnitud u otras magnitudes con las que está relacionada y de las que depende. O una "aplicación" que asigna a cada elemento de un conjunto un elemento de otro conjunto: Por ejemplo, en el caso del cuadrado, podemos pensar en el conjunto de todos los valores posibles que puede tomar el lado, y en otro conjunto que es el conjunto de todos los posibles valores que toma el área; cada elemento del primer conjunto (los lados) corresponderá a un elemento del segundo conjunto (las áreas); habrá por tanto una correspondencia biunívoca (uno a uno) entre los dos conjuntos. La dependencia funcional se puede representar en una gráfica: Podemos trazar dos ejes perpendiculares entre sí, uno horizontal y otro vertical, que se cortan en un punto al que llamamos origen; hacemos unas marcas equidistantes en cada uno de estos ejes y las numeramos, como una regla de medir longitudes. En el eje horizontal marcamos los valores que puede tomar una de las magnitudes de la "función", y entonces marcamos en el eje vertical el valor que toma la otra magnitud para cada valor de la primera; trazamos líneas perpendiculares desde cada punto del eje horizontal y del vertical, y unimos con una línea continua todos los puntos de intersección; esa línea es la gráfica de la función; nos muestra, en cada intervalo de posibles valores, si la magnitud representada en el eje vertical crece o decrece, y en qué proporción lo hace, al ir variando el valor de la magnitud representada en el eje horizontal. En el estudio del mundo natural, la dependencia funcional de unas magnitudes respecto a otras, puede tomar muchas formas, así que es fácil comprender que las gráficas que representan esos procesos podrían, en principio, ser de formas muy variadas, quizá infinitas. Sin embargo, toda esa rica variedad, comparte rasgos en común, que permiten agrupar las funciones matemáticas que representan o modelan esos procesos, en clases muy generales. Por ejemplo en muchos procesos del mundo natural, se da lo que se llama un crecimiento (o a veces decrecimiento) exponencial; un ejemplo puede ser la formación de un organismo pluricelular a partir de una célula original; la célula se divide en dos, y cada nueva célula se sigue dividiendo en dos, de modo que primero pasamos de una a dos, después de dos a cuatro, entonces de cuatro a ocho, dieciséis, treinta y dos, sesenta y cuatro…….. y en poco tiempo tenemos billones de células; en el crecimiento exponencial el aumento puede parecer lento al principio, pero a cada nuevo paso el aumento se va haciendo muchísimo mayor, y un solo tipo de función matemática, la función exponencial, sirve para modelar y estudiar matemáticamente muchísimos fenómenos distintos. En el mundo natural se dan también muchos procesos que se repiten de manera cíclica, o que oscilan, subiendo y bajando los valores de las magnitudes que los caracterizan; por ejemplo la propagación de una onda sonora a través del aire: un movimiento, como la vibración de nuestras cuerdas vocales, desplaza ligeramente las moléculas de aire que están en contacto con ellas, que a su vez desplazan a las contiguas, y así sucesivamente, de modo que a través del aire se propaga una onda de presión; la misma fórmula matemática, la fórmula de un oscilador, representa una amplia variedad de fenómenos cíclicos, vibratorios u oscilatorios: ondas sonoras, movimientos mecánicos variables, luz y otras ondas electromagnéticas, procesos atómicos y moleculares…..etc. De modo que todo el trabajo matemático que se desarrolló, por ejemplo, desde la época de Newton y Leibnitz, para estudiar el movimiento planetario, o la vibración de una cuerda, después ha resultado ser útil, con las modificaciones adecuadas, para aplicarlo a la teoría cuántica y a las vibraciones de átomos y moléculas. Las llamadas "funciones especiales", como las de Legendre, Laguerre y Bessel surgieron en el estudio de los movimientos planetarios, pero ahora se utilizan (Legendre y Laguerre) para resolver la ecuación de Schrödinger de la mecánica cuántica; son variaciones sobre un mismo tema: "funciones esféricas" o "ecuaciones de oscilador". Si la gráfica de una función es continua en un intervalo, sin cortes, eso significa que existe un valor de la función para todo posible valor de la variable o variables de las que depende; pero hay infinitos números entre, digamos, dos números enteros, de modo que es algo parecido a lo que ocurre con π, el número que indica la proporción entre la longitud de una circunferencia y su diámetro: sus cifras decimales son infinitas; podemos aproximarnos todo lo que queramos, en principio, a su valor, por ejemplo inscribiendo polígonos de muchos lados en la circunferencia, y calculando su perímetro, o usando otros algoritmos, pero necesitaríamos un tiempo infinito para obtener los infinitos decimales. De igual manera el valor de una función se puede obtener evaluando la integral correspondiente, si esto es posible, usando las técnicas del cálculo integral, o se puede aproximar con el grado de precisión que se requiera, por medio de un desarrollo en serie de potencias (suma de potencias), o, en particular si su gráfica "oscila" (sus valores suben y bajan, presentando máximos, mínimos y puntos estacionarios), por medio de un desarrollo en serie de Fourier, es decir una serie trigonométrica (una suma de senos y cosenos, multiplicados cada uno por sus correspondientes amplitudes o coeficientes de Fourier); esto es fácil de comprender ya que los valores de las funciones trigonométricas (seno y coseno) oscilan, y se puede representar prácticamente cualquier función, por un desarrollo o expansión de Fourier adecuado; también es fácil comprender que muchas funciones se puedan aproximar por series de potencias, pues si multiplicamos binomios, podemos obtener polinomios de cualquier grado y tamaño (Se conoce como "teorema fundamental del álgebra", la demostración que hizo Gauss de que todo polinomio de cualquier grado, puede ser factorizado como un producto de binomios).

Las matemáticas parecen tener poder generador: la existencia y veracidad de las relaciones matemáticas parece ser una necesidad lógica, algo así como las "verdades necesarias" de las que hablan los filósofos; el famoso teorema de Gödel de la lógica matemática no contradice esto; por el contrario, más bien lo que demuestra es que la riqueza de las matemáticas parece ser infinita, y ningún sistema finito de axiomas (un sistema formal) es suficiente para derivar todas las verdades matemáticas.

Si las explicaciones anteriores te han ayudado a entender la lógica que hay detrás de las expresiones matemáticas y de las operaciones que se realizan con ellas, ya dispones de un buen fundamento, y quizá estés preparado para empezar a manejar ya el simbolismo matemático, que es básicamente una forma abreviada de representar ideas, conceptos y relaciones, como los que hemos considerado aquí usando prácticamente solo palabras del lenguaje corriente.

MATEMÁTICAS, "LA POESÍA DE LA NATURALEZA"

Generalmente, cuando abrimos un libro lleno de fórmulas matemáticas, que nos parecen jeroglíficos incomprensibles, es muy probable que pensemos que nos será imposible llegar a entender su significado, y aprender a utilizarlas (a menos que contemos ya con una buena preparación en la materia, o, por naturaleza, se nos den bien las matemáticas y los estudios de ciencias).

El científico Paul Davies expresa en uno de sus libros que las matemáticas son "la poesía de la naturaleza", pues cuando se entiende el significado de las fórmulas y expresiones matemáticas, cuando definen las relaciones entre las diferentes partes del mundo en qué vivimos, se aprecia un tipo de "belleza", de una naturaleza diferente a la que todo el mundo percibe directamente, por ejemplo al contemplar impresionantes paisajes, la diversidad y el colorido de las formas de vida vegetal y animal que pueblan y adornan nuestro planeta, el esplendor del cielo nocturno en una noche despejada, puestas de Sol y amaneceres sumamente variados y hermosos, o al escuchar interpretaciones musicales que generan en nosotros muy diversas e intensas emociones, y muchas otras maravillas de la realidad que habitamos.

Esa "belleza oculta" se puede comparar a la belleza también oculta de piedras preciosas o semipreciosas que se encuentran dentro del interior de una geoda, como por ejemplo las amatistas. Una geoda tiene el aspecto de una simple roca (o de una cueva, en el caso de algunas geodas excepcionalmente grandes), pero si rompemos la roca encontramos en su interior cristales de sorprendente belleza.

De igual manera, nuestro mundo, que presenta tan fascinante y hermosa apariencia a la percepción directa de nuestros sentidos, contiene una "belleza oculta" de distinta naturaleza. Es la belleza de unas sorprendentes relaciones, asombrosamente coordinadas, que son las que generan lo que experimentamos a través de nuestros sentidos y de la interpretación que el cerebro hace de las señales que le llegan de ellos.

Y esas relaciones se comprenden y aprecian en todo su esplendor, cuando se entiende el lenguaje matemático en que hay que expresarlas. Galileo, el notable científico del "Renacimiento", dijo que las matemáticas son el lenguaje en el que están escritas las leyes de la naturaleza, y Paul Davies se hace eco de esas palabras, y explica que para comprender la hermosa "poesía de la naturaleza", hay que entender el "lenguaje" en el que está escrita, y se lamenta por el hecho de que muchísimas personas no puedan disfrutar de esa "dimensión estética" adicional.

Este libro se ha escrito con la intención de que aquellos que experimentan lo que a veces se ha denominado "miedo patológico" a las matemáticas, y a los estudios de ciencias en general, comprueben que es posible vencer ese temor, y que tal vez puede ser más fácil de lo que piensan.

Se ha redactado intentando que se pueda comprender sin necesidad de conocimientos previos.

Antes hemos considerado descubrimientos científicos relevantes, y cómo se han obtenido, con unas pocas expresiones matemáticas fáciles, y cuyo significado se explica con sencillez, ilustrándolo con ejemplos muy familiares.

En esta parte se hace un pequeño experimento: se ha intentado redactar una explicación sencilla y asequible de una de las ramas de las matemáticas que se consideran más difíciles, las de la Relatividad general de Einstein; si el lector las comprende, incluso aunque solo sea parcialmente, aumentará su confianza en que puede comprender otras partes que se consideran más fáciles.

No se pierde demasiado por hacer la prueba, y si da resultado puede ganarse mucho, y hasta disfrutar de la lectura de temas que antes nos aterraban. Puede que el resultado te sorprenda. Por lo tanto: ¡Ánimo!.

RELATIVIDAD GENERAL

EXPLICACIÓN DE LAS MATEMÁTICAS QUE UTILIZA

Está considerada como una de las teorías más bellas de la física, y esencial para la comprensión del Universo a la que se ha llegado hasta ahora.

Se ha confirmado experimentalmente con una precisión sorprendente. Además de explicar una pequeñísima desviación detectada en el movimiento del planeta Mercurio, desviación que no se había podido explicar con la física de Newton, predijo la desviación de los rayos de luz al ser afectados por la gravedad del Sol, así como el retardo temporal que origina un campo gravitatorio. Además de esas tres primeras confirmaciones, en la actualidad ha sido necesario tenerla en cuenta para que el sistema de posicionamiento global GPS proporcione datos precisos, y observaciones astronómicas de precisión también la han corroborado.

Es esencial para el estudio y comprensión de la Cosmología moderna, y sus desarrollos recientes, junto con los de la teoría cuántica, están sugiriendo una imagen de la Realidad asombrosa, cuya comprensión requiere entenderla, un poco más allá del nivel de divulgación.

Aunque se considera una teoría difícil, ya a nivel conceptual, y mucho más a nivel matemático, esta parte se ha preparado con intención de explicar ambas cosas, de manera que se puedan entender aún si no se tiene un conocimiento avanzado en matemáticas, pues las fórmulas y su relación con los conceptos, se explican directamente en el libro, y se ha hecho un esfuerzo especial con el fin de que puedan ser entendidas con facilidad.

MATEMÁTICAS PARA LA RELATIVIDAD GENERAL

. Transformación de coordenadas

. Tensores (magnitudes tensoriales)

. Notación de índices

$$dx'_\sigma = \sum_\nu \frac{\partial x'_\sigma}{\partial x_\nu} dx_\nu$$

$$A'^\sigma = \sum_\nu \frac{\partial x'_\sigma}{\partial x_\nu} A^\nu$$

. Operaciones con tensores

. Rango de un tensor

. El tensor fundamental

. La "métrica" o "tensor métrico"

. El "intervalo": el objeto geométrico fundamental

$$ds^2 = \sum g_{ik} \, dx^i dx^k$$

. La Derivada covariante

$$DA^i = \left(\frac{\partial A^i}{\partial x^l} + \Gamma_{kl}^i A^k \right) dx^l$$

. Simbolos de Christoffel

$$\Gamma_{i,kl} = \frac{1}{2} \left(\frac{\partial g_{ik}}{\partial x^l} + \frac{\partial g_{li}}{\partial x^k} - \frac{\partial g_{kl}}{\partial x^i} \right)$$

$$\Gamma_{kl}^i = \frac{1}{2} g^{im} \left(\frac{\partial g_{mk}}{\partial x^l} + \frac{\partial g_{ml}}{\partial x^k} - \frac{\partial g_{kl}}{\partial x^m} \right)$$

. Cómo se deriva un "determinante"

. Ecuación de las geodésicas

$$\frac{d^2x^i}{ds^2} + \Gamma^i_{kl}\,\frac{dx^k}{ds}\,\frac{dx^l}{ds} = 0$$

. El tensor de curvatura (Tensor de Riemann-Christoffel)

TRANSFORMACIÓN DE COORDENADAS

Cómo pasar de un sistema de coordenadas a otros

Supongamos que aplicamos una fuerza de un valor determinado sobre algún objeto masivo con el fin de cambiar su estado de movimiento; por ejemplo podemos necesitar mover un objeto que está en reposo para trasladarlo a otro lugar; el resultado que consigamos al aplicarla no dependerá solo del valor absoluto de la fuerza, sino también de la dirección y sentido en que la apliquemos.

Si queremos colocar el objeto a la derecha de su posición actual, deberemos aplicar la fuerza ("empujar", por decirlo así), en la dirección "izquierda-derecha", y empujando hacia el lado derecho (en sentido derecho). Si en vez de eso nos colocásemos a la derecha del objeto, y aplicásemos la misma cantidad hacia el otro sentido, el izquierdo, no conseguiríamos el mismo efecto, sino el efecto contrario.

En muchas situaciones físicas intervienen varias fuerzas al mismo tiempo, y en muchos casos no solo difieren en magnitud o valor absoluto, sino también en las direcciones y sentidos en que se aplican, de modo que para calcular el efecto combinado de todas ellas, es necesario tener en cuenta todo eso.

Esto ha llevado al desarrollo del "cálculo vectorial". Un "vector" (de la palabra latina "vehere: transportar") o "magnitud vectorial", como por ejemplo una "fuerza", queda completamente especificada por un conjunto de valores numéricos, que determinan tanto su magnitud (o valor absoluto), como también la dirección y sentido en el que actúan en una situación física determinada.

Se pueden representar gráficamente por una línea o segmento orientado; una forma de hacerlo es utilizar un "sistema de coordenadas". Hay diferentes clases de sistemas de coordenadas. Por ejemplo podemos usar "coordenadas cartesianas". Un sistema de coordenadas cartesianas consiste, en el caso generalmente más básico, en tres líneas rectas, perpendiculares entre sí, y unidas las tres en un punto al que se llama "origen" del sistema de coordenadas. Una de las líneas está en la dirección "izquierda-derecha", la otra en la dirección "adelante-atrás", y la tercera en la dirección "arriba-abajo", abarcando así todas las "posiciones posibles" en el "espacio tridimensional" (o "variedad tridimensional"). Cada dos de tales ejes son los límites de un plano, de modo que los tres delimitan tres planos unidos y perpendiculares entre sí, como si fueran, por ejemplo, dos paredes de una habitación unidas en una de las esquinas, y el suelo La "magnitud vectorial" o "vector" se representa entonces por medio de una línea recta cuyo extremo inicial se sitúa en el "origen" del sistema de coordenadas, y desde ese punto llega a cualquier otro punto posible del "espacio tridimensional", ya que todos están comprendidos en el "volumen" abarcado por los planos limitados por el sistema de tres líneas o ejes perpendiculares entre sí que hemos definido. La "longitud" del "vector" representa su "valor absoluto". Por ejemplo, si el vector representa una "fuerza", su longitud, mayor o menor, sirve para especificar la "cantidad de fuerza", y, como en la representación gráfica la línea que representa la "magnitud vectorial", parte desde el origen con una dirección y sentido específicos, que sitúan el extremo final del "vector" a determinadas distancias de cada uno de los tres planos que delimitan los tres ejes del sistema de coordenadas, tres números diferentes para cada "punto" del "espacio", tanto la longitud como posición (dirección y sentido) del vector, quedan plenamente especificados, conociendo los valores numéricos de las tres distancias respectivas de su extremo final a cada uno de los tres planos delimitados por los tres ejes. Esas tres cantidades se llaman "componentes del vector" en ese sistema de coordenadas.

Pero, como dijimos antes, se pueden usar otros sistemas de coordenadas, a veces porque es conveniente, y a veces porque es necesario, dependiendo del proceso físico que estemos estudiando.

Si, por ejemplo, necesitamos calcular la fuerza gravitatoria en un punto del entorno de una masa esférica que la origina, puede ser más conveniente utilizar "coordenadas esféricas" en vez de "coordenadas cartesianas". En coordenadas esféricas el "vector" se especifica por medio de tres valores numéricos también, pero en este caso se trata de una "distancia" y dos ángulos: la "distancia" es la distancia directa desde el origen del "sistema de coordenadas esférico" hasta el extremo final del vector (es decir, el "radio"), y los dos ángulos son el número de grados que dicho extremo final "está girado" en las direcciones arriba-abajo y derecha-izquierda, respectivamente.

En otros casos se pueden utilizar coordenadas curvilíneas de todo tipo. Volvamos al ejemplo inicial del uso de coordenadas cartesianas para definir una magnitud vectorial, como una fuerza.

Imaginemos que desde el origen, junto a los tres ejes rectos y perpendiculares entre sí, trazamos tres líneas curvas; el extremo inicial del vector también queda situado en el origen de este nuevo sistema de coordenadas, de modo que podemos medir las distancias desde su extremo final a cada una de las tres "superficies" delimitadas por las curvas; esas distancias serán las "componentes del vector" en el nuevo sistema, y como es fácil comprender, tendrán valores distintos a sus "componentes cartesianas". Sin embargo el valor del vector debería seguir siendo el mismo, puesto que representa una magnitud física, como una "fuerza", según el ejemplo anterior.

De modo que hace falta utilizar procedimientos matemáticos que permitan cambiar de un sistema de coordenadas a otro cualquiera, es decir, disponer de las fórmulas adecuadas con las que calcular como se transforman las coordenadas (o componentes) cuando se pasa de un sistema a otro.

Esto ya es necesario en la física clásica de Newton, y las fórmulas de transformación que se utilizan son las "transformaciones de Galileo"; permiten transformar las coordenadas al pasar de un sistema de referencia a otro que se encuentra en movimiento rectilíneo uniforme respecto al primero. Un observador que experimente y mida magnitudes físicas en el sistema en que se encuentra, podrá usar esas transformaciones para obtener los valores obtenidos por un observador en otro sistema que haya hecho los mismos experimentos, y las "leyes de la naturaleza", (siendo las del "movimiento" las que generalmente se consideran las más fundamentales), tendrán la misma forma en los dos sistemas, y en todos los sistemas en los que se cumpla la "ley de inercia" (sistemas inerciales).

Con el descubrimiento de la Relatividad especial se hizo necesario utilizar otro tipo de transformación de coordenadas; en lugar de las "transformaciones de Galileo", en "Relatividad especial" se usan las "transformaciones de Lorentz", que dejan invariante el valor de la velocidad de la luz; todos los observadores en diferentes sistemas, en movimiento rectilíneo uniforme unos respecto a otros, hallarán el mismo valor para la velocidad de la luz, pues es una constante universal, aunque pueden obtener diferentes valores en las medidas de longitudes e intervalos temporales.

La Relatividad General, de la que la Relatividad especial es un caso particular, (o un "caso límite"), se aplica a todos los sistemas de referencia, incluyendo sistemas con aceleraciones de cualquier tipo (sistemas no inerciales), de modo que no se limita a los sistemas inerciales. Como es fácil comprender, esto hace necesario usar métodos matemáticos de transformación de coordenadas, diferentes y más generales que los que se utilizan en física clásica y en Relatividad especial.

Pero mucho antes de que Einstein descubriera y desarrollara la Relatividad General, físicos y matemáticos ya habían comprendido que las "leyes de la naturaleza" deberían, por lógica, ser algo universal, y no algo dependiente de los sistemas de coordenadas que se utilizasen al estudiarlas; después de todo, si fuese así, ¿qué sentido tendría llamarlas "leyes de la naturaleza" (de validez universal), si cambiasen con un simple cambio de "sistema de coordenadas"?.

Por tanto habían desarrollado ya métodos matemáticos muy generales de transformaciones de coordenadas que tuviesen en cuenta este hecho, aplicables en física y en geometría, el llamado "cálculo diferencial absoluto".

Imaginemos un sistema de coordenadas cartesianas, pero eliminando un eje de los tres que hemos mencionado antes; se trata simplemente de dos líneas rectas, perpendiculares entre sí, y unidas por uno de los extremos de cada una, compartiendo así un único "punto", el "origen" del sistema de coordenadas, que en este caso es "bidimensional", pues consta solo de dos ejes, en lugar del "tridimensional" mencionado antes, y puede ser representado gráficamente sobre un plano.

Si en ese gráfico dibujamos un "vector", una línea recta que va desde el origen hasta cualquier punto del plano en el que se encuentran los dos ejes, hay una fórmula sencilla para calcular su longitud, que representa el "valor absoluto" de la magnitud física con la que identifiquemos a dicho vector, pues si dibujamos desde el extremo del vector dos líneas rectas, una hasta cada eje del sistema de coordenadas, perpendiculares entre sí, cada una de ellas será paralela a uno de los dos ejes, cada línea será la "distancia" del extremo final del vector a cada uno de los dos ejes, es decir, sus "componentes cartesianas", y dichas "componentes" formarán con el vector un triángulo rectángulo en el que el vector será la "hipotenusa", y las componentes serán los "catetos". Podremos pues calcular la longitud del vector a partir de los valores de las componentes, simplemente usando el teorema de Pitágoras: el cuadrado de la longitud del vector será igual a la suma de los cuadrados de sus componentes, y el teorema se cumple también en tres dimensiones, de modo que en un sistema de coordenadas tridimensional, con tres ejes, podremos hacer el cálculo simplemente sumando también el cuadrado de la tercera componente.

Al utilizar el cálculo infinitesimal, tal como se necesita hacer en ciencia, el valor de una "magnitud vectorial" se podrá también calcular del mismo modo, llevando el teorema de Pitágoras al nivel infinitesimal.

En ese caso lo escribiremos así:

$$ds^2 = dx^2 + dy^2 + dz^2$$

"ds" es el equivalente infinitesimal de la "longitud" del vector (se le suele llamar: "elemento de línea"), y "dx, dy, dz" son las tres coordenadas o componentes del vector, expresadas en forma diferencial.

De esta manera podremos hacer operaciones con magnitudes vectoriales utilizando los métodos del cálculo infinitesimal.

Cómo queremos aplicar estos procedimientos matemáticos a la Relatividad, y en ella espacio y tiempo están íntimamente ligados de una forma particular, tenemos que considerar transformaciones de cuatro coordenadas relacionadas entre sí, siendo el "tiempo" una de ellas, y las otras tres las coordenadas espaciales, formando juntas un "objeto matemático" llamado "tetravector" o "cuadrivector", el equivalente a un vector, pero en el "espacio (o variedad) de cuatro dimensiones" de la Relatividad.

Para hallar las fórmulas de transformación de un sistema de coordenadas cualquiera a otro, que sean de la mayor generalidad posible, es decir que permitan hacer transformaciones de unos sistemas a otros, sean cuales sean los tipos de coordenadas de los sistemas implicados (coordenadas cartesianas, esféricas, cilíndricas, o curvilíneas en general, de cualquier forma arbitraria), lo que se necesita es conocer cuánto ha variado el valor de *__cada componente__* en el nuevo sistema *__con relación a cada una de las componentes__* del otro.

Expresándolo directamente, para que se comprenda bien la idea clave, pensemos en un sistema de coordenadas de tres ejes, e identifiquemos a cada uno de ellos por medio de una letra distinta; podemos llamar a los ejes del primer sistema "x", "y" y "z", y a los del segundo "h", "u" y "v", por ejemplo. Si los ejes son rectos y perpendiculares entre sí (sistema de coordenadas cartesianas), serán las líneas que limitan tres planos mutuamente perpendiculares: podemos identificar tales planos por las parejas de ejes que los delimitan; en este caso los planos serán "x, y", "x, z" y "z, y".

Pero si los ejes son curvos, las superficies que delimitan no serán "planos", sino que podrán tener todo tipo de curvaturas o distorsiones; aun así, también podremos identificar a cada superficie por las dos líneas que limitan a cada una.

Las componentes pueden ser identificadas también por las letras correspondientes a los ejes.

Por ejemplo, en el sistema cartesiano (x, y, z) "x" e "y" pueden ser los límites del plano que forma la base del sistema, como el suelo en el ejemplo de la habitación, y "z" puede ser la altura desde esa base. Si desde el extremo final del vector trazamos una línea perpendicular hasta la base, su longitud, o distancia hasta la base, puede ser la "componente z", y las dos distancias desde el punto de la base al que llegue la componente "z", a cada uno de los ejes "x" e "y", serán respectivamente las componentes "x" e "y" del vector.

Y podemos hacer lo mismo con el otro sistema (h, u, v), aunque tales líneas y las superficies que delimitan tengan curvaturas y deformaciones de cualquier tipo, especialmente cuando consideramos distancias infinitesimales, pues en esas regiones sumamente diminutas las variaciones con respecto a la rectitud de las componentes cartesianas serán también pequeñas, aunque por supuesto habrá que tenerlas en cuenta.

Es semejante a lo que ocurre en la superficie de una esfera del tamaño de la Tierra, por ejemplo: una porción muy pequeña de tal superficie se desvía poco de una superficie plana.

Como estamos usando cálculo infinitesimal, las variaciones que buscamos son las "tasas de cambio" infinitesimales, que, como sabemos, son las "derivadas" de unas magnitudes respecto a otras, con las que guardan una determinada relación funcional.

De modo que, en el ejemplo que estamos considerando, el valor de "h" se diferenciará del valor de "x" en una cantidad determinada, y se diferenciará del valor de "y" en otra cantidad **_distinta_**, y del valor de "z" en otra cantidad **_también distinta_** de las otras dos.

Podemos, por tanto, considerar a "h" como una función de las tres "variables": "x", "y", "z". (hemos llamado "variables" a "x", "y", y "z", porque queremos representar con ellas a todo sistema de coordenadas tridimensional posible, pues estamos buscando una regla general de transformación de coordenadas, y en cada sistema tendrán un valor distinto).

La derivada de una función de más de una variable se calcula derivando por separado la función con respecto a cada una de las variables, y luego sumando las "derivadas parciales" obtenidas. La razón es la misma que cuando hallamos la derivada de una suma de funciones distintas de la misma variable: la derivada total de la función es la suma de todas las derivadas, pues cada función en la suma hace su "aportación" (en general diferente a las otras) a la "variación total" de la función.

Para distinguir las "derivadas parciales" de la derivada normal de una función de una sola variable, en lugar de utilizar la "d" latina en la expresión de las diferenciales, se utiliza la letra del alfabeto griego $"\partial"$, *delta minúscula*.

De modo que la derivada (o tasa total de variación) de "h" con respecto a la función de tres variables $f(x, y, z)$, la escribiremos así:

$$dh = \frac{\partial h}{\partial x}dx + \frac{\partial h}{\partial y}dy + \frac{\partial h}{\partial z}dz$$

A continuación tendremos que hacer lo mismo para hallar las variaciones de las otras dos coordenadas o componentes: "u" y "v", de modo que la transformación de coordenadas de un sistema a otro se realiza utilizando el sistema de ecuaciones:

$$dh = \frac{\partial h}{\partial x} dx + \frac{\partial h}{\partial y} dy + \frac{\partial h}{\partial z} dz$$

$$du = \frac{\partial u}{\partial x} dx + \frac{\partial u}{\partial y} dy + \frac{\partial u}{\partial z} dz$$

$$dv = \frac{\partial v}{\partial x} dx + \frac{\partial v}{\partial y} dy + \frac{\partial v}{\partial z} dz$$

En este ejemplo hemos usado sistemas de tres coordenadas, que seguramente nos hacen pensar en las coordenadas de posición en el espacio tridimensional con el que estamos familiarizados.

En este "espacio" o "variedad tridimensional", la posición de un objeto con relación a un sistema de coordenadas o el valor de una magnitud vectorial, tienen, como hemos visto, tres componentes.

Pero en física hay que hacer operaciones con dos o más de tales magnitudes, y eso puede dar lugar a obtener otras magnitudes, que pueden tener más de tres componentes (o en algunos casos menos, como veremos).

Por ejemplo, definimos el trabajo realizado para mover un objeto, como el producto de la fuerza empleada por el espacio que lo hemos desplazado:

TRABAJO = FUERZA X ESPACIO

Pero las dos magnitudes que multiplicamos son realmente magnitudes vectoriales, como ya hemos visto: el "vector fuerza" y el "vector de posición", y además hay que escribir las fórmulas en el lenguaje del cálculo infinitesimal; la expresión correcta en este caso es:

$$W = \int_{a}^{b} \mathbf{F} \ \ d\mathbf{e}$$

El "trabajo" es la integral de la fuerza con respecto al espacio, y su valor corresponde también a la "energía" que hemos empleado para realizarlo.

(Evaluar una integral, que se expresa con el símbolo que aparece arriba con la forma de una "s" alargada, es hacer la operación inversa de "hallar la derivada", de modo que, si por ejemplo, como sabemos, la aceleración es la derivada de la velocidad con respecto al tiempo, o sea, la "tasa de cambió" infinitesimal, la variación del valor de la velocidad en un intervalo de tiempo infinitesimal, entonces la operación de integración invierte la operación de derivación: se nos da una "derivada" y tenemos que averiguar qué función ha sido derivada para obtener la función que se nos da; en este ejemplo lo expresaríamos así:

$$\int a \ \ dt = v$$

que leeríamos de este modo: "la integral de la aceleración con respecto al tiempo es la velocidad", que es la declaración inversa de: "la derivada de la velocidad con respecto al tiempo es la aceleración".

Como:

$$a = \frac{dv}{dt}$$

podríamos escribir la integral también así:

$$\int \frac{dv}{dt} \quad dt = v$$

o bien:

$$\int dv = v$$

los símbolos de integración y derivación, $\int$ y d respectivamente, se cancelan entre sí, pues representan operaciones inversas, y se ve con más claridad que es así, pues integrando una función con respecto a la variable en que ha sido derivada, volvemos a la función original sin derivar; "recobramos", por decirlo así, la función original)

Lo expresamos como una integral definida, para indicar que hemos movido el objeto desde el punto "a" hasta el "b". La "F" y la "e" (Fuerza y espacio) se escriben en "negrita" para indicar que son magnitudes vectoriales, de modo que cada una de ellas es la "suma vectorial" de tres componentes, y al multiplicar dos vectores, cada componente de uno hay que multiplicarla por cada componente del otro, y sumar todos los productos; eso da lugar a nueve términos en la suma.

En este caso la suma resultante es una magnitud escalar: el valor del trabajo realizado, o, de manera equivalente, el de la energía empleada, y la suma resulta ser un solo número.

Esto es así porque en el cálculo vectorial, los requisitos de la física dan lugar a dos tipos de producto, el "producto escalar" (o "producto punto"), y el "producto vectorial" (o "producto cruz").

El producto escalar se define de manera que, aunque se multipliquen vectores, el resultado final es una magnitud escalar, debido a que eso es lo que ocurre en la física real, como hemos visto en el caso del cálculo del "trabajo" (o la "energía").

Según la definición del producto escalar, los dos vectores se multiplican también por el coseno del ángulo que forman entre ellos; a su vez las componentes de los vectores se expresan cada una como el producto de un número (un escalar), por cada uno de los llamados "vectores unitarios": **i, j, k.**

Tales vectores unitarios son perpendiculares entre sí, de modo que el ángulo que cada uno forma con los otros dos es de 90°; como consecuencia de esto, y ya que en el producto escalar hay que multiplicar los vectores entre sí, y además por el coseno del ángulo entre ellos, resulta que:

$$\mathbf{i} \cdot \mathbf{i} = 1 \quad ; \quad \mathbf{j} \cdot \mathbf{j} = 1 \quad ; \quad \mathbf{k} \cdot \mathbf{k} = 1$$

$$\mathbf{i} \cdot \mathbf{j} = 0 \; ; \quad \mathbf{i} \cdot \mathbf{k} = 0 \; ; \quad \mathbf{j} \cdot \mathbf{k} = 0$$

(puesto que "coseno $0° = 1$", y "coseno $90° = 0$).

De modo que al multiplicar, de manera escalar, dos vectores, expresando el producto así:

$$(A\,\mathbf{i} + B\,\mathbf{j} + C\,\mathbf{k}) \cdot (D\,\mathbf{i} + F\,\mathbf{j} + G\,\mathbf{k})$$

todos los términos de la suma resultante van multiplicados por 0 o por 1, así que los "vectores unitarios" ($\mathbf{i}$, $\mathbf{j}$, $\mathbf{k}$) "desaparecen", y al final solo queda una suma de números que da como resultado una cantidad escalar.

También se dan situaciones en física en las que la interacción de dos magnitudes vectoriales no da como resultado un escalar, por lo que se hace necesario definir otro tipo de "producto" entre vectores: el "producto vectorial"

Por ejemplo, los campos eléctricos y los campos magnéticos son magnitudes vectoriales; si un cuerpo con carga eléctrica se mueve genera en torno suyo un campo magnético; el producto vectorial se define de forma que pueda representar matemáticamente situaciones físicas como esa.

Estos ejemplos ilustran que al operar con las diferentes magnitudes en el estudio del mundo físico, se generan otras que pueden tener que ser caracterizadas, definidas y calculadas, haciendo uso de un número arbitrario de "componentes".

En el ejemplo que antes estudiamos, para hacer una transformación de coordenadas de un sistema cualquiera, a otro también arbitrario, teníamos:

$$dh = \frac{\partial h}{\partial x}\,dx + \frac{\partial h}{\partial y}\,dy + \frac{\partial h}{\partial z}\,dz$$

$$du = \frac{\partial u}{\partial x} dx + \frac{\partial u}{\partial y} dy + \frac{\partial u}{\partial z} dz$$

$$dv = \frac{\partial v}{\partial x} dx + \frac{\partial v}{\partial y} dy + \frac{\partial v}{\partial z} dz$$

De modo que, para hacer el cálculo necesitamos el valor de estas nueve magnitudes:

$$\frac{\partial h}{\partial x} \quad \frac{\partial h}{\partial y} \quad \frac{\partial h}{\partial z}$$

$$\frac{\partial u}{\partial x} \quad \frac{\partial u}{\partial y} \quad \frac{\partial u}{\partial z}$$

$$\frac{\partial v}{\partial x} \quad \frac{\partial v}{\partial y} \quad \frac{\partial v}{\partial z}$$

Una forma alternativa de expresar las operaciones que tenemos que hacer, es en forma de "determinante":

$$\begin{vmatrix} \frac{\partial h}{\partial x} & \frac{\partial h}{\partial y} & \frac{\partial h}{\partial z} \\ \frac{\partial u}{\partial x} & \frac{\partial u}{\partial y} & \frac{\partial u}{\partial z} \\ \frac{\partial v}{\partial x} & \frac{\partial v}{\partial y} & \frac{\partial v}{\partial z} \end{vmatrix}$$

que recibe el nombre de "determinante jacobiano" de la transformación, o simplemente "jacobiano".

Así, como hemos visto, se pueden usar coordenadas arbitrarias, y hacer transformaciones de ellas para conocer sus valores en otros sistemas; aunque las componentes cambien de valor al cambiar de sistema, el "cálculo diferencial absoluto" o "cálculo tensorial", se formula de manera que las magnitudes físicas del mundo real tengan el mismo valor en todos los sistemas, pues como dijimos antes no deberían depender del sistema de coordenadas en el que se hagan las medidas, y así todos los observadores en cualquier sistema, obtendrán las mismas relaciones matemáticas entre las magnitudes que midan, representadas por las mismas fórmulas, y por tanto, las mismas "leyes de la naturaleza".

Esto se consigue haciendo las compensaciones necesarias en los valores de las componentes, pues si se conoce la cantidad en que varían al cambiar de sistema, se podrán añadir términos compensatorios en las fórmulas de manera que las magnitudes físicas tengan el mismo valor en todos ellos.

Y, como hemos visto esto requiere utilizar el "jacobiano", pues conociendo el valor del conjunto de derivadas parciales, se puede saber la cantidad en que varían las componentes al cambiar de sistema. Veremos también que se necesita conocer su correspondiente inverso, pues la transformación debe ser invertible.

Al hacer operaciones de derivación se utiliza la llamada "derivación covariante", que añade a la derivada normal de una magnitud, el cambio en los valores debido al sistema de coordenadas empleado:

$$DA^i = \left(\frac{\partial A^i}{\partial x^l} + \Gamma_{kl}^i A^k \right) dx^l$$

Como vemos a la derivada normal de la magnitud física con la que estemos operando, se le suma un término adicional, Γ_{kl}^i , que se define así:

$$\Gamma_{kl}^i = \frac{1}{2} g^{im} \left(\frac{\partial g_{mk}}{\partial x^l} + \frac{\partial g_{ml}}{\partial x^k} - \frac{\partial g_{kl}}{\partial x^m} \right)$$

Esta magnitud y otra semejante que se puede ver al principio de este escrito, reciben el nombre de "símbolos de Christoffel", y como vemos son combinaciones de derivadas del tensor fundamental, que es el que determina la métrica (la regla para medir distancias) de la variedad en la que se encuentren las magnitudes físicas con las que estemos operando.

De modo que nos dicen cómo varía la métrica a medida que pasamos de un punto a otro que esté junto a él, o a medida que recorremos la variedad de una manera continua, pues como vemos se deriva con respecto a las coordenadas; el que estas tengan índices distintos revela que la formula, cuando se desarrolla, nos da las variaciones en toda dirección posible.

Utilizando el principio de mínima acción se obtienen las fórmulas de las "distancias más cortas" para llegar de un "punto" a otro en una variedad curva, que tienen esta forma:

$$\frac{d^2 x^i}{ds^2} + \Gamma_{kl}^i \frac{dx^k}{ds} \frac{dx^l}{ds} = 0$$

En el caso de la Relatividad, el primer término (o "sumando"), representa la "cuadriaceleración"; el segundo incluye como vemos un "símbolo de Christoffel" lo que indica que se trata de la "línea de recorrido más corto" en una variedad curva; la igualación a cero muestra que se usa el principio de mínima acción para obtener la ecuación; es el equivalente a una línea recta en una variedad euclídea, y recibe el nombre de "geodésica".

Estos procedimientos matemáticos eran justamente los que Einstein necesitaba para formular las ideas de la Relatividad General, y los iremos considerando en detalle en los siguientes números de esta serie.

Pero lo que hemos tratado en este primer escrito, ya nos permite hacernos una idea de cómo funciona el "cálculo tensorial" y por qué hay que "reformular", por decirlo así, las leyes de la física en el lenguaje matemático del cálculo tensorial.

El sistema de ecuaciones que hemos obtenido para transformar las componentes de un "vector" al cambiar de un sistema de coordenadas a otro, ya se puede considerar como un "tensor", y de hecho, así es como se consideran los vectores, como tensores de menor rango; veamos por qué:

$$dh = \frac{\partial h}{\partial x} dx + \frac{\partial h}{\partial y} dy + \frac{\partial h}{\partial z} dz$$

$$du = \frac{\partial u}{\partial x} dx + \frac{\partial u}{\partial y} dy + \frac{\partial u}{\partial z} dz$$

$$dv = \frac{\partial v}{\partial x} dx + \frac{\partial v}{\partial y} dy + \frac{\partial v}{\partial z} dz$$

En el primer miembro de cada una de estas tres ecuaciones, tenemos los valores de las componentes del vector en un sistema de coordenadas, y en el segundo miembro tenemos sus valores en

245

el otro sistema; considerando el sistema como un solo "objeto matemático", podemos decir que el primer miembro representa al vector en un sistema de coordenadas, y el segundo miembro lo representa en el otro, y como vemos, el valor es el mismo en los dos sistemas, siempre que las coordenadas "x", "y", "z" vayan acompañadas de las derivadas parciales correspondientes.

Esto se ve más claro cuando se utiliza la notación de subíndices y superíndices, típica del cálculo tensorial; puesto que hay que operar con sistemas de ecuaciones muy grandes, se utiliza una notación "compacta", por decirlo así, que se hace más manejable, y solo hay que desarrollarla, cuando se tienen que hacer ya los cálculos numéricos; el sistema de ecuaciones de arriba, y otros incluso mucho mayores, pueden representarse por la siguiente ecuación:

$$\mathrm{d}x'_\sigma = \sum_\nu \frac{\partial x'_\sigma}{\partial x_\nu} \mathrm{d}x_\nu$$

(*donde* $\sigma, \nu, etc. = 1, 2, 3, 4, \ldots, n$; y cuando hay que hacer los cálculos numéricos se sustituyen las letras que se usan como índices por los conjuntos de números que correspondan, la suma que se simboliza por $\sum$ se desarrolla, y la ecuación "comprimida" de arriba se vuelve a transformar en el sistema de ecuaciones)

Y la transformación de un tensor, en general, se representa por medio de fórmulas semejantes a esta:

$$A'^{\sigma} = \sum_{\nu} \frac{\partial x'_{\sigma}}{\partial x_{\nu}} A^{\nu}$$

donde los subíndices y los superíndices representan componentes "covariantes" y "contravariantes", respectivamente, siendo unas inversas de las otras, lo que permite invertir las operaciones de transformación de coordenadas cuando es necesario.

Pero hay otra razón muy importante para utilizar tanto el "jacobiano" de una transformación, como su correspondiente "jacobiano" inverso: El conjunto de derivadas parciales que constituyen un jacobiano, pueden también colocarse como los elementos de una matriz, utilizando paréntesis curvos, en lugar de las dos líneas rectas del determinante, y como sabemos, el producto de una matriz por su inversa da como resultado la matriz unidad.

Puede que tengamos que hacer operaciones entre magnitudes físicas, que, expresadas en forma tensorial, contengan, algunas de ellas, uno o más jacobianos, y en algunas de las otras haya jacobianos inversos. Si tenemos que multiplicar dos magnitudes en las que sea así, los jacobianos inversos se cancelarán entre sí.

En la "notación de índices" esto se reflejará en que en el producto resultante un índice covariante se cancelará con otro contravariante del mismo tipo, y esto reducirá el rango del tensor.

Tal operación se llama "reducción" o "contracción" del tensor; de hecho, el producto escalar de vectores que hemos considerado antes se puede considerar como tal operación, pues cancela el índice que utilizaríamos para representar abreviadamente las componentes de los vectores, dejando una cantidad escalar, sin ningún índice que represente componentes.

En la fórmula de arriba podemos considerar que el primer miembro representa el "tensor" en un sistema de coordenadas, y el segundo representa la misma magnitud física transformada a otro sistema; y el signo "igual" entre los dos miembros de la ecuación indica que el valor es el mismo en ambos.

Vamos a ver un ejemplo que muestra como esta forma de expresar las transformaciones garantiza la invariancia, es decir, que las magnitudes tengan el mismo valor en todos los sistemas de coordenadas.

Por ejemplo, en una variedad de cuatro dimensiones diremos que 4 cantidades tales como A_ν , ($\nu = 1,2,3,4$) son las componentes de un cuadrivector covariante si se cumple la siguiente condición:

$$\sum_\nu A_\nu \, B^\nu = invariante$$

Donde "invariante" significa que es una cantidad escalar que en un punto determinado tiene el mismo valor en todos los sistemas.

La condición se cumple porque las expresiones tensoriales de los dos cuadrivectores son, respectivamente:

$$B^\nu = \sum_\nu \frac{\partial x'_\sigma}{\partial x_\nu} \, B_\nu$$

$$A_\nu = \sum_\nu \frac{\partial x_\nu}{\partial x'_\sigma} A^\nu$$

De modo que:

$$\sum_\nu A_\nu B^\nu = \sum_\nu \left(\frac{\partial x_\nu}{\partial x'_\sigma} \frac{\partial x'_\sigma}{\partial x_\nu} A^\nu B_\nu \right) = \sum_\nu A^\nu B_\nu$$

Como vemos, los dos jacobianos, los dos conjuntos de derivadas parciales, son inversos uno del otro, su multiplicación equivale a multiplicar una matriz por su inversa, y el resultado es la matriz unidad; por tanto podemos decir que se cancelan entre sí, y nos queda la suma de cuatro valores fijos: las componentes de los cuadrivectores en algún punto de la variedad, una magnitud invariante.

Como veremos con más detalle, los "tensores" se expresan siempre de manera que vayan acompañados de las magnitudes compensatorias adecuadas, para que las entidades físicas que representan tengan el mismo valor en todos los sistemas de coordenadas, y como se puede ver en el ejemplo considerado, generalmente son el conjunto de derivadas parciales que constituyen el "jacobiano" de la transformación.

Además de los métodos de notación "compacta" que hemos visto antes, se utilizan convenios de suma que ya explicaremos, que hacen innecesario usar el símbolo habitual para representar una suma o sumatorio (la letra griega "sigma mayúscula": $\sum$) ; todo eso requiere establecer ciertas reglas para manejar los subíndices y superíndices que se utilizan en las fórmulas, y aprender a desarrollarlas cuando hay que hacer los cálculos.

Antes hemos comentado que los científicos tenían un motivo para desarrollar métodos matemáticos en los que los valores de las magnitudes físicas fundamentales no dependiesen del sistema de coordenadas utilizado, y tuviesen el mismo valor en todos ellos.

Pero había otra motivación importante procedente de lo que pudiéramos llamar la "matemática pura", concretamente de la geometría.

Y, como veremos, ambos motivos están íntimamente relacionados, pues el uso de coordenadas curvilíneas generalizadas y arbitrarias, que como hemos visto, parece ser un requisito físico necesario, implica que en realidad estamos haciendo física en "variedades geométricas" con curvaturas y deformaciones de todo tipo. Y la Relatividad General de Einstein confirmó definitivamente que es así.

Uno puede considerar a la geometría como "matemáticas puras". Por ejemplo podemos empezar con los axiomas de la geometría euclídea, que es la geometría más familiar, la que se estudia ya en el colegio y en el instituto, y derivar de dichos axiomas las fórmulas geométricas sin hacer ninguna referencia al mundo físico.

Pero lo cierto es que la geometría se puede también considerar una ciencia física, y de hecho el hombre descubrió la geometría (palabra derivada del griego, que significa: "medición de la tierra") en el mundo físico.

La Relatividad General de Einstein pone de manifiesto claramente la íntima relación, prácticamente la identificación, entre geometría y física.

En años recientes se está proponiendo que el "mundo matemático" y el "mundo físico" son en realidad lo mismo (aunque seguramente el "mundo matemático" contenga más realidades que las que se han descubierto hasta ahora en el "mundo físico").

En tiempos del famoso matemático Carl Friedrich Gauss, había dudas sobre el hecho de que la geometría clásica euclídea fuese la verdadera geometría del mundo real.

Gauss mismo intentó hacer comprobaciones experimentales sobre el tema. En la geometría euclídea, una de las reglas más conocidas que se cumple, es que la suma de los tres ángulos de cualquier triángulo da como resultado siempre 180°. Con la colaboración de unos ayudantes intentó comprobar si esto era así realmente en un triángulo muy grande, haciendo mediciones desde las cimas de tres montañas alejadas, de los ángulos del "triángulo" formado por las visuales entre las tres cimas: No encontró desviaciones de la predicción de la geometría euclídea, pero la desviación sí existe.

Lo que ocurre es que la superficie esférica de la Tierra es muy grande en comparación con nuestro tamaño y el de nuestros instrumentos, y una parte relativamente pequeña de su superficie se puede considerar prácticamente plana.

Si se trazase un triángulo sobre la superficie del planeta de un tamaño mucho mayor que el que utilizó Gauss, se comprobaría que la suma de sus tres ángulos es mayor de 180°.

Aunque los axiomas se consideran en matemáticas verdades tan evidentes que no necesitan demostración, los matemáticos habían obtenido demostraciones convincentes de los axiomas de Euclides, el famoso geómetra griego, excepto de uno de ellos, el llamado "axioma de las paralelas".

Ese axioma afirma que: "por un punto exterior a una recta solo se puede trazar una línea paralela a ella". Parece algo evidente, pero a pesar de muchos intentos no se consiguió lo que se podría llamar una "demostración estrictamente matemática" de él.

El hecho de que la superficie de la Tierra es aproximadamente esférica, se sabía ya, como mínimo desde la época griega clásica. Una prueba de que así era se podía obtener observando la sombra que la Tierra proyecta sobre la superficie lunar en los eclipses de Luna, cuando la Tierra se interpone entre la Luna y el Sol. La sombra siempre es una curva.

Pero supongamos que eso no se supiera y hagamos una especie de "experimento mental": Dos barcos están situados justamente en la línea del ecuador, aunque en diferentes puntos de ella, a muchísimos kilómetros el uno del otro, y empiezan a avanzar hacia el norte manteniendo ambos una trayectoria perfectamente recta, siempre perpendicular al ecuador. Convencidos de que la Tierra es plana suponen que sus trayectorias "paralelas" en todo momento (por ser las dos perfectamente perpendiculares a la línea del ecuador), no llegarán a juntarse nunca. Sin embargo cuando ambos lleguen al "polo norte" y se encuentren en él, comprenderán que realmente han estado viajando sobre una superficie esférica.

Gauss mostró que si unos "seres imaginarios completamente planos" viviesen en un inmenso mundo plano (de dos dimensiones), como una gran hoja de papel pero con un relieve con muchas curvaturas, alturas y depresiones, además de grandes llanuras, podrían determinar completamente la geometría de su mundo plano sin necesidad de considerar que tal "mundo" está inmerso, desde nuestro punto de vista tridimensional, en un "espacio" con una dimensión adicional, haciendo sus mediciones y experimentos exclusivamente en el plano bidimensional.

Después de todo eso es lo que hacen los que elaboran mapas de partes de la superficie de la Tierra usando métodos geodésicos.

Como ocurre con la geometría de la superficie terrestre, cuando se consideran grandes extensiones de ella, los habitantes del "mundo bidimensional" descubrirían que su geometría no es "euclídea".

Y, como hemos dicho, lo harían sin necesidad de ser conscientes en absoluto de que "hay una tercera dimensión" que ellos no perciben.

Para ello trazarían líneas coordenadas sobre la superficie, llamadas "coordenadas de Gauss" (algo parecido a los meridianos y paralelos que nosotros trazamos en los mapas de la Tierra), y usándolas para hacer mediciones, descubrirían que la geometría de su mundo se desvía de las predicciones de la geometría euclídea.

Esas desviaciones harían necesario, para medir distancias, utilizar un "teorema de Pitágoras" modificado; los cuadrados de las diferenciales de las coordenadas tendrían que ir multiplicados por unas cantidades determinadas para obtener valores correctos en las distancias, y como las curvaturas pueden ser diferentes en diferentes lugares, y por tanto con diferentes coordenadas, tales cantidades serían funciones de las coordenadas.

Esta "variante" del teorema de Pitágoras, aplicable a todo tipo de variedad geométrica, tenga la curvatura que tenga, se escribe abreviadamente así:

$$ds^2 = \sum g_{ik} \, dx^i dx^k$$

En el caso particular en el que la geometría sea euclídea, es decir sin curvaturas, las g_{ik} se reducen a la unidad, y los productos de cada dos coordenadas se vuelven a expresar como el cuadrado de una, de modo que la fórmula se transforma en el teorema de Pitágoras habitual. Se puede decir que es un "teorema de Pitagoras" generalizado, que incluye al teorema de Pitágoras habitual como un caso particular.

Como la forma que tomen esas funciones depende de las diversas formas de las curvaturas, conociéndolas se puede determinar completamente la forma del "espacio bidimensional" que estamos considerando, y en qué medida se desvía en cada "punto", de la geometría euclídea. Por tanto se llama a esas funciones "la métrica" del "espacio" o "variedad" bajo estudio.

Estas ideas y métodos matemáticos se pueden aplicar igualmente al "espacio tridimensional". El ejemplo que utilizó Gauss del "mundo plano" no debería hacernos pensar que nuestro "espacio tridimensional" está inmerso a su vez en otro "espacio" de una dimensión mayor; (eso es un asunto que tal vez consideremos en otros contextos, pues actualmente se está investigando cómo se genera la realidad que experimentamos a partir de "información", se están aplicando ideas de "informática cuántica", e incluso se considera que la realidad "tridimensional" que experimentamos podría originarse como una especie de "proyección holográfica" de información codificada en una frontera de menor dimensión).

Volviendo al ejemplo que utilizó Gauss, su extensión al espacio tridimensional solo significa que la geometría de éste se desvía de la geometría euclídea, y las funciones que constituyen la "métrica" de cada "espacio" o "variedad" determinan en qué proporción se desvía.

Además de Gauss, otros matemáticos, como Bolyai y Lobachevsky, desarrollaron independientemente geometrías no euclídeas.

Riemann desarrolló ampliamente los trabajos iniciados por Gauss, y otros matemáticos y físicos también hicieron contribuciones muy importantes.

Para dar a estos métodos matemáticos la mayor generalidad posible, se formularon de manera que pudieran aplicarse a "variedades" de cualquier número de dimensiones, pues en física y matemáticas se utilizan estructuras como los "espacios de configuración" y los "espacios de fases", que contienen todas las configuraciones posibles que pueda tomar cualquier estructura, sistema, o conjunto de entidades físicas, o todas las fases por las que pasa un proceso, y son "espacios matemáticos" de muchas dimensiones. En la teoría cuántica se emplean los "espacios de Hilbert" de infinitas dimensiones. Algún filósofo ha propuesto que tal vez deberíamos considerar tales "espacios" o "variedades" tan reales como el espacio físico tridimensional, que, al fin y al cabo, también es un tipo particular de "espacio matemático", tal como la geometría euclídea se puede considerar como un caso particular (de curvatura cero) de las geometrías más generales.

Ya consideramos antes también que al operar con vectores tridimensionales, surgen magnitudes con mayor número de componentes, y la Relatividad debe formularse en una variedad de cuatro dimensiones.

Es fácil comprender que a partir de la fórmula fundamental:

$$ds^2 = \sum g_{ik} \, dx^i dx^k$$

que como vemos contiene las cantidades g_{ik} que determinan la "métrica", y los Símbolos de Christoffel:

$$\Gamma_{i,kl} = \frac{1}{2}\left(\frac{\partial g_{ik}}{\partial x^l} + \frac{\partial g_{li}}{\partial x^k} - \frac{\partial g_{kl}}{\partial x^i}\right)$$

$$\Gamma^i_{kl} = \frac{1}{2}\,g^{im}\left(\frac{\partial g_{mk}}{\partial x^l} + \frac{\partial g_{ml}}{\partial x^k} - \frac{\partial g_{kl}}{\partial x^m}\right)$$

que muestran cómo van variando esas magnitudes al ir variando las coordenadas, como si nos fuéramos desplazando por toda la "variedad", podemos obtener a partir de esas fórmulas, el llamado "Tensor de curvatura" o "Tensor de Riemann-Christoffel", que define completamente la variedad en cuestión.

Y con estas explicaciones se puede decir que ya disponemos de una comprensión básica del cálculo tensorial y de las geometrías no euclídeas.

Para aplicarlo a la Relatividad General, se necesita disponer de otro tensor: el "Tensor energía-impulso de la materia", pues la Relatividad General es una teoría de la gravedad, y la materia es la fuente de la gravedad.

De acuerdo con la Relatividad General un objeto astronómico masivo, origina una distorsión en la geometría del espacio-tiempo, que hace que los cuerpos en su entorno se muevan en trayectorias curvas, explicando así la gravedad y sus efectos.

De modo que Einstein estableció unas "ecuaciones de campo" en las que en el primer miembro figura el tensor de curvatura (una variante que consideró adecuada para su teoría, del tensor de Riemann-Christoffel, el tensor de la geometría) y en el otro miembro figura el tensor energía-impulso de la materia, con magnitudes como la densidad y otras, multiplicado por una constante que es el equivalente de la constante de Gravitación de Newton. De hecho contiene a la constante de Newton, pero también otras cantidades, como la velocidad de la luz, para ajustarse a los requisitos de la relatividad, y alguna otra para equiparar el contenido dimensional en ambos miembros de la ecuación. De este modo relacionó la geometría del espacio-tiempo con su contenido material.

Como la teoría de Newton permite obtener muy buenas aproximaciones, la distorsión de la geometría en el entorno del Sol debe ser pequeña, y esto permitió usar la aproximación de Newton como guía y permitió hacer cálculos.

Pero el uso de las fórmulas tensoriales tuvo su efecto y dio como resultado pequeñas desviaciones, pero estas dieron los valores correctos que la observación había revelado.

Siendo la Relatividad General de Einstein una teoría tan importante para entender el Universo en que vivimos, y siendo necesario un buen entendimiento de ella para comprender los desarrollos de las investigaciones más recientes, merece la pena comprenderla a un nivel avanzado, y no solo a nivel de divulgación.

Se ha dicho que es una de las teorías físicas más bellas, y logró explicar una de las pocas cosas que la física de Newton no hizo: el avance del perihelio de Mercurio, descubierto por Leverrier mucho antes de que Einstein la desarrollara; predijo también la desviación de la luz al ser afectada por la fuerza gravitatoria del

Sol, y el retardo temporal que origina un campo gravitatorio. Esas son las tres verificaciones iniciales, clásicas, que confirmaban la validez de la teoría; consideraremos cómo se hacen los cálculos para obtenerlas; en años recientes, observaciones astronómicas de precisión, así como la necesidad de tomarla en cuenta para que el sistema GPS proporcione datos precisos, han mostrado su validez hasta un grado impresionante.

El entender el "cálculo diferencial absoluto" o "cálculo tensorial", nos permitirá considerar muchas ramas importantes de las matemáticas, como cálculo vectorial, matrices y determinantes, cálculo diferencial e integral, y otras áreas, cuyo entendimiento nos será útil también en muchos otros campos de la ciencia.

CONVENIO DE SUMA

ECUACIONES DE LAS GEODÉSICAS

OPERACIONES CON TENSORES

CUADRIVECTOR CONTRAVARIANTE

SUMA Y RESTA DE TENSORES

CUADRIVECTOR COVARIANTE

CONVENIO DE SUMA

Al fijarnos en estas expresiones:

$$dx'_\sigma = \sum_\nu \frac{\partial x'_\sigma}{\partial x_\nu} dx_\nu$$

$$A'^\sigma = \sum_\nu \frac{\partial x'_\sigma}{\partial x_\nu} A^\nu$$

que, como se ha explicado , representan de forma abreviada los sistemas de ecuaciones que hay que utilizar para pasar de un sistema de coordenadas a otro, podemos notar que el índice con respecto al que se efectúa la suma, el que aparece bajo la sigma mayúscula con la que indicamos que se trata de un sumatorio, una suma de términos de la forma que va a continuación de dicho símbolo de suma, es un índice que en la expresión que sigue a la sigma mayúscula, aparece repetido dos veces.

Ese hecho permite abreviar aún más las expresiones, porque no necesitamos escribir el símbolo de suma, pues los índices que aparecen dos veces ya nos revelan cómo hay que desarrollar la suma: se debe sumar con respecto a dichos índices, es decir, se debe volver a obtener el sistema de ecuaciones completo, sustituyendo tales índices por los valores numéricos correspondientes, así:

$$dx'_1 = \frac{\partial x'_1}{\partial x_1} dx_1 + \frac{\partial x'_1}{\partial x_2} dx_2 + \frac{\partial x'_1}{\partial x_3} dx_3 + \frac{\partial x'_1}{\partial x_4} dx_4$$

$$dx'_2 = \frac{\partial x'_2}{\partial x_1} dx_1 + \frac{\partial x'_2}{\partial x_2} dx_2 + \frac{\partial x'_2}{\partial x_3} dx_3 + \frac{\partial x'_2}{\partial x_4} dx_4$$

$$dx'_3 = \frac{\partial x'_3}{\partial x_1} dx_1 + \frac{\partial x'_3}{\partial x_2} dx_2 + \frac{\partial x'_3}{\partial x_3} dx_3 + \frac{\partial x'_3}{\partial x_4} dx_4$$

$$dx'_4 = \frac{\partial x'_4}{\partial x_1} dx_1 + \frac{\partial x'_4}{\partial x_2} dx_2 + \frac{\partial x'_4}{\partial x_3} dx_3 + \frac{\partial x'_4}{\partial x_4} dx_4$$

y las expresiones:

$$dx'_\sigma = \sum_\nu \frac{\partial x'_\sigma}{\partial x_\nu} dx_\nu$$

$$A'^\sigma = \sum_\nu \frac{\partial x'_\sigma}{\partial x_\nu} A^\nu$$

se pueden escribir así:

$$dx'_\sigma = \frac{\partial x'_\sigma}{\partial x_\nu} dx_\nu$$

$$A'^{\sigma} = \frac{\partial x'_{\sigma}}{\partial x_{\nu}} A^{\nu}$$

pero recordando siempre que representan una suma, que al desarrollar la ecuación nos da el sistema de cuatro ecuaciones completo que hemos escrito arriba. Si la variedad con la que estemos tratando tuviese otra "dimensión" en lugar de cuatro, el sistema desarrollado tendría más ecuaciones y más términos en las sumas, pero su estructura sería semejante al sistema que hemos escrito.

Los "índices de suma" reciben el nombre de "índices mudos", puesto que no expresan operaciones entre tensores, sino solamente como desarrollar la suma representada por la ecuación abreviada.

Pero a los demás índices se les llama "índices libres", y los cambios que se hacen entre ellos y con ellos, representan operaciones determinadas que iremos considerando.

Cuando a tales índices se les dan también sus valores numéricos, el sistema se amplía aún más.

ECUACIONES DE LAS GEODÉSICAS

Como ya se explicó en el número anterior, las ecuaciones de las líneas geodésicas en variedades no euclídeas, con curvaturas de cualquier tipo, se obtienen utilizando el cálculo de variaciones y el principio de mínima acción; corresponden a las líneas rectas en una variedad euclídea.

La variación de la integral de acción podemos expresarla así:

$$\delta S = -mc \ \delta \int ds = 0$$

El factor "$-mc$" se incluye por conveniencia cuando el cálculo tensorial se está aplicando a la Relatividad.

El campo gravitatorio en la Relatividad, no es sino un cambio en la métrica del espacio-tiempo, que se manifiesta en un cambio en la expresión de "ds" en función de las coordenadas dx^i.

De modo que en un campo gravitatorio la "línea de universo" que recorre la partícula es una extremal, un mínimo o "geodésica" en el espacio-tiempo de cuatro dimensiones.

Como el campo gravitatorio es una distorsión del espacio-tiempo, éste no es galileano, y por tanto la línea no será una recta, y el movimiento de la partícula no será ni rectilíneo ni uniforme.

Las ecuaciones de las "geodésicas", que son las ecuaciones del movimiento de una partícula en un campo gravitatorio, pueden obtenerse también, de una manera muy sencilla, utilizando una generalización adecuada de la ecuación diferencial que representa el movimiento libre de una partícula en la teoría de la relatividad especial, o sea, en un sistema de coordenadas cuatridimensional galileano.

Estas ecuaciones son:

$$\frac{du^i}{ds} = 0$$

o, $du^i = 0$, donde $u^i = \frac{dx^i}{ds}$, de modo que u^i es la "cuadrivelocidad", la derivada o variación de las coordenadas de espacio-tiempo x^i con respecto al "intervalo" infinitesimal "ds".

La igualación a cero de du^i indica que no hay aceleración, y por tanto el movimiento de la partícula es rectilíneo y uniforme (como la velocidad no varía, es constante, y su derivada es igual a cero).

Naturalmente, en el caso de coordenadas curvilíneas, la ecuación equivalente es:

$$Du^i = 0$$

puesto que hay que aplicar la "derivación covariante", sumando a las derivadas normales de las magnitudes, las variaciones debidas al sistema de coordenadas utilizado, dando lugar a esta expresión:

$$DA^i = \left(\frac{\partial A^i}{\partial x^l} + \Gamma^i_{kl} A^k \right) dx^l$$

cuyo segundo miembro puede ser escrito también así:

$$du^i + \Gamma^i_{kl} u^k dx^l$$

De modo que la condición:

$$Du^i = 0$$

equivaldría a la siguiente ecuación:

$$du^i + \Gamma^i_{kl} u^k dx^l = 0$$

Dividiendo todos los términos en ambos miembros por "ds" obtenemos:

$$\frac{d^2x^i}{ds^2} + \Gamma^i_{kl} \frac{dx^k}{ds} \frac{dx^l}{ds} = 0$$

que, como presentamos en el número anterior, es la ecuación de las "geodésicas" en una variedad no euclídea. (El primer término de la suma del primer miembro es la derivada segunda de las coordenadas x^i, de modo que representa la cuadriaceleración).

Vemos así que el movimiento de una partícula en un campo gravitatorio, está determinado por las magnitudes Γ^i_{kl}, que a su vez están determinadas por las g_{ik}, pues ambos tipos de magnitudes están relacionados por las expresiones:

$$\Gamma_{i,kl} = \frac{1}{2}\left(\frac{\partial g_{ik}}{\partial x^l} + \frac{\partial g_{li}}{\partial x^k} - \frac{\partial g_{kl}}{\partial x^i}\right)$$

$$\Gamma^i_{kl} = \frac{1}{2}g^{im}\left(\frac{\partial g_{mk}}{\partial x^l} + \frac{\partial g_{ml}}{\partial x^k} - \frac{\partial g_{kl}}{\partial x^m}\right)$$

los llamados "símbolos de Christofell".

Como el "intervalo" infinitesimal (o "elemento de línea"), se obtiene a partir de la fórmula:

$$ds^2 = \sum g_{ik}\ dx^i dx^k$$

(que podemos escribir simplemente así:

$$ds^2 = g_{ik}\ dx^i dx^k$$

por el "convenio de suma" explicado al principio), que es, tal como se explica en el primer número, un "teorema de Pitágoras" generalizado, aplicable a toda variedad, las magnitudes g_{ik} son las que determinan el grado de curvatura de las variedades no euclídeas, es decir, en qué medida se desvían ***en cada punto*** de una variedad euclídea.

La desviación o distorsión puede ser diferente en "lugares" distintos de la variedad. De modo que los valores de las g_{ik} pueden cambiar con un simple "desplazamiento infinitesimal", y el cambio de valores, puede además ser diferente para cada posible "dirección" en que nos desplacemos.

De manera que se requieren los "símbolos de Christofell", que como vemos son combinaciones de derivadas de las magnitudes g_{ik} con respecto a variaciones infinitesimales de las coordenadas en toda dirección posible.

Vemos pues, que estos métodos matemáticos son de una generalidad tan grande, que es muy apropiado que también se llame a este tipo de "cálculo", "cálculo diferencial absoluto".

OPERACIONES CON TENSORES

CUADRIVECTOR CONTRAVARIANTE

Un conjunto de cuatro cantidades con los valores: $A^1 \, A^2 \, A^3 \, A^4$, [abreviado como A^ν, $(\nu = 1, 2, 3, 4)$], en un sistema de coordenadas, que al ser referidas a otra sistema, se transformen en sus valores, de acuerdo con la ley:

$$A'^{\sigma} = \sum_{\nu} \frac{\partial x'_{\sigma}}{\partial x_{\nu}} A^{\nu}$$

$$(\sigma = 1, 2, 3, 4)$$

son, por definición, las componentes de un cuadrivector contravariante.

Los valores de las coordenadas en un sistema guardan una determinada relación funcional con sus valores en el otro sistema, que se puede expresar así:

$$x'_1 = \phi_1(x_1, x_2, x_3, x_4)$$

$$x'_2 = \phi_2(x_1, x_2, x_3, x_4)$$

$$x'_3 = \phi_3(x_1, x_2, x_3, x_4)$$

$$x'_4 = \phi_4(x_1, x_2, x_3, x_4)$$

La explicación de por qué esto es así la consideramos ya en el número anterior, y la recordamos aquí:

"Para hallar las fórmulas de transformación de un sistema de coordenadas cualquiera a otro, que sean de la mayor generalidad posible, es decir que permitan hacer transformaciones de unos sistemas a otros, sean cuales sean los tipos de coordenadas de los sistemas implicados (coordenadas cartesianas, esféricas, cilíndricas, o curvilíneas en general, de cualquier forma arbitraria), lo que se necesita es conocer cuánto ha variado el valor de *cada componente* en el nuevo sistema *con relación a cada una de las componentes* del otro sistema.

Expresándolo directamente, para que se comprenda bien la idea clave, pensemos en dos sistemas de coordenadas de tres ejes, que comparten el mismo "origen" (ese es el único "punto" que tienen en común), e identifiquemos a cada uno de ellos por medio de una letra distinta; podemos llamar a los ejes del primer sistema "x", "y" y "z", y a los del segundo "h", "u" y "v", por ejemplo.

Como estamos usando cálculo infinitesimal, las variaciones que buscamos son las "tasas de cambio" infinitesimales, que, como sabemos, son las "derivadas" de unas magnitudes respecto a otras, con las que guardan una determinada relación funcional.

De modo que, en el ejemplo que estamos considerando, el valor de "h" se diferenciará del valor de "x" en una cantidad determinada, y se diferenciará del valor de "y" en otra cantidad *distinta*, y del valor de "z" en otra cantidad *también distinta* de las otras dos.

Podemos, por tanto, considerar a "h" como una función de las tres "variables": "x", "y", "z". (hemos llamado "variables" a "x", "y", y "z", porque queremos representar con ellas a todo sistema de coordenadas tridimensional posible, pues estamos buscando una regla general de transformación de coordenadas, y en cada sistema tendrán un valor distinto).

La derivada de una función de más de una variable se calcula derivando por separado la función con respecto a cada una de las variables, y luego sumando las "derivadas parciales" obtenidas. La razón es la misma que cuando hallamos la derivada de una suma de funciones distintas de la misma variable: la derivada total de la función es la suma de todas las derivadas, pues cada función en la suma hace su "aportación" (en general diferente a las otras) a la "variación total" de la función.

Para distinguir las "derivadas parciales" de la derivada normal de una función de una sola variable, en lugar de utilizar la "d" latina en la expresión de las diferenciales, se utiliza la letra del alfabeto griego $"\partial"$, *delta minúscula* .

De modo que la derivada (o tasa total de variación) de "h" con respecto a la función de tres variables $f(x, y, z)$, la escribiremos así:

$$dh = \frac{\partial h}{\partial x} dx + \frac{\partial h}{\partial y} dy + \frac{\partial h}{\partial z} dz$$

A continuación tendremos que hacer lo mismo para hallar las variaciones de las otras dos coordenadas o componentes: "u" y "v", de modo que la transformación de coordenadas de un sistema a otro se realiza utilizando el sistema de ecuaciones:

$$dh = \frac{\partial h}{\partial x} dx + \frac{\partial h}{\partial y} dy + \frac{\partial h}{\partial z} dz$$

$$du = \frac{\partial u}{\partial x} dx + \frac{\partial u}{\partial y} dy + \frac{\partial u}{\partial z} dz$$

$$dv = \frac{\partial v}{\partial x} dx + \frac{\partial v}{\partial y} dy + \frac{\partial v}{\partial z} dz$$

En este ejemplo hemos usado sistemas de tres coordenadas, que seguramente nos hacen pensar en las coordenadas de posición en el espacio tridimensional con el que estamos familiarizados.

En este "espacio" o "variedad tridimensional", la posición de un objeto con relación a un sistema de coordenadas o el valor de una magnitud vectorial, tienen, como hemos visto, tres componentes.

Pero en física hay que hacer operaciones con dos o más de tales magnitudes, y eso puede dar lugar a obtener otras magnitudes, que pueden tener más de tres componentes".

Este ejemplo fácil de entender, se puede extender a magnitudes de más de tres componentes, como son los vectores familiares en el espacio tridimensional.

Como en Relatividad tenemos que operar con una variedad de cuatro dimensiones, las relaciones funcionales entre los valores de las componentes entre un sistema y otro son, como hemos visto:

$$x_1' = \phi_1(x_1, x_2, x_3, x_4)$$

$$x_2' = \phi_2(x_1, x_2, x_3, x_4)$$

$$x_3' = \phi_3(x_1, x_2, x_3, x_4)$$

$$x_4' = \phi_4(x_1, x_2, x_3, x_4)$$

Y podremos hallar los valores en un sistema de coordenadas, a partir de sus valores en el otro, con el sistema de ecuaciones:

$$dx_1' = \frac{\partial x_1'}{\partial x_1} dx_1 + \frac{\partial x_1'}{\partial x_2} dx_2 + \frac{\partial x_1'}{\partial x_3} dx_3 + \frac{\partial x_1'}{\partial x_4} dx_4$$

$$dx_2' = \frac{\partial x_2'}{\partial x_1} dx_1 + \frac{\partial x_2'}{\partial x_2} dx_2 + \frac{\partial x_2'}{\partial x_3} dx_3 + \frac{\partial x_2'}{\partial x_4} dx_4$$

$$dx_3' = \frac{\partial x_3'}{\partial x_1} dx_1 + \frac{\partial x_3'}{\partial x_2} dx_2 + \frac{\partial x_3'}{\partial x_3} dx_3 + \frac{\partial x_3'}{\partial x_4} dx_4$$

$$dx_4' = \frac{\partial x_4'}{\partial x_1} dx_1 + \frac{\partial x_4'}{\partial x_2} dx_2 + \frac{\partial x_4'}{\partial x_3} dx_3 + \frac{\partial x_4'}{\partial x_4} dx_4$$

que como vemos es prácticamente igual al utilizado en el ejemplo tridimensional, pero añadiendo una dimensión más.

Si conocemos la dependencia funcional entre los dos sistemas, es decir, la forma de las cuatro funciones:

$$x_1' = \phi_1(x_1, x_2, x_3, x_4)$$

$$x_2' = \phi_2(x_1, x_2, x_3, x_4)$$

$$x_3' = \phi_3(x_1, x_2, x_3, x_4)$$

$$x_4' = \phi_4(x_1, x_2, x_3, x_4)$$

podremos resolver el sistema, hallando el valor de las derivadas parciales que aparecen en él, que constituyen el jacobiano de la transformación.

En el caso tridimensional el determinante jacobiano era:

$$\begin{vmatrix} \dfrac{\partial h}{\partial x} & \dfrac{\partial h}{\partial y} & \dfrac{\partial h}{\partial z} \\[2mm] \dfrac{\partial u}{\partial x} & \dfrac{\partial u}{\partial y} & \dfrac{\partial u}{\partial z} \\[2mm] \dfrac{\partial v}{\partial x} & \dfrac{\partial v}{\partial y} & \dfrac{\partial v}{\partial z} \end{vmatrix}$$

Y en este caso será:

$$\begin{vmatrix} \dfrac{\partial x_1'}{\partial x_1} & \dfrac{\partial x_1'}{\partial x_2} & \dfrac{\partial x_1'}{\partial x_3} & \dfrac{\partial x_1'}{\partial x_4} \\[2mm] \dfrac{\partial x_2'}{\partial x_1} & \dfrac{\partial x_2'}{\partial x_2} & \dfrac{\partial x_2'}{\partial x_3} & \dfrac{\partial x_2'}{\partial x_4} \\[2mm] \dfrac{\partial x_3'}{\partial x_1} & \dfrac{\partial x_3'}{\partial x_2} & \dfrac{\partial x_3'}{\partial x_3} & \dfrac{\partial x_3'}{\partial x_4} \\[2mm] \dfrac{\partial x_4'}{\partial x_1} & \dfrac{\partial x_4'}{\partial x_2} & \dfrac{\partial x_4'}{\partial x_3} & \dfrac{\partial x_4'}{\partial x_4} \end{vmatrix}$$

El índice arriba en la magnitud A^ν indica que es contravariante.

SUMA Y RESTA DE TENSORES

La suma o resta de las componentes correspondientes de dos tensores contravariantes constituyen las componentes de otro tensor contravariante, que podemos expresar, en la notación de índices, con la expresión abreviada:

$$A^\sigma \pm B^\sigma$$

CUADRIVECTOR COVARIANTE

Diremos que la magnitud A^ν es un cuadrivector covariante, si se cumple la condición:

$$\sum_\nu A_\nu\, B^\nu = invariante$$

donde "invariante" significa que es una cantidad escalar que en un punto determinado tiene el mismo valor en todos los sistemas.

La expresión tensorial de B^ν es:

$$B^\nu = \sum_\sigma \frac{\partial x_\nu}{\partial x'_\sigma} B'^\sigma$$

Vemos que el jacobiano en esta expresión es el inverso del de la expresión de B'^σ; esto se debe a que estamos realizando la operación inversa, es decir, estamos invirtiendo la transformación de coordenadas, "volviendo", por decirlo así, al sistema de coordenadas inicial.

Para comprobar que la expresión de B^ν es correcta, podemos utilizar las dos expresiones:

$$B'^\sigma = \sum_\nu \frac{\partial x'_\sigma}{\partial x_\nu} B^\nu$$

$$B^\nu = \sum_\sigma \frac{\partial x_\nu}{\partial x'_\sigma} B'^\sigma$$

La primera de ellas, corresponde, como hemos visto arriba, a un cuadrivectror contravariante.

Prescindiendo de los símbolos de suma, de acuerdo al "convenio de suma" explicado antes, y multiplicando los dos cuadrivectores entre sí, obtenemos:

$$B'^{\sigma}\, B^{\nu} = \frac{\partial x'_{\sigma}}{\partial x_{\nu}}\, B'^{\sigma}\, \frac{\partial x_{\nu}}{\partial x'_{\sigma}}\, B^{\nu}$$

Como vemos los jacobianos de cada uno de los cuadrivectores, son inversos uno del otro, de manera que al multiplicarlos se cancelan entre sí, y nos queda la siguiente igualdad o identidad:

$$B'^{\sigma}\, B^{\nu} = B'^{\sigma}\, B^{\nu}$$

$$B'^{\sigma}\, B^{\nu} \equiv B'^{\sigma}\, B^{\nu}$$

confirmando que la expresión que hemos usado para B^{ν} es correcta.

Sustituyendo en la fórmula de la condición expresada arriba:

$$\sum_{\nu} A_{\nu} \, B^{\nu} = invariante$$

Se pueden usar otras letras para los "índices libres", siempre que los cambios se hagan por igual en todos los lugares en los que aparecen, de modo que:

$$\sum_{\nu} A_{\nu} \, B^{\nu} = \sum_{\sigma} A'_{\sigma} \, B'^{\sigma}$$

$$\sum_{\sigma} A'_{\sigma} \, B'^{\sigma} = \sum_{\nu} A_{\nu} \, B^{\nu}$$

Y como la definición de B^{ν} es:

$$B^{\nu} = \sum_{\sigma} \frac{\partial x_{\nu}}{\partial x'_{\sigma}} \, B'^{\sigma}$$

Sustituyendo obtenemos:

$$\sum_{\sigma} A'_{\sigma} \, B'^{\sigma} = \sum_{\nu} A_{\nu} \, B^{\nu} = \sum_{\nu} A_{\nu} \sum_{\sigma} \frac{\partial x_{\nu}}{\partial x'_{\sigma}} \, B'^{\sigma}$$

$$\sum_{v} A_v \sum_{\sigma} \frac{\partial x_v}{\partial x'_\sigma} B'^\sigma = \sum_{\sigma} B'^\sigma \sum_{v} \frac{\partial x_v}{\partial x'_\sigma} A_v$$

(Al desarrollar esta última ecuación se comprueba que es válido hacer el cambio que observamos en ambos miembros de ella; se obtienen las mismas "sumas de productos", puesto que, como vemos, los factores que se multiplican son los mismos; solo se cambia el orden en el que hacemos las operaciones, y se obtiene el mismo resultado)

Comparando el primer miembro del primer grupo de igualdades y el último de la segunda, podemos ver que:

$$A'_\sigma = \sum_{v} \frac{\partial x_v}{\partial x'_\sigma} A_v$$

que es la definición de un cuadrivector covariante.

La condición se cumple porque las expresiones tensoriales de los dos cuadrivectores son, respectivamente:

$$B^\nu = \sum_\nu \frac{\partial x'_\sigma}{\partial x_\nu} B_\nu$$

$$A_\nu = \sum_\nu \frac{\partial x_\nu}{\partial x'_\sigma} A^\nu$$

De modo que:

$$\sum_\nu A_\nu B^\nu = \sum_\nu \left(\frac{\partial x_\nu}{\partial x'_\sigma} \frac{\partial x'_\sigma}{\partial x_\nu} A^\nu B_\nu \right) = \sum_\nu A^\nu B_\nu$$

Como vemos, los dos jacobianos, los dos conjuntos de derivadas parciales, son inversos uno del otro, su multiplicación equivale a multiplicar una matriz por su inversa, y el resultado es la matriz unidad; por tanto podemos decir que se cancelan entre sí, y nos queda la suma de cuatro valores fijos: las componentes de los cuadrivectores en algún punto de la variedad, una magnitud invariante.

Esto también nos permite entender por qué en el cálculo tensorial se utilizan dos tipos de componentes: covariantes y contravariantes.

Haciéndolo así se garantiza que los tensores tengan el mismo valor en todos los sistemas de coordenadas.

Como hemos visto en el ejemplo considerado, una fórmula que exprese el producto de una magnitud covariante por otra contravariante, da como resultado un invariante, con el mismo valor en ese punto de la variedad en todos los sistemas de coordenadas.

Los índices arriba se refieren a las componentes contravariantes y los índices abajo, a las covariantes.

Aunque los valores de las componentes cambien al pasar a otro "punto" de la variedad en que se encuentran las magnitudes tensoriales, *__en cada punto específico__* de la variedad, los valores de las componentes tendrán un único valor, y éste será el mismo en todos los sistemas de coordenadas.

Todo esto nos permite apreciar la generalidad de este tipo de cálculo, y por qué es muy apropiado llamarlo también "cálculo diferencial absoluto.

Por tanto las relaciones entre las diversas magnitudes, que expresan las leyes fundamentales de la naturaleza en lenguaje matemático, serán las mismas en todos los sistemas, tal como se requiere en física, y especialmente en la Relatividad General.

Desarrollo de una ecuación tensorial

Una de las principales dificultades que tal vez encuentren los estudiantes del cálculo tensorial, sea cómo desarrollar una ecuación tensorial "abreviada" por medio de la notación de índices, para volver a obtener a partir de ella, el sistema de ecuaciones que permite hacer la transformación de coordenadas de unos sistemas a otros.

Por ese motivo daremos aquí unas indicaciones generales sobre este asunto.

$$A'^{\sigma} = \sum_{\nu} \frac{\partial x'_{\sigma}}{\partial x_{\nu}} A^{\nu}$$

Como ya sabemos, la fórmula de arriba expresa la transformación (cuando $\sigma, \nu = 1, 2, 3, 4.$) de los valores de las componentes de un "cuadrivetor" contravariante, cuando tales valores se expresan con relación a otro sistema de coordenadas; o dicho con brevedad: "cómo se transforman las coordenadas al pasar de un sistema a otro".

Para desarrollar la fórmula hay que tener presentes los siguientes puntos:

(1): Los índices que aparecen repetidos dos veces en un mismo término (índices mudos) son los "índices del sumatorio", en este caso el índice $"\nu"$; pueden ser sustituidos por alguna otra letra, pero debe ser la misma en los dos lugares en que aparece. Desarrollaremos la ecuación escribiéndola como una suma de cuatro términos, en cada uno de los cuales el índice será sustituido por los números 1, 2, 3, 4, uno diferente en cada término.

(2) En cuanto a los "índices libres", cada uno también tendrá que ser sustituido en el desarrollo por los números correspondientes: cuatro en el caso de los "cuadrivectores" que se usan en la Relatividad (o, 1, 2, 3, ….n, en el caso de una variedad de "n" dimensiones). También pueden ser sustituidos por cualquier otra letra, pero habrá de hacerse la misma sustitución en todos los lugares en que aparezcan. Sin embargo, en el caso de los "índices libres", *cada uno* de los 4 números *aparecerá solo en una ecuación del sistema.*

De modo que la ecuación:

$$\mathbf{dx}'_\sigma = \sum_\nu \frac{\partial x'_\sigma}{\partial x_\nu} \mathbf{dx}_\nu$$

al ser desarrollada, se convertirá en el sistema de ecuaciones:

$$dx_1' = \frac{\partial x_1'}{\partial x_1} dx_1 + \frac{\partial x_1'}{\partial x_2} dx_2 + \frac{\partial x_1'}{\partial x_3} dx_3 + \frac{\partial x_1'}{\partial x_4} dx_4$$

$$dx_2' = \frac{\partial x_2'}{\partial x_1} dx_1 + \frac{\partial x_2'}{\partial x_2} dx_2 + \frac{\partial x_2'}{\partial x_3} dx_3 + \frac{\partial x_2'}{\partial x_4} dx_4$$

$$dx_3' = \frac{\partial x_2'}{\partial x_1} dx_1 + \frac{\partial x_2'}{\partial x_2} dx_2 + \frac{\partial x_2'}{\partial x_3} dx_3 + \frac{\partial x_2'}{\partial x_4} dx_4$$

$$dx_4' = \frac{\partial x_4'}{\partial x_1} dx_1 + \frac{\partial x_4'}{\partial x_2} dx_2 + \frac{\partial x_4'}{\partial x_3} dx_3 + \frac{\partial x_4'}{\partial x_4} dx_4$$

Como vemos, los ***"índices mudos"*** (o: índices de suma) ***aparecen en cada una de las cuatro ecuaciones***, con sus valores numéricos repetidos dos veces, uno de los números en cada término de la suma, mientras que ***los "índices libres" solo*** *__aparecen una vez, cada uno de ellos en una de las cuatro ecuaciones del sistema.__*

Por tanto hay que tener presente que:

(1). En una variedad de 4 dimensiones, *__un término (o "sumando"), con un índice repetido, da lugar en el desarrollo general a 4 términos distintos,__* es decir, una suma de 4 términos *__en la misma ecuación.__* (En una variedad de "n" dimensiones, serán "n" términos distintos).

(2). *__Un índice sin repetir__*, que se halle en un término de una expresión, deberá encontrarse en el mismo lugar en cada uno de los 4 términos del desarrollo, y *__dará lugar a 4 ecuaciones distintas__*, que formarán el sistema de ecuaciones completo de la transformación. *__En cada una de las cuatro ecuaciones__* aparecerá, en su lugar correspondiente, *__un número de cada uno de los 4 correspondientes a ese índice.__*

En resumen:

Índices mudos: (el mismo índice repetido dos veces)

Desarrollo general: "suma de 4 términos"

Índices libres:

Desarrollo general: "4 ecuaciones o fórmulas distintas"

TENSORES DE ORDEN SUPERIOR

Tensores contravariantes:

Al multiplicar dos vectores, como ya vimos, teníamos que usar la siguiente expresión:

$$(A\,\mathbf{i} + B\,\mathbf{j} + C\,\mathbf{k}) \cdot (D\,\mathbf{i} + F\,\mathbf{j} + G\,\mathbf{k})$$

Como en la aritmética y el álgebra elemental, se multiplica cada uno de los términos de uno de los vectores por cada uno de los términos del segundo, y se suman todos los productos:

$$(A\,\mathbf{i} + B\,\mathbf{j} + C\,\mathbf{k})(D\,\mathbf{i} + F\,\mathbf{j} + G\,\mathbf{k}) =$$

$$= A\,\mathbf{i}.D\,\mathbf{i} + A\,\mathbf{i}.\,F\,\mathbf{j} + A\,\mathbf{i}.G\,\mathbf{k} +$$

$$+B\,\mathbf{j}.\,D\,\mathbf{i} + B\,\mathbf{j}.\,F\,\mathbf{j} + B\,\mathbf{j}.\,G\,\mathbf{k} +$$

$$+C\,\mathbf{k}.\,D\,\mathbf{i} + C\,\mathbf{k}.\,F\,\mathbf{j} + C\,\mathbf{k}.\,G\,\mathbf{k}$$

El resultado de la multiplicación es, por tanto, la suma de 9 productos.

Esto es algo fácil de entender, como podemos ver en un ejemplo aritmético simple:

$$(5 + 3 + 4)\,(6 + 2 + 7) =$$

$$5 \cdot 6 + 5 \cdot 2 + 5 \cdot 7 +$$

$$+3 \cdot 6 + 3 \cdot 2 + 3 \cdot 7 +$$

$$+4 \cdot 6 + 4 \cdot 2 + 4 \cdot 7 =$$

$$= 30 + 10 + 35 + 18 + 6 + 21 + 24 + 8 + 28 = 180$$

Como en este caso tenemos los valores numéricos, podemos hacer primero las sumas entre los paréntesis, y luego multiplicarlas:

$$5 + 3 + 4 = 12$$

$$6 + 2 + 7 = 15$$

$$12 \ \text{x} \ \ 15 = 180$$

y como vemos, el resultado es el mismo que en el primer caso, cuando hacemos primero los "productos parciales" y luego los sumamos.

De igual manera, podemos multiplicar dos cuadrivectores. Si se trata de cuadrivectores contravariantes, se multiplican cada una de las componentes de uno por cada una de las componentes del otro, y como cada uno tiene 4 componentes, obtendremos una suma de 16 términos (4 x 4 = 16). Esta operación la podemos expresar simbólicamente así:

$$A^\mu \, A^\nu = A^{\mu\nu}$$

(No olvidemos el "convenio de suma", aunque no aparezca el símbolo: $\sum$).

A la expresión $A^{\mu\nu}$ la llamamos "tensor contravariante de 2° orden", y consideramos a las 16 cantidades que se necesitan para calcularlo, las "componentes" de dicho tensor.

En este caso, hemos obtenido el tensor, multiplicando dos cuadrivectores, pero hay magnitudes físicas que son tensores de 2° orden, y no son el producto de dos cuadrivectores.

Con relación a otro sistema de coordenadas, las 16 componentes tendrán valores distintos, y como en el caso de los cuadrivectores, necesitamos las fórmulas de transformación de un sistema a otro.

Podemos obtenerlas partiendo del caso que ya conocemos: la "ley de transformación" de las componentes de un cuadrivector al cambiar de sistema de coordenadas, que como sabemos, en el caso de un cuadrivector contravariante es:

$$A'^{\sigma} = \frac{\partial x'_{\sigma}}{\partial x_{\nu}} A^{\nu}$$

o cambiando los "índices de suma" por otra letra:

$$A'^{\sigma} = \frac{\partial x'_{\sigma}}{\partial x_{\mu}} A^{\mu}$$

algo que, como ya dijimos, puede hacerse, sin que cambie en absoluto el significado de la fórmula.

Y como esta es la ley general para todos los cuadrivectores contravariantes, la fórmula para otro cuadrivector contravariante distinto será:

$$A'^{\tau} = \frac{\partial x'_{\tau}}{\partial x_{\nu}} A^{\nu}$$

donde el cambio de índices solo significa que se trata de otro cuadrivector distinto.

Multiplicando los dos cuadrivectores:

$$A'^{\sigma} A'^{\tau} = \frac{\partial x'_{\sigma}}{\partial x_{\mu}} A^{\mu} \; \frac{\partial x'_{\tau}}{\partial x_{\nu}} A^{\nu}$$

Y de acuerdo con la expresión obtenida antes:

$$A^{\mu} A^{\nu} = A^{\mu\nu}$$

$$A'^{\sigma\tau} = \frac{\partial x'_{\sigma}}{\partial x_{\mu}} \; \frac{\partial x'_{\tau}}{\partial x_{\nu}} \; A^{\mu\nu}$$

que es la ley de transformación de un tensor contravariante de 2° orden.

En la suma del segundo miembro de la ecuación, la magnitud $A^{\mu\nu}$, representa las 16 componentes:

$$A^{11} \; A^{12} \; A^{13} \; A^{14}$$
$$A^{21} \; A^{22} \; A^{23} \; A^{24}$$

$$A^{31} \quad A^{32} \quad A^{33} \quad A^{34}$$

$$A^{41} \quad A^{42} \quad A^{43} \quad A^{44}$$

El valor de las 16 componentes del tensor en el nuevo sistema de coordenadas, que representamos abreviadamente así: $A'^{\sigma\tau}$, lo calcularemos por tanto desarrollando la fórmula:

$$A'^{\sigma\tau} = \frac{\partial x'_\sigma}{\partial x_\mu} \frac{\partial x'_\tau}{\partial x_\nu} \, A^{\mu\nu}$$

$$A'^{11} = \frac{\partial x'_1}{\partial x_1} \frac{\partial x'_1}{\partial x_1} A^{11} + \frac{\partial x'_1}{\partial x_2} \frac{\partial x'_2}{\partial x_1} A^{21} + \frac{\partial x'_1}{\partial x_3} \frac{\partial x'_3}{\partial x_1} A^{31} + \frac{\partial x'_1}{\partial x_4} \frac{\partial x'_4}{\partial x_1} A^{41}$$

$$A'^{12} = \frac{\partial x'_1}{\partial x_1} \frac{\partial x'_1}{\partial x_2} A^{12} + \frac{\partial x'_1}{\partial x_2} \frac{\partial x'_2}{\partial x_2} A^{22} + \frac{\partial x'_1}{\partial x_3} \frac{\partial x'_3}{\partial x_2} A^{32} + \frac{\partial x'_1}{\partial x_4} \frac{\partial x'_4}{\partial x_2} A^{42}$$

$$A'^{13} = \frac{\partial x'_1}{\partial x_1} \frac{\partial x'_1}{\partial x_3} A^{13} + \frac{\partial x'_1}{\partial x_2} \frac{\partial x'_2}{\partial x_3} A^{23} + \frac{\partial x'_1}{\partial x_3} \frac{\partial x'_3}{\partial x_3} A^{33} + \frac{\partial x'_1}{\partial x_4} \frac{\partial x'_4}{\partial x_3} A^{43}$$

$$A'^{14} = \frac{\partial x'_1}{\partial x_1} \frac{\partial x'_1}{\partial x_4} A^{14} + \frac{\partial x'_1}{\partial x_2} \frac{\partial x'_2}{\partial x_4} A^{24} + \frac{\partial x'_1}{\partial x_3} \frac{\partial x'_3}{\partial x_4} A^{34} + \frac{\partial x'_1}{\partial x_4} \frac{\partial x'_4}{\partial x_4} A^{44}$$

$$A'^{21} = \frac{\partial x'_2}{\partial x_1} \frac{\partial x'_1}{\partial x_1} A^{11} + \frac{\partial x'_2}{\partial x_2} \frac{\partial x'_2}{\partial x_1} A^{21} + \frac{\partial x'_2}{\partial x_3} \frac{\partial x'_3}{\partial x_1} A^{31} + \frac{\partial x'_2}{\partial x_4} \frac{\partial x'_4}{\partial x_1} A^{41}$$

$$A'^{22} = \frac{\partial x'_2}{\partial x_1} \frac{\partial x'_1}{\partial x_2} A^{12} + \frac{\partial x'_2}{\partial x_2} \frac{\partial x'_2}{\partial x_2} A^{22} + \frac{\partial x'_2}{\partial x_3} \frac{\partial x'_3}{\partial x_2} A^{32} + \frac{\partial x'_2}{\partial x_4} \frac{\partial x'_4}{\partial x_2} A^{42}$$

$$A'^{23} = \frac{\partial x'_2}{\partial x_1} \frac{\partial x'_1}{\partial x_3} A^{13} + \frac{\partial x'_2}{\partial x_2} \frac{\partial x'_2}{\partial x_3} A^{23} + \frac{\partial x'_2}{\partial x_3} \frac{\partial x'_3}{\partial x_3} A^{33} + \frac{\partial x'_2}{\partial x_4} \frac{\partial x'_4}{\partial x_3} A^{43}$$

$$A'^{24} = \frac{\partial x'_2}{\partial x_1} \frac{\partial x'_1}{\partial x_4} A^{14} + \frac{\partial x'_2}{\partial x_2} \frac{\partial x'_2}{\partial x_4} A^{24} + \frac{\partial x'_2}{\partial x_3} \frac{\partial x'_3}{\partial x_4} A^{34} + \frac{\partial x'_2}{\partial x_4} \frac{\partial x'_4}{\partial x_4} A^{44}$$

$$A'^{31} = \frac{\partial x'_3}{\partial x_1} \frac{\partial x'_1}{\partial x_1} A^{11} + \frac{\partial x'_3}{\partial x_2} \frac{\partial x'_2}{\partial x_1} A^{21} + \frac{\partial x'_3}{\partial x_3} \frac{\partial x'_3}{\partial x_1} A^{31} + \frac{\partial x'_3}{\partial x_4} \frac{\partial x'_4}{\partial x_1} A^{41}$$

$$A'^{32} = \frac{\partial x'_3}{\partial x_1} \frac{\partial x'_1}{\partial x_2} A^{12} + \frac{\partial x'_3}{\partial x_2} \frac{\partial x'_2}{\partial x_2} A^{22} + \frac{\partial x'_3}{\partial x_3} \frac{\partial x'_3}{\partial x_2} A^{32} + \frac{\partial x'_3}{\partial x_4} \frac{\partial x'_4}{\partial x_2} A^{42}$$

$$A'^{33} = \frac{\partial x'_3}{\partial x_1} \frac{\partial x'_1}{\partial x_3} A^{13} + \frac{\partial x'_3}{\partial x_2} \frac{\partial x'_2}{\partial x_3} A^{23} + \frac{\partial x'_3}{\partial x_3} \frac{\partial x'_3}{\partial x_3} A^{33} + \frac{\partial x'_3}{\partial x_4} \frac{\partial x'_4}{\partial x_3} A^{43}$$

$$A'^{34} = \frac{\partial x'_3}{\partial x_1} \frac{\partial x'_1}{\partial x_4} A^{14} + \frac{\partial x'_3}{\partial x_2} \frac{\partial x'_2}{\partial x_4} A^{24} + \frac{\partial x'_3}{\partial x_3} \frac{\partial x'_3}{\partial x_4} A^{34} + \frac{\partial x'_3}{\partial x_4} \frac{\partial x'_4}{\partial x_4} A^{44}$$

$$A'^{41} = \frac{\partial x'_4}{\partial x_1}\frac{\partial x'_1}{\partial x_1}A^{11} + \frac{\partial x'_4}{\partial x_2}\frac{\partial x'_1}{\partial x_2}A^{12} + \frac{\partial x'_4}{\partial x_3}\frac{\partial x'_1}{\partial x_3}A^{13} + \frac{\partial x'_4}{\partial x_4}\frac{\partial x'_1}{\partial x_4}A^{14}$$

$$A'^{42} = \frac{\partial x'_4}{\partial x_1}\frac{\partial x'_1}{\partial x_2}A^{12} + \frac{\partial x'_4}{\partial x_2}\frac{\partial x'_2}{\partial x_2}A^{22} + \frac{\partial x'_4}{\partial x_3}\frac{\partial x'_3}{\partial x_2}A^{32} + \frac{\partial x'_4}{\partial x_4}\frac{\partial x'_4}{\partial x_2}A^{42}$$

$$A'^{43} = \frac{\partial x'_4}{\partial x_1}\frac{\partial x'_1}{\partial x_3}A^{13} + \frac{\partial x'_4}{\partial x_2}\frac{\partial x'_2}{\partial x_3}A^{23} + \frac{\partial x'_4}{\partial x_3}\frac{\partial x'_3}{\partial x_3}A^{33} + \frac{\partial x'_4}{\partial x_4}\frac{\partial x'_4}{\partial x_3}A^{43}$$

$$A'^{44} = \frac{\partial x'_4}{\partial x_1}\frac{\partial x'_1}{\partial x_4}A^{14} + \frac{\partial x'_4}{\partial x_2}\frac{\partial x'_2}{\partial x_4}A^{24} + \frac{\partial x'_4}{\partial x_3}\frac{\partial x'_3}{\partial x_4}A^{34} + \frac{\partial x'_4}{\partial x_4}\frac{\partial x'_4}{\partial x_4}A^{44}$$

y podemos comprobar, fijándonos en los números, que todos los términos en los dos miembros de las ecuaciones, cumplen con la regla:

$$A'^{\sigma\tau} = \frac{\partial x'_\sigma}{\partial x_\mu}\,\frac{\partial x'_\tau}{\partial x_\nu}\,A^{\mu\nu}$$

(aunque, por supuesto, no es necesario que los comprobemos todos, uno por uno; podemos elegir algunos al azar, o dar un vistazo general, y ver que efectivamente cada letra griega en los índices se manifiesta en cada término con los números en los lugares que le corresponden según la fórmula abreviada, a menos que nos hayamos equivocado en alguno, lo cual no es raro aún con ecuaciones y sistemas pequeños, y la probabilidad de error es mayor en los grandes).

Trataremos ahora de tensores de orden superior. El tensor contravariante de 2º orden estudiado puede ser el resultado de multiplicar dos cuadrivectores; a veces es necesario realizar tal multiplicación entre dos magnitudes físicas que son cuadrivectores, y se obtiene como resultado otra magnitud física cuya expresión matemática es la de un tensor de 2º orden; y si tenemos que seguir operando es fácil comprender que podemos obtener tensores de orden aun mayor, aunque no todos los tensores de 2º orden y superiores son necesariamente el resultado de multiplicar vectores o cuadrivectores.

TENSORES CONTRAVARIANTES DE ORDEN SUPERIOR

Tensor de tercer orden contravariante

Estos tensores pueden ser el resultado de multiplicar las componentes de 3 cuadrivectores.

También se obtiene un tensor contravariante de 3º orden como el producto de un cuadrivector por un tensor de 2º orden, todos contravariantes; las "sumas de productos" resultantes son las 64 componentes de un tensor contravariante de 3° orden (16 x 4= 64), y habiendo considerado en detalle, en el número anterior, la fórmula de transformación de un tensor de 2° orden, es fácil comprender que las 64 componentes del tensor de 3° orden, se transformarán para otro sistema de acuerdo a la expresión:

$$A'^{\mu\nu\tau} = \frac{\partial x'_\mu}{\partial x_\alpha} \frac{\partial x'_\nu}{\partial x_\beta} \frac{\partial x'_\tau}{\partial x_\gamma} A^{\alpha\beta\gamma}$$

Esta fórmula define, de manera general, un tensor contravariante de 3° orden, y no necesariamente tiene que ser el producto de tensores de orden inferior. Puede haber magnitudes físicas que, por diversas razones, se tengan que expresar matemáticamente por esta misma fórmula.

Se podría continuar la generalización para definir tensores de orden más elevado.

TENSORES COVARIANTES DE ORDEN SUPERIOR

Todo lo explicado sobre los tensores contravariantes, se puede aplicar también a los tensores covariantes, y obtendremos resultados similares, aunque los índices estarán colocados abajo, como subíndices, para indicar que son covariantes.

La fórmula de transformación de un tensor covariante de 2° orden es, por tanto:

$$A'_{\sigma\tau} = \frac{\partial x_\mu}{\partial x'_\sigma} \frac{\partial x_\nu}{\partial x'_\tau} A_{\mu\nu}$$

Podemos notar que en esta expresión, además de tener subíndices en lugar de superíndices, para indicar que son tensores covariantes, las diferenciales de las coordenadas, están "invertidas" en comparación con la fórmula de transformación de tensores contravariantes: las " x acentuadas" están abajo en lugar de arriba en los cocientes diferenciales.

Los dos cocientes diferenciales que aparecen en la fórmula, representan "determinantes jacobianos" inversos de los de un tensor contravariante; la regla de multiplicación de determinantes, es la misma que la de multiplicación de matrices, y cuando una matriz se multiplica por su inversa, el resultando es la "matriz identidad"

La matriz identidad tiene esta forma:

$$I = \begin{pmatrix} 1 & 0 & 0 \\ 0 & 1 & 0 \\ 0 & 0 & 1 \end{pmatrix}$$

donde vemos que todos los "elementos diagonales", los que están en la llamada "diagonal" de la matriz (diagonal principal), son 1, y el resto son 0

Multiplicar por esta matriz, es en el cálculo de matrices, el equivalente a multiplicar por 1 en la aritmética normal.

Tal como en aritmética, si multiplicamos un número por su inverso, el resultado es la unidad, en el cálculo de matrices, cuando se multiplica una matriz por su inversa el resultado es la matriz identidad.

Por ejemplo, el inverso de 4 es $\frac{1}{4}$, y:

$$4 \cdot \frac{1}{4} = \frac{4}{4} = 1$$

DETERMINANTES

Los determinantes, y las reglas para operar con ellos, surgieron como un método para resolver sistemas de ecuaciones (al igual que el cálculo de matrices), sistemas como los que hemos estado tratando en los números anteriores, como este, por ejemplo:

$$dx_1' = \frac{\partial x_1'}{\partial x_1}dx_1 + \frac{\partial x_1'}{\partial x_2}dx_2 + \frac{\partial x_1'}{\partial x_3}dx_3 + \frac{\partial x_1'}{\partial x_4}dx_4$$

$$dx_2' = \frac{\partial x_2'}{\partial x_1}dx_1 + \frac{\partial x_2'}{\partial x_2}dx_2 + \frac{\partial x_2'}{\partial x_3}dx_3 + \frac{\partial x_2'}{\partial x_4}dx_4$$

$$dx_3' = \frac{\partial x_2'}{\partial x_1}dx_1 + \frac{\partial x_2'}{\partial x_2}dx_2 + \frac{\partial x_2'}{\partial x_3}dx_3 + \frac{\partial x_2'}{\partial x_4}dx_4$$

$$dx_4' = \frac{\partial x_4'}{\partial x_1}dx_1 + \frac{\partial x_4'}{\partial x_2}dx_2 + \frac{\partial x_4'}{\partial x_3}dx_3 + \frac{\partial x_4'}{\partial x_4}dx_4$$

Los métodos que se utilizan en álgebra más elemental, como los métodos de sustitución, igualación, etc,. son útiles para resolver sistemas de ecuaciones pequeños, y además nos permiten entender con facilidad la lógica que hay tras las operaciones que realizamos.

Pero cuando los sistemas de ecuaciones son grandes (formados por un número elevado de ecuaciones relacionadas entre sí, y además con muchos términos en cada ecuación), el uso de esos métodos requeriría una cantidad enorme de tiempo, y muchísimo trabajo, para resolver el sistema.

Ya hemos visto cómo, en el cálculo tensorial, aparecen sistemas de ecuaciones grandes, y es necesario usarlos para el estudio de la física del mundo real.

Un tensor de 2° orden, como el que consideramos en el número anterior, ya consiste en este sistema de 16 "componentes":

$$A'^{\sigma\tau} = \frac{\partial x'_\sigma}{\partial x_\mu} \frac{\partial x'_\tau}{\partial x_\nu} A^{\mu\nu}$$

Desarrollando la fórmula:

$$A'^{11} = \frac{\partial x'_1}{\partial x_1} \frac{\partial x'_1}{\partial x_1} A^{11} + \frac{\partial x'_1}{\partial x_2} \frac{\partial x'_1}{\partial x_1} A^{21} + \frac{\partial x'_1}{\partial x_3} \frac{\partial x'_1}{\partial x_1} A^{31} + \frac{\partial x'_1}{\partial x_4} \frac{\partial x'_1}{\partial x_1} A^{41}$$

$$A'^{12} = \frac{\partial x'_1}{\partial x_1} \frac{\partial x'_1}{\partial x_2} A^{12} + \frac{\partial x'_1}{\partial x_2} \frac{\partial x'_2}{\partial x_2} A^{22} + \frac{\partial x'_1}{\partial x_3} \frac{\partial x'_2}{\partial x_2} A^{32} + \frac{\partial x'_1}{\partial x_4} \frac{\partial x'_4}{\partial x_2} A^{42}$$

$$A'^{13} = \frac{\partial x'_1}{\partial x_1} \frac{\partial x'_1}{\partial x_3} A^{13} + \frac{\partial x'_1}{\partial x_2} \frac{\partial x'_2}{\partial x_3} A^{23} + \frac{\partial x'_1}{\partial x_3} \frac{\partial x'_3}{\partial x_3} A^{33} + \frac{\partial x'_1}{\partial x_4} \frac{\partial x'_4}{\partial x_3} A^{43}$$

$$A'^{14} = \frac{\partial x'_1}{\partial x_1} \frac{\partial x'_1}{\partial x_4} A^{14} + \frac{\partial x'_1}{\partial x_2} \frac{\partial x'_2}{\partial x_4} A^{24} + \frac{\partial x'_1}{\partial x_3} \frac{\partial x'_3}{\partial x_4} A^{34} + \frac{\partial x'_1}{\partial x_4} \frac{\partial x'_4}{\partial x_4} A^{44}$$

$$A'^{21} = \frac{\partial x_2'}{\partial x_1}\frac{\partial x_1'}{\partial x_1}A^{11} + \frac{\partial x_2'}{\partial x_2}\frac{\partial x_2'}{\partial x_1}A^{21} + \frac{\partial x_2'}{\partial x_3}\frac{\partial x_3'}{\partial x_1}A^{31} + \frac{\partial x_2'}{\partial x_4}\frac{\partial x_4'}{\partial x_1}A^{41}$$

$$A'^{22} = \frac{\partial x_2'}{\partial x_1}\frac{\partial x_1'}{\partial x_2}A^{12} + \frac{\partial x_2'}{\partial x_2}\frac{\partial x_2'}{\partial x_2}A^{22} + \frac{\partial x_2'}{\partial x_3}\frac{\partial x_3'}{\partial x_2}A^{32} + \frac{\partial x_2'}{\partial x_4}\frac{\partial x_4'}{\partial x_2}A^{42}$$

$$A'^{23} = \frac{\partial x_2'}{\partial x_1}\frac{\partial x_1'}{\partial x_3}A^{13} + \frac{\partial x_2'}{\partial x_2}\frac{\partial x_2'}{\partial x_3}A^{23} + \frac{\partial x_2'}{\partial x_3}\frac{\partial x_3'}{\partial x_3}A^{33} + \frac{\partial x_2'}{\partial x_4}\frac{\partial x_4'}{\partial x_3}A^{43}$$

$$A'^{24} = \frac{\partial x_2'}{\partial x_1}\frac{\partial x_1'}{\partial x_4}A^{14} + \frac{\partial x_2'}{\partial x_2}\frac{\partial x_2'}{\partial x_4}A^{24} + \frac{\partial x_2'}{\partial x_3}\frac{\partial x_3'}{\partial x_4}A^{34} + \frac{\partial x_2'}{\partial x_4}\frac{\partial x_4'}{\partial x_4}A^{44}$$

$$A'^{31} = \frac{\partial x_3'}{\partial x_1}\frac{\partial x_1'}{\partial x_1}A^{11} + \frac{\partial x_3'}{\partial x_2}\frac{\partial x_2'}{\partial x_1}A^{21} + \frac{\partial x_3'}{\partial x_3}\frac{\partial x_3'}{\partial x_1}A^{31} + \frac{\partial x_3'}{\partial x_4}\frac{\partial x_4'}{\partial x_1}A^{41}$$

$$A'^{32} = \frac{\partial x_3'}{\partial x_1}\frac{\partial x_1'}{\partial x_2}A^{12} + \frac{\partial x_3'}{\partial x_2}\frac{\partial x_2'}{\partial x_2}A^{22} + \frac{\partial x_3'}{\partial x_3}\frac{\partial x_3'}{\partial x_2}A^{32} + \frac{\partial x_3'}{\partial x_4}\frac{\partial x_4'}{\partial x_2}A^{42}$$

$$A'^{33} = \frac{\partial x_3'}{\partial x_1}\frac{\partial x_1'}{\partial x_3}A^{13} + \frac{\partial x_3'}{\partial x_2}\frac{\partial x_2'}{\partial x_3}A^{23} + \frac{\partial x_3'}{\partial x_3}\frac{\partial x_3'}{\partial x_3}A^{33} + \frac{\partial x_3'}{\partial x_4}\frac{\partial x_4'}{\partial x_3}A^{43}$$

$$A'^{34} = \frac{\partial x_3'}{\partial x_1}\frac{\partial x_1'}{\partial x_4}A^{14} + \frac{\partial x_3'}{\partial x_2}\frac{\partial x_2'}{\partial x_4}A^{24} + \frac{\partial x_3'}{\partial x_3}\frac{\partial x_3'}{\partial x_4}A^{34} + \frac{\partial x_3'}{\partial x_4}\frac{\partial x_4'}{\partial x_4}A^{44}$$

$$A'^{41} = \frac{\partial x_4'}{\partial x_1}\frac{\partial x_1'}{\partial x_1} A^{11} + \frac{\partial x_4'}{\partial x_2}\frac{\partial x_1'}{\partial x_2} A^{12} + \frac{\partial x_4'}{\partial x_3}\frac{\partial x_1'}{\partial x_3} A^{13} + \frac{\partial x_4'}{\partial x_4}\frac{\partial x_1'}{\partial x_4} A^{14}$$

$$A'^{42} = \frac{\partial x_4'}{\partial x_1}\frac{\partial x_1'}{\partial x_2} A^{12} + \frac{\partial x_4'}{\partial x_2}\frac{\partial x_2'}{\partial x_2} A^{22} + \frac{\partial x_4'}{\partial x_3}\frac{\partial x_3'}{\partial x_2} A^{32} + \frac{\partial x_4'}{\partial x_4}\frac{\partial x_4'}{\partial x_2} A^{42}$$

$$A'^{43} = \frac{\partial x_4'}{\partial x_1}\frac{\partial x_1'}{\partial x_3} A^{13} + \frac{\partial x_4'}{\partial x_2}\frac{\partial x_2'}{\partial x_3} A^{23} + \frac{\partial x_4'}{\partial x_3}\frac{\partial x_3'}{\partial x_3} A^{33} + \frac{\partial x_4'}{\partial x_4}\frac{\partial x_4'}{\partial x_3} A^{43}$$

$$A'^{44} = \frac{\partial x_4'}{\partial x_1}\frac{\partial x_1'}{\partial x_4} A^{14} + \frac{\partial x_4'}{\partial x_2}\frac{\partial x_2'}{\partial x_4} A^{24} + \frac{\partial x_4'}{\partial x_3}\frac{\partial x_3'}{\partial x_4} A^{34} + \frac{\partial x_4'}{\partial x_4}\frac{\partial x_4'}{\partial x_4} A^{44}$$

Y esto es un tensor de 2º orden (desarrollando la fórmula abreviada) de 16 componentes. Imagina el sistema correspondiente a un tensor de 3º orden de 64 componentes. Y eso es solo el principio, pues como hemos dicho, y ya lo iremos viendo, hay tensores de órdenes superiores.

Pero no hay que asustarse; lo ponemos solo como ejemplo para mostrar que en el estudio del mundo físico, el mundo real, es necesario hacer una cantidad enorme de cálculos si queremos progresar en su entendimiento.

Esto es algo que ya comprendieron científicos de hace algunos siglos, y fue una de las motivaciones principales que tuvieron para pensar en construir maquinas que pudiesen hacer cálculos a mucha velocidad, y condujo al desarrollo de los ordenadores. Aun con la tecnología informática actual, algunos cálculos siguen siendo prohibitivos, y se sigue intentando desarrollar tecnologías con mayor potencia de cálculo. Esa es una de las motivaciones para seguir investigando "informática cuántica", un tema muy interesante, pero en el que no nos podemos extender ahora, pues nos desviaríamos de lo que estamos considerando.

Pero hasta que llegasen esas máquinas, había que buscar métodos que permitiesen tratar con sistemas de ecuaciones grandes y hacer con mayor rapidez cálculos extensos, y eso condujo al estudio de "determinantes y matrices".

Supongamos que tenemos el sencillo sistema de ecuaciones:

$$a_1 x + b_1 y = c_1$$

$$a_2 x + b_2 y = c_2$$

En el que a_1, b_1, c_1, a_2, b_2 y c_2 son constantes.

Podemos hallar el valor de x haciendo lo siguiente:

Multiplicamos la primera ecuación por b_2 y la segunda por b_1:

$$a_1 b_2 x + b_1 b_2 y = c_1 b_2$$

$$b_1 a_2 x + b_1 b_2 y = b_1 c_2$$

Restando la segunda de la primera:

$$(a_1 b_2 x + b_1 b_2 y) - (b_1 a_2 x + b_1 b_2 y) = c_1 b_2 - b_1 c_2 =$$

$$= a_1 b_2 x + b_1 b_2 y - b_1 a_2 x - b_1 b_2 y = c_1 b_2 - b_1 c_2$$

Y como $b_1 b_2 y$ aparece dos veces, una con signo positivo y otra con signo negativo, una se cancela con la otra al hacer la resta, quedando:

$$a_1 b_2 x - b_1 a_2 x = c_1 b_2 - b_1 c_2$$

Poniendo x como factor común en el primer miembro de la ecuación:

$$(a_1 b_2 - b_1 a_2)x = c_1 b_2 - b_1 c_2$$

Y pasando la expresión entre paréntesis que está multiplicando en el primer miembro, al segundo, dividiendo:

$$x = \frac{c_1 b_2 - b_1 c_2}{a_1 b_2 - b_1 a_2}$$

Siguiendo un procedimiento similar, obtendríamos para el valor de " y":

$$y = \frac{a_1 c_2 - c_1 a_2}{a_1 b_2 - b_1 a_2}$$

Vemos que el denominador es el mismo en las dos ecuaciones:

$$a_1 b_2 - b_1 a_2$$

Podemos colocar las 4 magnitudes de esta resta en filas y columnas así:

$$\begin{vmatrix} a_1 & b_1 \\ a_2 & b_2 \end{vmatrix}$$

A esta expresión entre barras se le llama "determinante", y la consideramos como una expresión alternativa para representar la "resta de productos": $a_1 b_2 - b_1 a_2$. Por lo tanto:

$$\begin{vmatrix} a_1 & b_1 \\ a_2 & b_2 \end{vmatrix} = a_1 b_2 - b_1 a_2$$

Llamando a los elementos de la tabla numérica entre barras, o sea a los elementos del determinante a_1 y b_2, elementos de la "diagonal principal" del determinante, y a los otros dos, "elementos de la diagonal secundaria", vemos que la regla para obtener el valor de este determinante de 4 elementos es: "producto de elementos de la diagonal principal **_menos_** producto de elementos de la diagonal secundaria".

Aplicando esta terminología y estas reglas, también a los numeradores de las ecuaciones:

$$x = \frac{c_1 b_2 - b_1 c_2}{a_1 b_2 - b_1 a_2}$$

$$y = \frac{a_1 c_2 - c_1 a_2}{a_1 b_2 - b_1 a_2}$$

podemos escribir:

$$D = \begin{vmatrix} a_1 & b_1 \\ a_2 & b_2 \end{vmatrix}, \quad D_1 = \begin{vmatrix} c_1 & b_1 \\ c_2 & b_2 \end{vmatrix}, \quad D_2 = \begin{vmatrix} a_1 & c_1 \\ a_2 & c_2 \end{vmatrix}$$

y por tanto:

$$x = \frac{D_1}{D} \; , \quad y = \frac{D_2}{D}$$

En este caso los determinantes considerados son tablas de magnitudes de $4 = 2^2$ elementos, que son los coeficientes de valor constante en las ecuaciones:

$$a_1 x + b_1 y = c_1$$
$$a_2 x + b_2 y = c_2$$

En este caso sencillo los determinantes usados son de orden 2; como hemos visto las reglas halladas permiten obtener los valores de las incógnitas x e y, a partir de los valores de sus coeficientes.

Una vez conocidas las reglas para operar con determinantes, podemos apreciar que las soluciones se pueden hallar más fácilmente y con más rapidez que con los métodos que se estudian en álgebra elemental.

En el caso del pequeño sistema de dos ecuaciones que hemos usado como ejemplo, quizás la ventaja de usar determinantes no parezca tener tanta importancia, pero cuando se trata de los grandes sistemas, como los que hemos visto que aparecen en el cálculo tensorial, el uso de determinantes es necesario.

En el caso general un determinante de orden "n", si es "cuadrado", es decir, si tiene el mismo número de filas que de columnas, se representa por una tabla cuadrada de la forma:

$$\begin{vmatrix} a_{11} & a_{12} & a_{13} & \cdots & a_{1n} \\ a_{21} & a_{22} & a_{23} & \cdots & a_{2n} \\ a_{31} & a_{32} & a_{33} & \cdots & a_{3n} \\ \vdots & \vdots & \vdots & \ddots & \vdots \\ a_{n1} & a_{n2} & a_{n3} & \cdots & a_{nn} \end{vmatrix}$$

cuyo número de elementos es n^2 y es el determinante correspondiente a un sistema de n ecuaciones con n incógnitas.

Las reglas para operar con estos determinantes de orden mayor se obtienen de manera similar a las que hemos usado en el ejemplo del determinante de orden 2, y una vez conocidas se pueden aplicar para resolver grandes sistemas de ecuaciones.

Tal como en el caso del determinante de orden 2, su valor se calcula a partir de una resta de dos productos, los valores de determinantes más grandes siempre se obtienen a partir de una secuencia de sumas y restas de productos entre sus diversos elementos.

Por ejemplo, en el caso de un determinante de orden 3, resulta esta forma:

$$D = a_{11}a_{22}a_{33} - a_{11}a_{23}a_{32} - a_{21}a_{12}a_{33} + a_{21}a_{13}a_{32} + a_{31}a_{12}a_{23} - a_{31}a_{13}a_{22}$$

El recordar la forma de esta expresión será útil cuando consideremos como se obtiene la derivada de un determinante, lo cual es necesario, como veremos más adelante.

Como vemos, cada término de la expresión de arriba es el producto de tres factores, y la derivada de cada término será una suma de 3 términos, en cada uno de los cuales se deriva uno de los factores y se multiplica por los otros dos sin derivar, y en cada término de la suma se deriva un factor distinto.

Por ejemplo, la derivada del primer término en la secuencia de sumas y restas que da el valor del determinante de orden 3, será:

$$d(a_{11}a_{22}a_{33}) = a'_{11}a_{22}a_{33} + a_{11}a'_{22}a_{33} + a_{11}a_{22}a'_{33}$$

donde el acento indica el factor que se deriva en cada término de la suma.

La fórmula de la derivada de un producto de funciones de la misma variable se obtiene con facilidad aplicando lo que podríamos llamar la "receta general" para hallar la derivada de cualquier función, su "tasa de variación" cuando la variable de la que depende experimenta una "variación infinitesimal": (1) se suma un pequeño incremento a la variable, (2) se le resta a la función incrementada la función original, para saber cuánto ha variado, dividiendo dicha variación por el pequeño incremento de la variable, y finalmente (3) a partir de esa "razón de incrementos" se "calcula" el límite al que tiende la función cuando el incremento de la variable tiende a cero.

Pero la lógica del resultado para la derivada de un producto de funciones de la misma variable es fácil de entender, si pensamos que un producto, una multiplicación, es en realidad una suma reiterada un número determinado de veces.

La derivada de una suma de varias funciones de la misma variable es la suma de las derivadas de cada una, pues cada función en la suma varía en una proporción determinada cuando se le da a la variable una "variación infinitesimal", y la variación total será la suma de todas las "aportaciones" de cada una de las funciones.

Y la lógica para la fórmula de la derivada de un producto es la misma; hay que multiplicar la derivada de cada factor por los otros sin derivar, lo que equivale a sumar la derivada de cada uno de ellos el número de veces que corresponda, y el resultado de todas las sumas nos da la "tasa de variación total" de la función.

Cuando un determinante se expresa en forma de tabla:

$$
\begin{vmatrix}
a_{11} & a_{12} & a_{13} & \cdots & a_{1n} \\
a_{21} & a_{22} & a_{23} & \cdots & a_{2n} \\
a_{31} & a_{32} & a_{33} & \cdots & a_{3n} \\
\vdots & \vdots & \vdots & \ddots & \vdots \\
a_{n1} & a_{n2} & a_{n3} & \cdots & a_{nn}
\end{vmatrix}
$$

el primer subíndice de cada elemento indica el número de fila, mientras que el segundo indica el número de columna. Podemos saber fijándonos en los subíndices el lugar que cada elemento ocupa en el determinante.

Si simbolizamos los subíndices por letras, por ejemplo "i, j", donde la "i" es el índice de fila y la "j" el de columna, podemos expresar el determinante de manera abreviada, así:

$$\left| a_{ij} \right|$$

Podemos fijarnos en que en los elementos de la diagonal principal del determinante, " $i = j$ ", puesto que son $a_{11}, a_{22}, a_{33}, \ldots . a_{nn}$

En todos los demás elementos " $i \neq j$ ".

Aunque hablaremos más del "tensor fundamental", ya hemos considerado algo sobre él: es la expresión g_{ik} que aparece en la fórmula:

$$ds^2 = \sum g_{ik}\ dx^i dx^k$$

Prescindimos del símbolo de suma (pero sin olvidar que "está ahí", aunque no lo escribamos)

$$ds^2 = g_{ik}\ dx^i dx^k$$

Como ya sabemos esta es la fórmula del "teorema de Pitágoras generalizado" que es la regla para medir distancias infinitesimales en todo tipo de variedad con curvaturas de cualquier forma; g_{ik}

es la forma abreviada de representar el determinante:

$$g_{ik} = \begin{vmatrix} g_{11} & g_{12} & g_{13} & g_{14} \\ g_{21} & g_{22} & g_{23} & g_{24} \\ g_{31} & g_{32} & g_{33} & g_{34} \\ g_{41} & g_{42} & g_{43} & g_{44} \end{vmatrix}$$

que es el que se usa en la variedad de cuatro dimensiones de la Relatividad, y como ya vimos hay que derivarlo con respecto a las coordenadas, en las fórmulas:

$$\Gamma_{i,kl} = \frac{1}{2}\left(\frac{\partial g_{ik}}{\partial x^l} + \frac{\partial g_{li}}{\partial x^k} - \frac{\partial g_{kl}}{\partial x^i}\right)$$

$$\Gamma_{kl}^{i} = \frac{1}{2}g^{im}\left(\frac{\partial g_{mk}}{\partial x^l} + \frac{\partial g_{ml}}{\partial x^k} - \frac{\partial g_{kl}}{\partial x^m}\right)$$

pues como el cálculo tensorial se aplica a todo tipo de variedad, curvada o deformada de cualquier manera, a medida que, por decirlo así, "nos vamos desplazando" por la variedad, en todas las direcciones, y por "pequeños pasos infinitesimales", vamos cambiando de unas coordenadas a otras muy próximas, y en cada "lugar" identificado por un valor determinado de las coordenadas, las g_{ik} tendrán en general distintos valores, dependiendo de las curvaturas, y las derivadas en las fórmulas de arriba, los "símbolos de Christoffel", indican los valores de esas variaciones.

Es por eso que hemos anticipado una explicación sobre la derivación de un determinante, que más adelante veremos cómo aplica en Relatividad General.

MATRICES Y DETERMINANTES

El científico Paul Davies expresa en uno de sus libros que las matemáticas son "la poesía de la naturaleza", pues cuando se entiende el significado de las fórmulas y expresiones matemáticas, cuando definen las relaciones entre las diferentes partes del mundo en qué vivimos, se aprecia un tipo de "belleza", de una naturaleza diferente a la que todo el mundo percibe directamente, por ejemplo al contemplar impresionantes paisajes, la diversidad y el colorido de las formas de vida vegetal y animal que pueblan y adornan nuestro planeta, el esplendor del cielo nocturno en una noche despejada, puestas de Sol y amaneceres sumamente variados y hermosos, o al escuchar interpretaciones musicales que generan en nosotros muy diversas e intensas emociones, y muchas otras maravillas de la realidad que habitamos.

Esa "belleza oculta" se puede comparar a la belleza también oculta de piedras preciosas o semipreciosas que se encuentran dentro del interior de una geoda, como por ejemplo las amatistas. Una geoda tiene el aspecto de una simple roca (o de una cueva, en el caso de algunas geodas excepcionalmente grandes), pero si rompemos la roca encontramos en su interior cristales de sorprendente belleza.

De igual manera, nuestro mundo, que presenta tan fascinante y hermosa apariencia a la percepción directa de nuestros sentidos, contiene una "belleza oculta" de distinta naturaleza. Es la belleza de unas sorprendentes relaciones, asombrosamente coordinadas, que son las que generan lo que experimentamos a través de nuestros sentidos y de la interpretación que el cerebro hace de las señales que le llegan de ellos.

Y esas relaciones se comprenden y aprecian en todo su esplendor, cuando se entiende el lenguaje matemático en que hay que expresarlas. Galileo, el notable científico del "Renacimiento", dijo que las matemáticas son el lenguaje en el que están escritas las leyes de la naturaleza, y Paul Davies se hace eco de esas palabras, y explica que para comprender la hermosa "poesía de la naturaleza", hay que entender el "lenguaje" en el que está escrita, y se lamenta por el hecho de que muchísimas personas no puedan disfrutar de esa "dimensión estética" adicional.

MULTIPLICACIÓN DE DETERMINANTES

Como ya sabemos, podemos hallar los valores de las componentes de un cuadrivector en un sistema de coordenadas, a partir de sus valores en el otro, con el sistema de ecuaciones:

$$dx'_1 = \frac{\partial x'_1}{\partial x_1} dx_1 + \frac{\partial x'_1}{\partial x_2} dx_2 + \frac{\partial x'_1}{\partial x_3} dx_3 + \frac{\partial x'_1}{\partial x_4} dx_4$$

$$dx'_2 = \frac{\partial x'_2}{\partial x_1} dx_1 + \frac{\partial x'_2}{\partial x_2} dx_2 + \frac{\partial x'_2}{\partial x_3} dx_3 + \frac{\partial x'_2}{\partial x_4} dx_4$$

$$dx'_3 = \frac{\partial x'_3}{\partial x_1} dx_1 + \frac{\partial x'_3}{\partial x_2} dx_2 + \frac{\partial x'_3}{\partial x_3} dx_3 + \frac{\partial x'_3}{\partial x_4} dx_4$$

$$dx'_4 = \frac{\partial x'_4}{\partial x_1} dx_1 + \frac{\partial x'_4}{\partial x_2} dx_2 + \frac{\partial x'_4}{\partial x_3} dx_3 + \frac{\partial x'_4}{\partial x_4} dx_4$$

que como vemos, es prácticamente igual al utilizado en el ejemplo tridimensional, pero añadiendo una dimensión más. El cambio de valores de las componentes al pasar de un sistema a otro depende de los valores de las derivadas parciales.

Si las colocamos en una "tabla", un "determinante":

$$\begin{vmatrix} \dfrac{\partial x'_1}{\partial x_1} & \dfrac{\partial x'_1}{\partial x_2} & \dfrac{\partial x'_1}{\partial x_3} & \dfrac{\partial x'_1}{\partial x_4} \\[2ex] \dfrac{\partial x'_2}{\partial x_1} & \dfrac{\partial x'_2}{\partial x_2} & \dfrac{\partial x'_2}{\partial x_3} & \dfrac{\partial x'_2}{\partial x_4} \\[2ex] \dfrac{\partial x'_3}{\partial x_1} & \dfrac{\partial x'_3}{\partial x_2} & \dfrac{\partial x'_3}{\partial x_3} & \dfrac{\partial x'_3}{\partial x_4} \\[2ex] \dfrac{\partial x'_4}{\partial x_1} & \dfrac{\partial x'_4}{\partial x_2} & \dfrac{\partial x'_4}{\partial x_3} & \dfrac{\partial x'_4}{\partial x_4} \end{vmatrix}$$

vemos que el subíndice en los numeradores, corresponde al número de fila, y el de los denominadores, al número de columna.

Para hallar la regla para multiplicar determinantes usaremos como guía el ejemplo más sencillo de un vector tridimensional, el determinante será:

$$\begin{vmatrix} \dfrac{\partial x_1'}{\partial x_1} & \dfrac{\partial x_1'}{\partial x_2} & \dfrac{\partial x_1'}{\partial x_3} \\[2mm] \dfrac{\partial x_2'}{\partial x_1} & \dfrac{\partial x_2'}{\partial x_2} & \dfrac{\partial x_2'}{\partial x_3} \\[2mm] \dfrac{\partial x_3'}{\partial x_1} & \dfrac{\partial x_3'}{\partial x_2} & \dfrac{\partial x_3'}{\partial x_3} \end{vmatrix}$$

Correspondiente al sistema de ecuaciones:

$$dx_1' = \frac{\partial x_1'}{\partial x_1} dx_1 + \frac{\partial x_1'}{\partial x_2} dx_2 + \frac{\partial x_1'}{\partial x_3} dx_3$$

$$dx_2' = \frac{\partial x_2'}{\partial x_1} dx_1 + \frac{\partial x_2'}{\partial x_2} dx_2 + \frac{\partial x_2'}{\partial x_3} dx_3$$

$$dx_3' = \frac{\partial x_3'}{\partial x_1} dx_1 + \frac{\partial x_3'}{\partial x_2} dx_2 + \frac{\partial x_3'}{\partial x_3} dx_3$$

El sistema de tres ecuaciones nos permite obtener el valor de las tres componentes del vector, al cambiar a otro sistema de coordenadas.

Cada una de las tres ecuaciones, nos da el valor de una de las componentes, en el nuevo sistema de coordenadas.

Es importante notar que cada componente es un solo número, pues es la distancia desde el extremo final del vector al plano correspondiente, de cada uno de los tres planos perpendiculares entre sí, en el caso de "coordenadas cartesianas", o a los planos correspondientes en el caso de coordenadas generales de cualquier tipo, delimitados por el sistema de tres ejes; por tanto cada componente es una magnitud escalar.

Recordamos que el ***producto escalar*** de dos vectores da como resultado una magnitud escalar; como vimos en un número anterior, usando el ejemplo del cálculo del "trabajo"

(y por tanto del valor de la energía utilizada para realizarlo); repasando como se obtiene ese resultado:

"Definimos el trabajo realizado para mover un objeto, como el producto de la fuerza empleada por el espacio que lo hemos desplazado:

TRABAJO = FUERZA X ESPACIO

Pero las dos magnitudes que multiplicamos son realmente magnitudes vectoriales, como ya hemos visto: el "vector fuerza" y el "vector de posición", y además hay que escribir las fórmulas en el lenguaje del cálculo infinitesimal; la expresión correcta en este caso es:

$$W = \int_a^b F \ d e$$

El "trabajo" es la integral de la fuerza con respecto al espacio, y su valor corresponde también a la "energía" que hemos empleado para realizarlo. Lo expresamos como una integral definida, para indicar que hemos movido el objeto desde el punto "a" hasta el "b". La "F" y la "e" (Fuerza y espacio) se escriben en "negrita" para indicar que son magnitudes vectoriales, de modo que cada una de ellas es la "suma vectorial" de tres componentes, y al multiplicar dos vectores, cada componente de uno hay que multiplicarla por cada componente del otro, y sumar todos los productos; eso da lugar a nueve términos en la suma.

En este caso la suma resultante es una magnitud escalar: el valor del trabajo realizado, o, de manera equivalente, el de la energía empleada, y la suma resulta ser un solo número.

Esto es así porque en el cálculo vectorial, los requisitos de la física dan lugar a dos tipos de producto, el "producto escalar" (o "producto punto"), y el "producto vectorial" (o "producto cruz").

"El producto escalar se define de manera que, aunque se multipliquen vectores, el resultado final es una magnitud escalar, debido a que eso es lo que ocurre en la física real, como hemos visto en el caso del cálculo del "trabajo" (o la "energía").

Según la definición del producto escalar, los dos vectores se multiplican también por el coseno del ángulo que forman entre ellos; a su vez las componentes de los vectores se expresan cada una como el producto de un número (un escalar), por cada uno de los llamados "vectores unitarios": **i, j, k.**

Tales vectores unitarios son perpendiculares entre sí, de modo que el ángulo que cada uno forma con los otros dos es de 90°;

como consecuencia de esto, y ya que en el producto escalar hay que multiplicar los vectores entre sí, y además por el coseno del ángulo entre ellos, resulta que:

$$\mathbf{i} \cdot \mathbf{i} = 1 \quad ; \quad \mathbf{j} \cdot \mathbf{j} = 1 \quad ; \quad \mathbf{k} \cdot \mathbf{k} = 1$$

$$\mathbf{i} \cdot \mathbf{j} = 0 \quad ; \quad \mathbf{i} \cdot \mathbf{k} = 0 \quad ; \quad \mathbf{j} \cdot \mathbf{k} = 0$$

(puesto que "coseno $0° = 1$", y "coseno $90° = 0$).

De modo que al multiplicar, de manera escalar, dos vectores, expresando el producto así:

$$(A\,\mathbf{i} + B\,\mathbf{j} + C\,\mathbf{k}) \cdot (D\,\mathbf{i} + F\,\mathbf{j} + G\,\mathbf{k})$$

todos los términos de la suma resultante van multiplicados por 0 o por 1, así que los "vectores unitarios" ($\mathbf{i}$, $\mathbf{j}$, $\mathbf{k}$) "desaparecen", y al final solo queda una suma de números que da como resultado una cantidad escalar."

Aunque al hacer esa operación o producto, hay que multiplicar cada componente del primer vector, por cada una de las componentes del segundo, podemos notar que las únicas "componentes" que quedan al multiplicar esos dos vectores, son aquellas que van multiplicadas por el mismo "vector unitario", pues las demás se anularán al ser multiplicadas por cero:

$$A\,i\,D\,i + B\,j\,F\,j + C\,k\,G\,k = A\,D + B\,F + C\,G$$

puesto que:

$$i \cdot i = 1 \quad ; \quad j \cdot j = 1 \quad ; \quad k \cdot k = 1$$
$$i \cdot j = 0 \quad ; \quad i \cdot k = 0 \quad ; \quad j \cdot k = 0$$

(ya que "coseno $0° = 1$", y "coseno $90° = 0$").

De modo que, sabiendo ya eso, no es necesario que hagamos toda la multiplicación:

$$(A\,\mathbf{i} + B\,\mathbf{j} + C\,\mathbf{k}) \cdot (D\,\mathbf{i} + F\,\mathbf{j} + G\,\mathbf{k})$$

Podemos simplemente poner:

$$(A \quad B \quad C) \begin{pmatrix} D \\ F \\ G \end{pmatrix}$$

multiplicar el primer elemento de la fila por el primero de la columna, el segundo por el segundo, el tercero por el tercero, y sumar los tres productos:

$$A\,D + B\,F + C\,G$$

y así obtenemos directamente el resultado, que es una magnitud escalar.

En este ejemplo sencillo, cada vector lo hemos representado por una "matriz", de una sola fila el primero, y de una sola columna el segundo, que podríamos también escribir así:

$$(a_{11} \quad a_{12} \quad a_{13}) \begin{pmatrix} b_{11} \\ b_{21} \\ b_{31} \end{pmatrix} = (a_{11}b_{11} + a_{12}b_{21} + a_{13}b_{31})$$

El primer subíndice lo usamos para indicar la fila de cada elemento, y el segundo numera la columna.

Como vemos obtenemos como resultado una matriz de **_una sola componente_**, es decir un solo número (el resultado de la suma de productos) , un escalar.

Pero supongamos que tenemos que calcular el valor de ***cada una de las componentes*** de un vector, que como en el ejemplo anterior, es el resultado de multiplicar dos vectores, a partir de dos sistemas de ecuaciones de transformación de coordenadas:

$$dx'_1 = \frac{\partial x'_1}{\partial x_1} dx_1 + \frac{\partial x'_1}{\partial x_2} dx_2 + \frac{\partial x'_1}{\partial x_3} dx_3$$

$$dx'_2 = \frac{\partial x'_2}{\partial x_1} dx_1 + \frac{\partial x'_2}{\partial x_2} dx_2 + \frac{\partial x'_2}{\partial x_3} dx_3$$

$$dx'_3 = \frac{\partial x'_3}{\partial x_1} dx_1 + \frac{\partial x'_3}{\partial x_2} dx_2 + \frac{\partial x'_3}{\partial x_3} dx_3$$

$$dx'_1 = \frac{\partial x'_1}{\partial x_1} dx_1 + \frac{\partial x'_1}{\partial x_2} dx_2 + \frac{\partial x'_1}{\partial x_3} dx_3$$

$$dx'_2 = \frac{\partial x'_2}{\partial x_1} dx_1 + \frac{\partial x'_2}{\partial x_2} dx_2 + \frac{\partial x'_2}{\partial x_3} dx_3$$

$$dx'_3 = \frac{\partial x'_3}{\partial x_1} dx_1 + \frac{\partial x'_3}{\partial x_2} dx_2 + \frac{\partial x'_3}{\partial x_3} dx_3$$

donde la diferencia de color indica que se trata de dos vectores distintos.

En el primer ejemplo, solo tuvimos que multiplicar una "fila" por una "columna", porque el resultado de ese ejemplo solo requería "una componente": la magnitud escalar (o valor total) del "trabajo realizado", "multiplicando" la fuerza empleada por el espacio recorrido (dos magnitudes vectoriales: el "vector fuerza" y el "vector de posición").

Pero aquí necesitamos calcular el valor de más componentes, ***cada una de las cuales es una magnitud escalar***, de modo que tendremos que hacer lo mismo, pero con más filas y más columnas.

Basándonos en el ejemplo que hemos considerado, tendremos que multiplicar entre sí, el determinante correspondiente a cada vector.

El resultado será un nuevo determinante, en el que el elemento con los subíndices "i j" (i, j = 1, 2, 3), será el resultado del **"producto escalar"** (una suma de productos) de la fila "i" del primer determinante, y la columna "j" del segundo.

$$\begin{vmatrix} \dfrac{\partial x_1'}{\partial x_1} & \dfrac{\partial x_1'}{\partial x_2} & \dfrac{\partial x_1'}{\partial x_3} \\[2mm] \dfrac{\partial x_2'}{\partial x_1} & \dfrac{\partial x_2'}{\partial x_2} & \dfrac{\partial x_2'}{\partial x_3} \\[2mm] \dfrac{\partial x_3'}{\partial x_1} & \dfrac{\partial x_3'}{\partial x_2} & \dfrac{\partial x_3'}{\partial x_3} \end{vmatrix} \begin{vmatrix} \dfrac{\partial x_1'}{\partial x_1} & \dfrac{\partial x_1'}{\partial x_2} & \dfrac{\partial x_1'}{\partial x_3} \\[2mm] \dfrac{\partial x_2'}{\partial x_1} & \dfrac{\partial x_2'}{\partial x_2} & \dfrac{\partial x_2'}{\partial x_3} \\[2mm] \dfrac{\partial x_3'}{\partial x_1} & \dfrac{\partial x_3'}{\partial x_2} & \dfrac{\partial x_3'}{\partial x_3} \end{vmatrix} = \begin{vmatrix} A_{11} & A_{12} & A_{13} \\ A_{21} & A_{22} & A_{23} \\ A_{31} & A_{32} & A_{33} \end{vmatrix}$$

$$\begin{vmatrix} \dfrac{\partial x_1'}{\partial x_1} & \dfrac{\partial x_1'}{\partial x_2} & \dfrac{\partial x_1'}{\partial x_3} \\[2mm] \dfrac{\partial x_2'}{\partial x_1} & \dfrac{\partial x_2'}{\partial x_2} & \dfrac{\partial x_2'}{\partial x_3} \\[2mm] \dfrac{\partial x_3'}{\partial x_1} & \dfrac{\partial x_3'}{\partial x_2} & \dfrac{\partial x_3'}{\partial x_3} \end{vmatrix} \begin{vmatrix} \dfrac{\partial x_1'}{\partial x_1} & \dfrac{\partial x_1'}{\partial x_2} & \dfrac{\partial x_1'}{\partial x_3} \\[2mm] \dfrac{\partial x_2'}{\partial x_1} & \dfrac{\partial x_2'}{\partial x_2} & \dfrac{\partial x_2'}{\partial x_3} \\[2mm] \dfrac{\partial x_3'}{\partial x_1} & \dfrac{\partial x_3'}{\partial x_2} & \dfrac{\partial x_3'}{\partial x_3} \end{vmatrix} = \begin{vmatrix} A_{11} & A_{12} & A_{13} \\ A_{21} & A_{22} & A_{23} \\ A_{31} & A_{32} & A_{33} \end{vmatrix}$$

$$A_{11} = \frac{\partial x_1'}{\partial x_1}\frac{\partial x_1'}{\partial x_1} + \frac{\partial x_1'}{\partial x_2}\frac{\partial x_2'}{\partial x_1} + \frac{\partial x_1'}{\partial x_3}\frac{\partial x_3'}{\partial x_1}$$

$$A_{12} = \frac{\partial x_1'}{\partial x_1}\frac{\partial x_1'}{\partial x_2} + \frac{\partial x_1'}{\partial x_2}\frac{\partial x_2'}{\partial x_2} + \frac{\partial x_1'}{\partial x_3}\frac{\partial x_3'}{\partial x_2}$$

$$A_{13} = \frac{\partial x_1'}{\partial x_1}\frac{\partial x_1'}{\partial x_3} + \frac{\partial x_1'}{\partial x_2}\frac{\partial x_2'}{\partial x_3} + \frac{\partial x_1'}{\partial x_3}\frac{\partial x_3'}{\partial x_3}$$

$$A_{21} = \frac{\partial x_2'}{\partial x_1}\frac{\partial x_1'}{\partial x_1} + \frac{\partial x_2'}{\partial x_2}\frac{\partial x_2'}{\partial x_1} + \frac{\partial x_2'}{\partial x_3}\frac{\partial x_3'}{\partial x_1}$$

$$A_{22} = \frac{\partial x_2'}{\partial x_1}\frac{\partial x_1'}{\partial x_2} + \frac{\partial x_2'}{\partial x_2}\frac{\partial x_2'}{\partial x_2} + \frac{\partial x_2'}{\partial x_3}\frac{\partial x_3'}{\partial x_2}$$

$$A_{23} = \frac{\partial x_2'}{\partial x_1}\frac{\partial x_1'}{\partial x_3} + \frac{\partial x_2'}{\partial x_2}\frac{\partial x_2'}{\partial x_3} + \frac{\partial x_2'}{\partial x_3}\frac{\partial x_3'}{\partial x_3}$$

$$A_{31} = \frac{\partial x_3'}{\partial x_1}\frac{\partial x_1'}{\partial x_1} + \frac{\partial x_3'}{\partial x_2}\frac{\partial x_2'}{\partial x_1} + \frac{\partial x_3'}{\partial x_3}\frac{\partial x_3'}{\partial x_1}$$

$$A_{32} = \frac{\partial x_3'}{\partial x_1}\frac{\partial x_1'}{\partial x_2} + \frac{\partial x_3'}{\partial x_2}\frac{\partial x_2'}{\partial x_2} + \frac{\partial x_3'}{\partial x_3}\frac{\partial x_3'}{\partial x_2}$$

$$A_{33} = \frac{\partial x_3'}{\partial x_1}\frac{\partial x_1'}{\partial x_3} + \frac{\partial x_3'}{\partial x_2}\frac{\partial x_2'}{\partial x_3} + \frac{\partial x_3'}{\partial x_3}\frac{\partial x_3'}{\partial x_3}$$

A continuación tendremos que incluir esos resultados en los sistemas de ecuaciones de transformación:

$$dx'_1 = \frac{\partial x'_1}{\partial x_1} dx_1 + \frac{\partial x'_1}{\partial x_2} dx_2 + \frac{\partial x'_1}{\partial x_3} dx_3$$

$$dx'_2 = \frac{\partial x'_2}{\partial x_1} dx_1 + \frac{\partial x'_2}{\partial x_2} dx_2 + \frac{\partial x'_2}{\partial x_3} dx_3$$

$$dx'_3 = \frac{\partial x'_3}{\partial x_1} dx_1 + \frac{\partial x'_3}{\partial x_2} dx_2 + \frac{\partial x'_3}{\partial x_3} dx_3$$

$$dx'_1 = \frac{\partial x'_1}{\partial x_1} dx_1 + \frac{\partial x'_1}{\partial x_2} dx_2 + \frac{\partial x'_1}{\partial x_3} dx_3$$

$$dx'_2 = \frac{\partial x'_2}{\partial x_1} dx_1 + \frac{\partial x'_2}{\partial x_2} dx_2 + \frac{\partial x'_2}{\partial x_3} dx_3$$

$$dx'_3 = \frac{\partial x'_3}{\partial x_1} dx_1 + \frac{\partial x'_3}{\partial x_2} dx_2 + \frac{\partial x'_3}{\partial x_3} dx_3$$

en los que también tendremos que multiplicar las diferenciales (las que multiplican a las derivadas parciales) de los dos sistemas, y así obtendremos las ecuaciones necesarias para calcular todas las componentes del vector que resulta al multiplicar los dos vectores.

En realidad es prácticamente lo mismo que hicimos en el cálculo de un tensor de 2° orden: (cuadrivector, en este ejemplo)

$$A'^{\sigma\tau} = \frac{\partial x'_\sigma}{\partial x_\mu} \frac{\partial x'_\tau}{\partial x_\nu} A^{\mu\nu}$$

$$A'^{11} = \frac{\partial x'_1}{\partial x_1}\frac{\partial x'_1}{\partial x_1} A^{11} + \frac{\partial x'_1}{\partial x_2}\frac{\partial x'_2}{\partial x_1} A^{21} + \frac{\partial x'_1}{\partial x_3}\frac{\partial x'_3}{\partial x_1} A^{31} + \frac{\partial x'_1}{\partial x_4}\frac{\partial x'_4}{\partial x_1} A^{41}$$

$$A'^{12} = \frac{\partial x'_1}{\partial x_1}\frac{\partial x'_1}{\partial x_2} A^{12} + \frac{\partial x'_1}{\partial x_2}\frac{\partial x'_2}{\partial x_2} A^{22} + \frac{\partial x'_1}{\partial x_3}\frac{\partial x'_3}{\partial x_2} A^{32} + \frac{\partial x'_1}{\partial x_4}\frac{\partial x'_4}{\partial x_2} A^{42}$$

$$A'^{13} = \frac{\partial x'_1}{\partial x_1}\frac{\partial x'_1}{\partial x_3} A^{13} + \frac{\partial x'_1}{\partial x_2}\frac{\partial x'_2}{\partial x_3} A^{23} + \frac{\partial x'_1}{\partial x_3}\frac{\partial x'_3}{\partial x_3} A^{33} + \frac{\partial x'_1}{\partial x_4}\frac{\partial x'_4}{\partial x_3} A^{43}$$

$$A'^{14} = \frac{\partial x_1'}{\partial x_1}\frac{\partial x_1'}{\partial x_4}A^{14} + \frac{\partial x_1'}{\partial x_2}\frac{\partial x_2'}{\partial x_4}A^{24} + \frac{\partial x_1'}{\partial x_3}\frac{\partial x_3'}{\partial x_4}A^{34} + \frac{\partial x_1'}{\partial x_4}\frac{\partial x_4'}{\partial x_4}A^{44}$$

$$A'^{21} = \frac{\partial x_2'}{\partial x_1}\frac{\partial x_1'}{\partial x_1}A^{11} + \frac{\partial x_2'}{\partial x_2}\frac{\partial x_2'}{\partial x_1}A^{21} + \frac{\partial x_2'}{\partial x_3}\frac{\partial x_3'}{\partial x_1}A^{31} + \frac{\partial x_2'}{\partial x_4}\frac{\partial x_4'}{\partial x_1}A^{41}$$

$$A'^{22} = \frac{\partial x_2'}{\partial x_1}\frac{\partial x_1'}{\partial x_2}A^{12} + \frac{\partial x_2'}{\partial x_2}\frac{\partial x_2'}{\partial x_2}A^{22} + \frac{\partial x_2'}{\partial x_3}\frac{\partial x_3'}{\partial x_2}A^{32} + \frac{\partial x_2'}{\partial x_4}\frac{\partial x_4'}{\partial x_2}A^{42}$$

$$A'^{23} = \frac{\partial x_2'}{\partial x_1}\frac{\partial x_1'}{\partial x_3}A^{13} + \frac{\partial x_2'}{\partial x_2}\frac{\partial x_2'}{\partial x_3}A^{23} + \frac{\partial x_2'}{\partial x_3}\frac{\partial x_3'}{\partial x_3}A^{33} + \frac{\partial x_2'}{\partial x_4}\frac{\partial x_4'}{\partial x_3}A^{43}$$

$$A'^{24} = \frac{\partial x_2'}{\partial x_1}\frac{\partial x_1'}{\partial x_4}A^{14} + \frac{\partial x_2'}{\partial x_2}\frac{\partial x_2'}{\partial x_4}A^{24} + \frac{\partial x_2'}{\partial x_3}\frac{\partial x_3'}{\partial x_4}A^{34} + \frac{\partial x_2'}{\partial x_4}\frac{\partial x_4'}{\partial x_4}A^{44}$$

$$A'^{31} = \frac{\partial x_3'}{\partial x_1}\frac{\partial x_1'}{\partial x_1}A^{11} + \frac{\partial x_3'}{\partial x_2}\frac{\partial x_2'}{\partial x_1}A^{21} + \frac{\partial x_3'}{\partial x_3}\frac{\partial x_3'}{\partial x_1}A^{31} + \frac{\partial x_3'}{\partial x_4}\frac{\partial x_4'}{\partial x_1}A^{41}$$

$$A'^{32} = \frac{\partial x_3'}{\partial x_1}\frac{\partial x_1'}{\partial x_2}A^{12} + \frac{\partial x_3'}{\partial x_2}\frac{\partial x_2'}{\partial x_2}A^{22} + \frac{\partial x_3'}{\partial x_3}\frac{\partial x_3'}{\partial x_2}A^{32} + \frac{\partial x_3'}{\partial x_4}\frac{\partial x_4'}{\partial x_2}A^{42}$$

$$A'^{33} = \frac{\partial x_3'}{\partial x_1}\frac{\partial x_1'}{\partial x_3}A^{13} + \frac{\partial x_3'}{\partial x_2}\frac{\partial x_2'}{\partial x_3}A^{23} + \frac{\partial x_3'}{\partial x_3}\frac{\partial x_3'}{\partial x_3}A^{33} + \frac{\partial x_3'}{\partial x_4}\frac{\partial x_4'}{\partial x_3}A^{43}$$

$$A'^{34} = \frac{\partial x'_3}{\partial x_1} \frac{\partial x'_1}{\partial x_4} A^{14} + \frac{\partial x'_3}{\partial x_2} \frac{\partial x'_2}{\partial x_4} A^{24} + \frac{\partial x'_3}{\partial x_3} \frac{\partial x'_3}{\partial x_4} A^{34} + \frac{\partial x'_3}{\partial x_4} \frac{\partial x'_4}{\partial x_4} A^{44}$$

$$A'^{41} = \frac{\partial x'_4}{\partial x_1} \frac{\partial x'_1}{\partial x_1} A^{11} + \frac{\partial x'_4}{\partial x_2} \frac{\partial x'_1}{\partial x_2} A^{12} + \frac{\partial x'_4}{\partial x_3} \frac{\partial x'_1}{\partial x_3} A^{13} + \frac{\partial x'_4}{\partial x_4} \frac{\partial x'_1}{\partial x_4} A^{14}$$

$$A'^{42} = \frac{\partial x'_4}{\partial x_1} \frac{\partial x'_1}{\partial x_2} A^{12} + \frac{\partial x'_4}{\partial x_2} \frac{\partial x'_2}{\partial x_2} A^{22} + \frac{\partial x'_4}{\partial x_3} \frac{\partial x'_3}{\partial x_2} A^{32} + \frac{\partial x'_4}{\partial x_4} \frac{\partial x'_4}{\partial x_2} A^{42}$$

$$A'^{43} = \frac{\partial x'_4}{\partial x_1} \frac{\partial x'_1}{\partial x_3} A^{13} + \frac{\partial x'_4}{\partial x_2} \frac{\partial x'_2}{\partial x_3} A^{23} + \frac{\partial x'_4}{\partial x_3} \frac{\partial x'_3}{\partial x_3} A^{33} + \frac{\partial x'_4}{\partial x_4} \frac{\partial x'_4}{\partial x_3} A^{43}$$

$$A'^{44} = \frac{\partial x'_4}{\partial x_1} \frac{\partial x'_1}{\partial x_4} A^{14} + \frac{\partial x'_4}{\partial x_2} \frac{\partial x'_2}{\partial x_4} A^{24} + \frac{\partial x'_4}{\partial x_3} \frac{\partial x'_3}{\partial x_4} A^{34} + \frac{\partial x'_4}{\partial x_4} \frac{\partial x'_4}{\partial x_4} A^{44}$$

$$A'^{\sigma\tau} = \frac{\partial x'_\sigma}{\partial x_\mu} \frac{\partial x'_\tau}{\partial x_\nu} A^{\mu\nu}$$

Como vemos en la fórmula abreviada, aquí también se multiplican dos determinantes.

Pero lo que hemos hecho aquí nos ha servido para obtener la regla para multiplicar determinantes (que es la misma que para multiplicar matrices), y el hecho de que es la regla correcta, se demuestra porque podríamos haberla obtenido directamente, a partir de la expresión algebraica de un determinante, algo que haremos después, y comprobaremos que los dos resultados coinciden, y por tanto se satisface el sistema de dos ecuaciones lineales que utilizamos para obtener dicha expresión algebraica. De modo que la misma regla será la que tendremos que aplicar a los sistemas de ecuaciones lineales más grandes de transformación de coordenadas.

Por tanto, la regla para multiplicar *tanto matrices como determinantes*, que proporciona los resultados correctos al resolver sistemas de ecuaciones lineales como los que hemos estado considerando, es:

"Cada elemento C_{ij} del nuevo determinante, se obtiene multiplicando cada uno de los elementos de la **_fila_** "i" del primero, por el elemento correspondiente de la **_columna_** "j" del segundo, y sumando todos los productos obtenidos."

Como dijimos antes, es la misma regla que para multiplicar matrices, y se puede simbolizar así:

Si $A = (a_{jk})$, es una matriz "m x n", donde "m" es el número de filas y "n" el número de columnas, y $B = (b_{jk})$, es una matriz "n x p", el producto AB *es una matriz* $C = (c_{jk})$ de orden "m x p", en la que:

$$c_{jk} = \sum_{l=1}^{n} a_{jl} b_{lk}$$

Está claro que para que tal multiplicación sea posible, y esté definida, el número de **columnas** de la matriz **A**, o del determinante correspondiente, debe ser igual al número de **filas** de la matriz **B** (o del otro determinante, en el caso de multiplicación de determinantes).

Que la regla obtenida es algebraicamente correcta, se puede comprobar de varias maneras.

Por ejemplo, podemos multiplicar dos determinantes por este método, y después hacer lo mismo con las expresiones algebraicas de los determinantes, y obtendremos el mismo resultado con los dos métodos.

$$\begin{vmatrix} a & b \\ c & d \end{vmatrix} = (ad - cb) \; ; \; \begin{vmatrix} h & i \\ j & k \end{vmatrix} = (hk - ji)$$

$$\begin{vmatrix} a & b \\ c & d \end{vmatrix} \begin{vmatrix} h & i \\ j & k \end{vmatrix} = (ad - cb)\,(hk - ji)$$

Comprobaremos si se cumple la ecuación de arriba, y por tanto se llega al mismo resultado por los dos métodos:

1º: Aplicando la regla de multiplicación de determinantes (y matrices), que hemos considerado aquí:

$$c_{jk} = \sum_{l=1}^{n} a_{jl} b_{lk}$$

$$\begin{vmatrix} a & b \\ c & d \end{vmatrix} \begin{vmatrix} h & i \\ j & k \end{vmatrix} = \begin{vmatrix} ah + bj & ai + bk \\ ch + dj & ci + dk \end{vmatrix}$$

$$\begin{vmatrix} ah + bj & ai + bk \\ ch + dj & ci + dk \end{vmatrix} =$$

$$= [(ah + bj)(ci + dk) - (ch + dj)(ai + bk)] =$$

$$= (ahci + ahdk + bjci + bjdk) - (chai + chbk + djai + djbk) =$$

$$= ahci + ahdk + bjci + bjdk - chai - chbk - djai - djbk =$$

$$= ahdk + bjci - chbk - djai$$

Este es el primer resultado.

2º - Ya que:

$$\begin{vmatrix} a & b \\ c & d \end{vmatrix} \begin{vmatrix} h & i \\ j & k \end{vmatrix} = (ad - cb)(hk - ji)$$

Multiplicando directamente:

$$(ad - cb)(hk - ji)$$

$$(ad - cb)(hk - ji) =$$

$$= adhk - adji - cbhk + cbji$$

Este es el segundo resultado.

<u>Comparando los dos:</u>

$$Primer\ resultado = ahdk + bjci - chbk - djai$$

$$Segundo\ resultado = adhk - adji - cbhk + cbji$$

Podemos ver claramente que es el mismo, aunque estén en distinto orden; se pueden recolocar igual, tanto los 4 términos, como los factores de cada término.

La regla de multiplicación de matrices (y de determinantes), tendrá mucha importancia, cuando consideremos otros asuntos esenciales del "álgebra lineal", llamada así porque como vemos trata de los sistemas de ecuaciones lineales, y los sistemas de trasformación de coordenadas son de ese tipo.

Las matrices están muy relacionadas con las transformaciones de coordenadas; la operación de determinadas matrices genera, por ejemplo, rotaciones y otras transformaciones, y se relacionan también con operaciones de simetría, siendo muy importantes por tanto, en la "teoría de grupos", y tienen muchas aplicaciones en otros campos de la ciencia, como en la

Teoría cuántica, así como en muchos de los estudios de ingeniería.

En las secciones anteriores, hemos visto la importancia que tiene en el "cálculo tensorial", el "jacobiano" inverso de otro "jacobiano", pues conduce a compensaciones que tienen importancia para que ciertos productos den como resultado una magnitud invariante, pueden hacer que un índice contravariante se cancele con otro covariante, en la operación conocida como ·reducción" o "contracción" de un tensor, de la que ya hemos hablado.

El conocer y entender la regla de multiplicación de matrices, y la relación entre matrices y determinantes, es fundamental para el método de obtención de la inversa de una matriz, y por tanto lo que hemos tratado aquí prepara el camino para estudiar y entender ese método.

OBTENCIÓN DE LA MATRIZ INVERSA

Empezamos considerando un ejemplo de matriz inversa, como si la hubiéramos obtenido por "tanteo", para después analizar en detalle la regla general para la obtención de la inversa.

Esto nos llevará por un recorrido amplio, donde profundizaremos más que en los números anteriores, sobre las reglas para operar con matrices y determinantes.

Finalmente veremos la importancia que esto tiene para el cálculo tensorial

La multiplicación de una matriz por su inversa debe dar como resultado la matriz identidad:

$$I = \begin{pmatrix} 1 & 0 & 0 \\ 0 & 1 & 0 \\ 0 & 0 & 1 \end{pmatrix}$$

La matriz inversa de A se representa como A^{-1}, y como ya hemos considerado cómo se multiplican matrices y también determinantes, el desarrollo que sigue a continuación será fácil de seguir sin necesidad de explicaciones, y servirá para mostrar que efectivamente, A^{-1}, tal como está aquí expresada, es la inversa de A, pues el resultado de multiplicarlas será la matriz identidad. Más adelante, en este número profundizaremos en la razón.

$$A = \begin{pmatrix} a & b \\ c & d \end{pmatrix}, \quad A^{-1} = \frac{1}{ad-cb} \begin{pmatrix} d & -b \\ -c & a \end{pmatrix}$$

$$AA^{-1} = \frac{1}{ad-cb} \begin{pmatrix} a & b \\ c & d \end{pmatrix} \begin{pmatrix} d & -b \\ -c & a \end{pmatrix} =$$

$$= \frac{1}{ad-cb} \begin{pmatrix} ad+(-bc) & a(-b)+ba \\ cd+(-dc) & c(-b)+da \end{pmatrix} =$$

$$= \frac{1}{ad-cb} \begin{pmatrix} ad-cb & ab-ab \\ cd-cd & ad-cb \end{pmatrix} =$$

$$= \begin{pmatrix} \dfrac{ad-cb}{ad-cb} & \dfrac{ad-cb}{ad-cb} \\ \dfrac{0}{ad-cb} & \dfrac{0}{ad-cb} \end{pmatrix} = \begin{pmatrix} 1 & 0 \\ 0 & 1 \end{pmatrix}$$

MULTIPLICACIÓN POR LA MATRIZ IDENTIDAD

Como se ve en el siguiente ejemplo, la multiplicación de una matriz por la matriz identidad, deja el resultado inalterado

$$AI = \begin{pmatrix} a & b \\ c & d \end{pmatrix} \begin{pmatrix} 1 & 0 \\ 0 & 1 \end{pmatrix} = \begin{pmatrix} a.1 + b.0 & a.0 + b.1 \\ c.1 + d.0 & c.0 + d.1 \end{pmatrix} = \begin{pmatrix} a & b \\ c & d \end{pmatrix}$$

MENORES Y COFACTORES

Se llama "menor" $"M_{ij}"$ de un determinante, al determinante compuesto por los elementos que quedan al suprimir la fila "i" y la columna "j".

Por ejemplo, en el determinante:

$$\begin{vmatrix} a_{11} & a_{12} & a_{13} \\ a_{21} & a_{22} & a_{23} \\ a_{31} & a_{32} & a_{33} \end{vmatrix}$$

El "menor" M_{32}, será el determinante formado por los elementos que queden, al suprimir o "tachar" la fila 3 y la columna 2:

(Indicamos los elementos que se eliminan con color azul, y los que quedan con color rojo)

$$M_{32} = \begin{vmatrix} a_{11} & a_{12} & a_{13} \\ a_{21} & a_{22} & a_{23} \\ a_{31} & a_{32} & a_{33} \end{vmatrix} = \begin{vmatrix} a_{11} & a_{13} \\ a_{21} & a_{23} \end{vmatrix} = \begin{vmatrix} b_{11} & b_{12} \\ b_{21} & b_{22} \end{vmatrix}$$

"M_{ij}" es el "menor", el determinante que queda cuando se suprimen la fila "i" y la columna "j":

Indicaremos la fila y la columna que se suprimen en cada caso, usando el color azul; el "menor" que queda se indica con color rojo.

Utilizaremos como ejemplo el determinante de la matriz:

$$A = \begin{pmatrix} a & b \\ c & d \end{pmatrix} = \begin{pmatrix} a_{11} & a_{12} \\ a_{21} & a_{22} \end{pmatrix}$$

$$\det A = \begin{vmatrix} a & b \\ c & d \end{vmatrix}$$

COFACTORES

El cofactor se define como el elemento C_{ij} del "menor" de un determinante, que resulta de asignar a cada elemento de dicho "menor", el signo definido por la expresión:

$$(-1)^{i+j}$$

De modo que los "cofactores" del determinante M_{ij} que hemos usado en el ejemplo, serán:

$$C_{11} = (-1)^{1+1}M_{11} = -1^2 . d = d$$

$$C_{12} = (-1)^{1+2}M_{12} = -1^3 . c = -c$$

$$C_{21} = (-1)^{2+1}M_{21} = -1^3 . b = -b$$

$$C_{22} = (-1)^{2+2}M_{22} = -1^4 . a = a$$

Podemos ver que los cofactores en los que "i + j" sea un número par, tendrán signo positivo, y en los que sea impar, tendrán signo negativo.

La matriz de cofactores correspondiente al determinante M_{ij} , será por lo tanto:

$$\begin{pmatrix} C_{11} & C_{12} \\ C_{21} & C_{22} \end{pmatrix} = \begin{pmatrix} d & -c \\ -b & a \end{pmatrix}$$

MATRIZ TRANSPUESTA

Es la matriz que resulta al intercambiar filas por columnas; la transpuesta de la matriz A, se simboliza como A^T; así:

$$A = \begin{pmatrix} a & b \\ c & d \end{pmatrix} = \begin{pmatrix} a_{11} & a_{12} \\ a_{21} & a_{22} \end{pmatrix}$$

$$A^T = \begin{pmatrix} a_{11} & a_{21} \\ a_{12} & a_{22} \end{pmatrix} = \begin{pmatrix} a & c \\ b & d \end{pmatrix}$$

MULTIPLICACIÓN POR LA MATRIZ IDENTIDAD

La matriz identidad es aquella en la que todos sus elementos en la diagonal principal son 1, y el resto de sus elementos son 0.

$$I = \begin{pmatrix} 1 & 0 & 0 \\ 0 & 1 & 0 \\ 0 & 0 & 1 \end{pmatrix}$$

Cuando una matriz cualquiera se multiplica por la matriz identidad, el resultado es la misma matriz; es el equivalente, en el cálculo de matrices, a multiplicar por 1 en aritmética.

Podemos comprobarlo en el siguiente ejemplo:

$$AI = \begin{pmatrix} a & b \\ c & d \end{pmatrix} \begin{pmatrix} 1 & 0 \\ 0 & 1 \end{pmatrix} = \begin{pmatrix} a.1 + b.0 & a.0 + b.1 \\ c.1 + d.0 & c.0 + d.1 \end{pmatrix} = \begin{pmatrix} a & b \\ c & d \end{pmatrix}$$

INVERSA DE UNA MATRIZ

La inversa de una matriz "A", se simboliza como A^{-1}, y cuando ambas se multiplican, el resultado es la matriz identidad; por ejemplo, la inversa de:

$$A = \begin{pmatrix} a & b \\ c & d \end{pmatrix}$$

es:

$$A^{-1} = \frac{1}{ad - cb} \begin{pmatrix} d & -b \\ -c & a \end{pmatrix}$$

y podemos comprobarlo al multiplicarlas:

$$AA^{-1} = \frac{1}{ad - cb} \begin{pmatrix} a & b \\ c & d \end{pmatrix} \begin{pmatrix} d & -b \\ -c & a \end{pmatrix} =$$

$$= \frac{1}{ad - cb} \begin{pmatrix} ad + (-bc) & a(-b) + ba \\ cd + (-dc) & c(-b) + da \end{pmatrix} =$$

$$= \frac{1}{ad - cb} \begin{pmatrix} ad - cb & ab - ab \\ cd - cd & ad - cb \end{pmatrix} =$$

$$= \begin{pmatrix} \dfrac{ad - cb}{ad - cb} & \dfrac{ad - cb}{ad - cb} \\ \dfrac{0}{ad - cb} & \dfrac{0}{ad - cb} \end{pmatrix} = \begin{pmatrix} 1 & 0 \\ 0 & 1 \end{pmatrix}$$

REGLA GENERAL PARA HALLAR LA INVERSA DE UNA MATRIZ

1: Sustituimos cada elemento a_{ij} , por su cofactor correspondiente en el determinante de la matriz A

El determinante de la matriz:

$$A = \begin{pmatrix} a & b \\ c & d \end{pmatrix}$$

es:

$$\det A = \begin{vmatrix} a & b \\ c & d \end{vmatrix}$$

y sus cofactores son, los 4 "menores" del determinante, cada uno con el signo que le corresponda, según la regla que vimos antes.

MENORES Y COFACTORES

Se llama "menor" $"M_{ij}"$ de un determinante, al determinante compuesto por los elementos que quedan al suprimir la fila "i" y la columna "j".

Por ejemplo, en el determinante:

$$\begin{vmatrix} a_{11} & a_{12} & a_{13} \\ a_{21} & a_{22} & a_{23} \\ a_{31} & a_{32} & a_{33} \end{vmatrix}$$

El "menor" M_{32}, será el determinante formado por los elementos que queden, al suprimir o "tachar" la fila 3 y la columna 2:

(Indicamos los elementos que se eliminan con color azul, y los que quedan con color rojo)

$$M_{32} = \begin{vmatrix} a_{11} & a_{12} & a_{13} \\ a_{21} & a_{22} & a_{23} \\ a_{31} & a_{32} & a_{33} \end{vmatrix} = \begin{vmatrix} a_{11} & a_{13} \\ a_{21} & a_{23} \end{vmatrix} = \begin{vmatrix} b_{11} & b_{12} \\ b_{21} & b_{22} \end{vmatrix}$$

"M_{ij}" es el "menor", el determinante que queda cuando se suprimen la fila "i" y la columna "j":

Indicaremos la fila y la columna que se suprimen en cada caso, usando el color azul; el "menor" que queda se indica con color rojo:

Utilizaremos como ejemplo el determinante de la matriz:

$$A = \begin{pmatrix} a & b \\ c & d \end{pmatrix} = \begin{pmatrix} a_{11} & a_{12} \\ a_{21} & a_{22} \end{pmatrix}$$

$$\det A = \begin{vmatrix} a & b \\ c & d \end{vmatrix}$$

COFACTORES

El cofactor se define como el elemento C_{ij} del "menor" de un determinante, que resulta de asignar a cada elemento de dicho "menor", el signo definido por la expresión:

$$(-1)^{i+j}$$

De modo que los "cofactores" del determinante M_{ij} que hemos usado en el ejemplo, serán:

$$C_{11} = (-1)^{1+1}M_{11} = -1^2.\,d = d$$

$$C_{12} = (-1)^{1+2}M_{12} = -1^3.\,c = -c$$

$$C_{21} = (-1)^{2+1}M_{21} = -1^3.\,b = -b$$

$$C_{22} = (-1)^{2+2}M_{22} = -1^4.\,a = a$$

Podemos ver que los cofactores en los que "i + j" sea un número par, tendrán signo positivo, y en los que sea impar, tendrán signo negativo.

La matriz de cofactores correspondiente al determinante M_{ij} , será por lo tanto:

$$\begin{pmatrix} C_{11} & C_{12} \\ C_{21} & C_{22} \end{pmatrix} = \begin{pmatrix} d & -c \\ -b & a \end{pmatrix}$$

Suprimimos la fila 1 y la columna 1:

$$M_{11} = \begin{vmatrix} a_{11} & a_{12} \\ a_{21} & a_{22} \end{vmatrix} = a_{22} = d$$

Suprimimos la fila 1 y la columna 2:

$$M_{12} = \begin{vmatrix} a_{11} & a_{12} \\ a_{21} & a_{22} \end{vmatrix} = a_{21} = c$$

Suprimimos la fila 2 y la columna 1:

$$M_{21} = \begin{vmatrix} a_{11} & a_{12} \\ a_{21} & a_{22} \end{vmatrix} = a_{12} = b$$

Suprimimos la fila 2 y la columna 2:

$$M_{22} = \begin{vmatrix} a_{11} & a_{12} \\ a_{21} & a_{22} \end{vmatrix} = a_{11} = a$$

Por tanto, el "menor" del determinante original será:

$$\begin{vmatrix} M_{11} & M_{12} \\ M_{21} & M_{22} \end{vmatrix} = \begin{vmatrix} a_{22} & a_{21} \\ a_{12} & a_{11} \end{vmatrix} = \begin{vmatrix} d & c \\ b & a \end{vmatrix}$$

DETERMINANTE DE COFACTORES

$$\begin{vmatrix} C_{11} & C_{12} \\ C_{21} & C_{22} \end{vmatrix} = \begin{vmatrix} d & -c \\ -b & a \end{vmatrix}$$

$$\begin{pmatrix} C_{11} & C_{12} \\ C_{21} & C_{22} \end{pmatrix} = \begin{pmatrix} d & -c \\ -b & a \end{pmatrix}$$

2: Transponemos la matriz de cofactores:

La matriz de cofactores es:

$$\begin{pmatrix} C_{11} & C_{12} \\ C_{21} & C_{22} \end{pmatrix} = \begin{pmatrix} d & -c \\ -b & a \end{pmatrix}$$

y por tanto, su transpuesta es:

$$\begin{pmatrix} C_{11} & C_{21} \\ C_{12} & C_{22} \end{pmatrix} = \begin{pmatrix} d & -b \\ -c & a \end{pmatrix}$$

Como vemos, las filas pasan a ser columnas (o las columnas pasan a ser filas), de acuerdo con la definición de "Transpuesta de una matriz".

La "transpuesta de cofactores" se llama "matriz adjunta de A", y se simboliza así:

$$\widehat{A} = Adjunta\ de\ A$$

3: Dividimos la adjunta por el determinante de A, y el resultado obtenido, ya es la inversa de A:

$$A^{-1} = \frac{1}{ad - cb} \begin{pmatrix} d & -b \\ -c & a \end{pmatrix}$$

Y efectivamente comprobamos que el resultado obtenido, concuerda con el que usamos al principio:

$$A = \begin{pmatrix} a & b \\ c & d \end{pmatrix}, \qquad A^{-1} = \frac{1}{ad - cb} \begin{pmatrix} d & -b \\ -c & a \end{pmatrix}$$

y ya comprobamos también, que el resultado de multiplicarlas, es efectivamente la matriz identidad:

$$AA^{-1} = \frac{1}{ad - cb} \begin{pmatrix} a & b \\ c & d \end{pmatrix} \begin{pmatrix} d & -b \\ -c & a \end{pmatrix} =$$

$$= \frac{1}{ad - cb} \begin{pmatrix} ad + (-bc) & a(-b) + ba \\ cd + (-dc) & c(-b) + da \end{pmatrix} =$$

$$= \frac{1}{ad - cb} \begin{pmatrix} ad - cb & ab - ab \\ cd - cd & ad - cb \end{pmatrix} =$$

$$= \begin{pmatrix} \dfrac{ad - cb}{ad - cb} & \dfrac{ad - cb}{ad - cb} \\ \dfrac{0}{ad - cb} & \dfrac{0}{ad - cb} \end{pmatrix} = \begin{pmatrix} 1 & 0 \\ 0 & 1 \end{pmatrix}$$

Para entender mejor por qué funciona la "receta" en tres pasos, que hemos utilizado para hallar la inversa de una matriz, así como el hecho de que se obtendrá el resultado correcto para toda matriz, consideraremos después una demostración general, pero necesitamos antes tratar algunas cosas más sobre determinantes.

"DESARROLLO DE LAPLACE" DE UN DETERMINANTE

Ya vimos que el valor de un determinante, se obtiene, en el caso de los determinantes sencillos que obtuvimos para resolver un sistema de dos ecuaciones lineales breves, como una resta de productos de los coeficientes constantes de las ecuaciones:

Supongamos que tenemos el sencillo sistema de ecuaciones:

$$a_1 x + b_1 y = c_1$$

$$a_2 x + b_2 y = c_2$$

en el que a_1, b_1, c_1, a_2, b_2 y c_2 son constantes. Podemos hallar el valor de x haciendo lo siguiente:

Multiplicamos la primera ecuación por b_2 y la segunda por b_1:

$$a_1 b_2 x + b_1 b_2 y = c_1 b_2$$
$$b_1 a_2 x + b_1 b_2 y = b_1 c_2$$

Restando la segunda de la primera:

$$(a_1 b_2 x + b_1 b_2 y) - (b_1 a_2 x + b_1 b_2 y) = c_1 b_2 - b_1 c_2 = \ =$$

$$a_1 b_2 x + b_1 b_2 y - b_1 a_2 x - b_1 b_2 y = c_1 b_2 - b_1 c_2$$

Y como "$b_1 b_2 y$" aparece dos veces, una con signo positivo y otra con signo negativo, una se cancela con la otra al hacer la resta, quedando:

$$a_1 b_2 x - b_1 a_2 x = c_1 b_2 - b_1 c_2$$

Poniendo x como factor común en el primer miembro de la ecuación:

$$(a_1 b_2 - b_1 a_2)x = c_1 b_2 - b_1 c_2$$

Y pasando la expresión entre paréntesis que está multiplicando en el primer miembro, al segundo, dividiendo:

$$x = \frac{c_1 b_2 - b_1 c_2}{a_1 b_2 - b_1 a_2}$$

Siguiendo un procedimiento similar, obtendríamos para el valor de " y":

$$y = \frac{a_1 c_2 - c_1 a_2}{a_1 b_2 - b_1 a_2}$$

Vemos que el denominador es el mismo en las dos ecuaciones:

$$a_1 b_2 - b_1 a_2$$

Podemos colocar las 4 magnitudes de esta resta en filas y columnas así:

$$\begin{vmatrix} a_1 & b_1 \\ a_2 & b_2 \end{vmatrix}$$

A esta expresión entre barras se le llama "determinante", y la consideramos como una expresión alternativa para representar la "resta de productos": $a_1 b_2 - b_1 a_2$. Por lo tanto:

$$\begin{vmatrix} a_1 & b_1 \\ a_2 & b_2 \end{vmatrix} = a_1 b_2 - b_1 a_2$$

Llamando a los elementos de la tabla numérica entre barras, o sea a los elementos del determinante a_1 y b_2, elementos de la "diagonal principal" del determinante, y a los otros dos, "elementos de la diagonal secundaria", vemos que la regla para obtener el valor de este determinante de 4 elementos es: "producto de elementos de la diagonal principal **_menos_** producto de elementos de la diagonal secundaria". Aplicando esta terminología y estas reglas, también a los numeradores de las ecuaciones:

$$x = \frac{c_1 b_2 - b_1 c_2}{a_1 b_2 - b_1 a_2}$$

$$y = \frac{a_1 c_2 - c_1 a_2}{a_1 b_2 - b_1 a_2}$$

podemos escribir:

$$D = \begin{vmatrix} a_1 & b_1 \\ a_2 & b_2 \end{vmatrix}, \quad D_1 = \begin{vmatrix} c_1 & b_1 \\ c_2 & b_2 \end{vmatrix}, \quad D_2 = \begin{vmatrix} a_1 & c_1 \\ a_2 & c_2 \end{vmatrix}$$

y por tanto: $x = \dfrac{D_1}{D}$, $y = \dfrac{D_2}{D}$

Así pues, la regla para obtener el valor de este sencillo determinante, es una resta de productos:

$$\begin{vmatrix} a_1 & b_1 \\ a_2 & b_2 \end{vmatrix} = a_1 b_2 - b_1 a_2$$

En el caso de determinantes de orden mayor, con un número arbitrario de elementos, se utiliza para calcular su valor el "desarrollo de Laplace", que resulta también en una "suma de productos" (en la que, en general, hay términos con signo tanto positivo como negativo), aunque para un determinante grande, el número de términos es mayor lógicamente, que la sencilla resta de productos del pequeño determinante del ejemplo.

Se necesita, por tanto, conocer la regla correcta que hay que aplicar a un determinante de cualquier orden, para obtener su valor.

En el desarrollo de Laplace se elige una fila o una columna cualquiera, y se aplica la siguiente fórmula:

$$\det A = \sum_{K=1}^{N} a_{JK} A_{JK}$$

en la que a_{jk} es el elemento correspondiente a la fila "j" y la columna "k", y A_{jk} es el "cofactor" correspondiente, es decir, el "menor complementario" con su correspondiente signo.

Vamos a ilustrarlo con el sencillo determinante:

$$\begin{vmatrix} a_1 & b_1 \\ a_2 & b_2 \end{vmatrix} = a_1 b_2 - b_1 a_2$$

Supongamos que elegimos desarrollarlo por la primera fila; como sus elementos son a_1 y b_1, tendremos que hallar sus cofactores; a_1 está en la primera fila y primera columna; su "menor" será b_2, pues es el elemento que queda al suprimir la primera fila y la primera columna, y como ocupa el lugar "i j= 11", i + j = 2, que es un número par, su signo será positivo; es fácil ver que el "menor" de b_1 es a_2, pues b_1 está en la primera fila y segunda columna, y si las suprimimos queda a_2, y además el "cofactor" tendrá signo negativo, pues b_1 está en el lugar " i j = 12", y por tanto:

"i + j = 3", que es impar, dando lugar al signo negativo.

Si eligiéramos desarrollarlo por la segunda columna, el cofactor de b_1 sería también a_2, pues en ese caso suprimiríamos la 2ª columna y la 1ª fila, y el signo sería negativo por la misma razón de antes; a su vez el cofactor de b_2 también sería a_1, al suprimir 2ª columna y 2ª fila, y el signo sería positivo porque b_2 está en la posición "i j = 22" y "i + j = 4", que es par; de modo que obtenemos el mismo resultado, aplicando la regla, al desarrollarlo por cualquier fila o columna, y el resultado al aplicar esta regla concuerda con el que ya conocíamos:

$$\begin{vmatrix} a_1 & b_1 \\ a_2 & b_2 \end{vmatrix} = a_1 b_2 - b_1 a_2$$

La regla es completamente general, y aplica a determinantes de cualquier orden, permitiendo hallar su valor.

Si llamamos a_{jk} a los elementos del determinante, y A_{jk} a sus correspondientes "cofactores", la regla general es:

$$\det A = \sum_{k=1}^{n} a_{jk}A_{jk}$$

De manera general para determinantes de cualquier orden, si desarrollamos por la fila "p":

$$a_{pk}A_{pk} = a_{pk}(-1)^{p+k}M_{pk}$$

Donde a_{pk} **es el elemento de la fila "p" y la columna "k" y** $A_{pk} = (-1)^{p+k}M_{pk}$ **es el "cofactor".**

La regla se puede enunciar así:

"El valor de un determinante se define como la suma de los productos de los elementos de cualquier fila (o columna) por sus correspondientes `cofactores´ "

Un aspecto importante a tener en cuenta, es que, si se intercambian dos filas o dos columnas de un determinante, éste cambia de signo; por ejemplo:

$$\begin{vmatrix} a_1 & b_1 \\ a_2 & b_2 \end{vmatrix} = a_1 b_2 - a_2 b_1$$

$$\begin{vmatrix} a_2 & b_2 \\ a_1 & b_1 \end{vmatrix} = a_2 b_1 - a_1 b_2 = -(a_1 b_2 - a_2 b_1)$$

y se cumple para determinantes de cualquier orden.

Como consecuencia de esto si en un determinante hay dos filas o dos columnas iguales, el valor del determinante se reduce a cero: puesto que se intercambian dos filas o dos columnas iguales, el determinante queda inalterado, de modo que $D = -D$, y esto solo es posible si $D = 0$, $(D = -D; D + D = 0; 2D = 0; D = \frac{0}{2} = 0)$

Si desarrollamos el determinante por la fila "p", su valor será:

$$det(A) = a_{p1}A_{p1} + a_{p2}A_{p2} + a_{p3}A_{p3} + \cdots + a_{pn}A_{pn} = \sum_{k=1}^{n} a_{pk}A_{pk}$$

Recordando la regla general del "desarrollo de Laplace":

"El valor de un determinante se define como la suma de los productos de los elementos de cualquier fila (o columna) _**por sus correspondientes cofactores**_"

Pero en cambio, la suma de los productos de cualquier fila (o columna) _**por los cofactores de cualquier otra fila (o columna) es cero**_.

Veamos por qué:

Determinante original y Determinante de cofactores:

$$\det A = \begin{vmatrix} a & b \\ c & d \end{vmatrix} \qquad \begin{vmatrix} C_{11} & C_{12} \\ C_{21} & C_{22} \end{vmatrix} = \begin{vmatrix} d & -c \\ -b & a \end{vmatrix}$$

$$\det A = \sum_{K=1}^{N} a_{JK} A_{JK}$$

$$\det A = \begin{vmatrix} a & b \\ c & d \end{vmatrix} \qquad \begin{vmatrix} C_{11} & C_{12} \\ C_{21} & C_{22} \end{vmatrix} = \begin{vmatrix} d & -c \\ -b & a \end{vmatrix}$$

$$\begin{vmatrix} a\,C_{11} + bC_{12} & aC_{21} + bC_{22} \\ cC_{11} + dC_{12} & a\,C_{11} + bC_{12} \end{vmatrix} =$$

$$= \begin{vmatrix} ad + (-bc) & a(-b) + ba \\ cd + d(-c) & ad + (-bc) \end{vmatrix} =$$

$$= \begin{bmatrix} \det A & 0 \\ 0 & \det A \end{bmatrix}$$

$$\det A = \sum_{K=1}^{N} a_{JK} A_{JK}$$

$$\begin{vmatrix} a\,C_{11} + bC_{12} & aC_{21} + bC_{22} \\ cC_{11} + dC_{12} & a\,C_{11} + bC_{12} \end{vmatrix} =$$

$$= \begin{vmatrix} ad + (-bc) & a(-b) + ba \\ cd + d(-c) & ad + (-bc) \end{vmatrix} =$$

$$= \begin{bmatrix} \det A & 0 \\ 0 & \det A \end{bmatrix}$$

En la segunda suma de productos estamos colocando la 2ª fila en el lugar de la 1ª, de modo que estamos igualando dos filas, y el resultado es cero, pero además eso es equivalente a transponer el determinante de cofactores:

$$\begin{vmatrix} C_{11} & C_{12} \\ C_{21} & C_{22} \end{vmatrix} \rightarrow \begin{vmatrix} C_{11} & C_{21} \\ C_{12} & C_{22} \end{vmatrix}$$

Y multiplicar:

$$\begin{vmatrix} a & b \\ c & d \end{vmatrix} \begin{vmatrix} C_{11} & C_{21} \\ C_{12} & C_{22} \end{vmatrix} = \begin{vmatrix} aC_{11} + bC_{12} & aC_{21} + bC_{22} \\ cC_{11} + dC_{12} & cC_{21} + dC_{22} \end{vmatrix}$$
$$= \begin{vmatrix} ad + (-bc) & a(-b) + ba \\ cd + d(-c) & ad + (-bc) \end{vmatrix} = \begin{bmatrix} \det A & 0 \\ 0 & \det A \end{bmatrix}$$

Por ejemplo:

$$\begin{vmatrix} a_{11} & a_{12} \\ a_{21} & a_{22} \end{vmatrix} = a_{11}a_{22} - a_{21}a_{12}$$

Esta es la fórmula correcta para hallar el valor de un determinante sencillo, y vemos que cada uno de los dos productos se multiplica por su cofactor, pues a_{22} es el cofactor de a_{11}, ya que es el elemento que queda al suprimir (o "tachar") la fila 1 y la columna 1, y es fácil comprobar lo mismo para los otros elementos.

Si sustituimos los elementos a_{pk} de la fila número "p" del determinante **A**, por los correspondientes elementos a_{qk} de la fila "q", (p$\neq$ q) , dos filas serán iguales, y por lo explicado antes, el valor del determinante será cero.

Por tanto:

Si $p \neq q$

$$\sum_{k=1}^{n} a_{qk} A_{pk} = 0$$

Si $p = q$

$$\sum_{k=1}^{n} a_{qk} A_{pk} = \sum_{k=1}^{n} a_{pk} A_{pk} = \det A$$

Este resultado es importante para la explicación que viene a continuación.

DEMOSTRACIÓN GENERAL DEL MÉTODO PARA HALLAR LA INVERSA DE UNA MATRIZ

Hemos visto que el valor de un determinante se halla aplicando la siguiente fórmula:

Si llamamos a_{jk} a los elementos del determinante, y A_{jk} a sus correspondientes "cofactores" (los "menores complementarios" con su signo correspondiente), la regla general es:

$$\det A = \sum_{K=1}^{N} a_{JK} A_{JK}$$

Y consideramos antes una "receta" en tres pasos para obtener la inversa de una matriz. Teníamos que hallar los cofactores del determinante correspondiente:

$$C_{11} = (-1)^{1+1}M_{11} = -1^2 \cdot d = d$$

$$C_{12} = (-1)^{1+2}M_{12} = -1^3 \cdot c = -c$$

$$C_{21} = (-1)^{2+1}M_{21} = -1^3 \cdot b = -b$$

$$C_{22} = (-1)^{2+2}M_{22} = -1^4 \cdot a = a$$

Colocando los cofactores como elementos de una matriz:

$$\begin{pmatrix} C_{11} & C_{12} \\ C_{21} & C_{22} \end{pmatrix} = \begin{pmatrix} d & -c \\ -b & a \end{pmatrix}$$

teníamos que hallar su "transpuesta" intercambiando filas por columnas:

$$\begin{pmatrix} C_{11} & C_{21} \\ C_{12} & C_{22} \end{pmatrix} = \begin{pmatrix} d & -b \\ -c & a \end{pmatrix}$$

a la que se le da el nombre de "Adjunta de la matriz A", y se escribe así:

$$\widehat{A} = \begin{pmatrix} C_{11} & C_{21} \\ C_{12} & C_{22} \end{pmatrix} = \begin{pmatrix} d & -b \\ -c & a \end{pmatrix}$$

y finalmente, dividiendo la adjunta por el determinante, obteníamos la inversa:

$$A^{-1} = \frac{\widehat{A}}{\det A} = \frac{1}{ad - cb} \begin{pmatrix} d & -b \\ -c & a \end{pmatrix}$$

Veremos ahora como esta fórmula es completamente general, y concuerda con lo que hemos tratado sobre determinantes.

Como la matriz adjunta de A, es la "transpuesta de cofactores", podemos poner:

$$A^{-1} = \frac{\widehat{A}}{\det A} = \frac{\left(A_{jk}\right)^T}{\det A} = \frac{\left(A_{kj}\right)}{\det A}$$

y tenemos que demostrar que:

$$AA^{-1} = A\left(\frac{\widehat{A}}{\det A}\right) = A\left[\frac{\left(A_{jk}\right)^T}{\det A}\right] = A\left[\frac{\left(A_{kj}\right)}{\det A}\right]$$

$$= I = \begin{pmatrix} 1 & 0 & \cdots & 0 \\ 0 & 1 & \cdots & 0 \\ \vdots & \cdots & \ddots & \vdots \\ 0 & 0 & \cdots & 1 \end{pmatrix}$$

Para esto efectuemos el producto:

$$A(A_{jk})^T = \begin{vmatrix} a_{11} & a_{12} & \cdots & a_{1n} \\ a_{21} & a_{22} & \cdots & a_{2n} \\ \vdots & \cdots & \cdots & \vdots \\ a_{n1} & a_{n2} & \cdots & a_{nn} \end{vmatrix} \begin{vmatrix} A_{11} & A_{21} & \cdots & A_{n1} \\ A_{12} & A_{22} & \cdots & A_{n2} \\ \vdots & \cdots & \vdots & \vdots \\ A_{1n} & A_{2n} & \cdots & A_{nn} \end{vmatrix}$$

(Podemos ver que en el segundo determinante, cuyos elementos son los cofactores, las "filas" han pasado a ser "columnas", de acuerdo a la definición de "transpuesta", que se indica con el símbolo $\left(A_{jk}\right)^{T}$)

Por la regla de multiplicación de determinantes, que es la misma que la de multiplicación de matrices, el elemento C_{pq} del determinante resultante es el resultado de la suma de productos de los elementos de la fila "q" del primer determinante por los elementos de la columna "p" del segundo:

$$C_{pq} = a_{q1}A_{p1} + a_{q2}A_{p2} + \cdots + a_{qn}A_{pn} = \sum_{k=1} a_{qp}A_{pk}$$

Pero antes hemos visto que:

Si $p \neq q$

$$\sum_{k=1}^{n} a_{qk} A_{pk} = 0$$

Si $p = q$

$$\sum_{k=1}^{n} a_{qk} A_{pk} = \sum_{k=1}^{n} a_{pk} A_{pk} = \det A$$

En el determinante resultante del producto, los únicos elementos en los que "p" es igual a "q", es decir, en los que sus dos subíndices son iguales, son los elementos de la diagonal principal.

Por tanto el resultado final del producto será:

$$A(A_{jk})^T = \begin{vmatrix} \det A & 0 & \cdots & 0 \\ 0 & \det A & \cdots & 0 \\ \vdots & \cdots & \cdots & \vdots \\ 0 & 0 & \cdots & \det A \end{vmatrix}$$

Y al dividir por el determinante:

$$\frac{A(A_{jk})^T}{\det A} = \frac{1}{\det A} \begin{vmatrix} \det A & 0 & \cdots & 0 \\ 0 & \det A & \cdots & 0 \\ \vdots & \cdots & \cdots & \vdots \\ 0 & 0 & \cdots & \det A \end{vmatrix} = \begin{pmatrix} 1 & 0 & \cdots & 0 \\ 0 & 1 & \cdots & 0 \\ \vdots & \cdots & \ddots & \vdots \\ 0 & 0 & \cdots & 1 \end{pmatrix}$$

Quedando así demostrado que:

$$AA^{-1} = A\left(\frac{\hat{A}}{\det A}\right) = A\left[\frac{(A_{jk})^T}{\det A}\right] = A\left[\frac{(A_{kj})}{\det A}\right]$$

$$= I = \begin{pmatrix} 1 & 0 & \cdots & 0 \\ 0 & 1 & \cdots & 0 \\ \vdots & \cdots & \ddots & \vdots \\ 0 & 0 & \cdots & 1 \end{pmatrix}$$

Y por tanto:

$$A^{-1} = \frac{\hat{A}}{\det A}$$

Pudiéndose usar esa fórmula para obtener la inversa de cualquier matriz.

DERIVADA DEL "TENSOR FUNDAMENTAL"

La importancia de esto para el cálculo tensorial, y su aplicación para obtener resultados en Relatividad general, está, entre otras cosas, en que, como se ha explicado en números anteriores, se necesita conocer la derivada del determinante "g", cuyos elementos son las cantidades g_{ik} que determinan la "métrica" de la variedad que se esté considerando, y en los símbolos de Christoffel, que son fundamentales para la teoría, aparecen sus derivadas;

$$\Gamma_{i,kl} = \frac{1}{2}\left(\frac{\partial g_{ik}}{\partial x^l} + \frac{\partial g_{li}}{\partial x^k} - \frac{\partial g_{kl}}{\partial x^i}\right)$$

$$\Gamma^i_{kl} = \frac{1}{2}g^{im}\left(\frac{\partial g_{mk}}{\partial x^l} + \frac{\partial g_{ml}}{\partial x^k} - \frac{\partial g_{kl}}{\partial x^m}\right)$$

Con lo que hemos considerado en este número, podemos usar la fórmula obtenida de la siguiente manera.

La matriz inversa de g_{ik} es g^{ik} , y de acuerdo a la fórmula obtenida:

$$A^{-1} = \frac{\hat{A}}{\det A}$$

podemos poner:

$$g^{ik} = \frac{\widehat{g_{ik}}}{g}$$

donde "g" es el determinante cuyos elementos son los g_{ik}

Pasando el denominador al primer miembro:

$$g^{ik} g = \widehat{g_{ik}}$$

y obtenemos así una expresión para los elementos adjuntos de los g_{ik}, que podemos usar en la expresión de la derivada del determinante "g"

Como el valor de un determinante es una "suma de productos" de la forma:

$$-a_{21}M_{21} + a_{22}M_{22} - a_{33}M_{33} + \cdots =$$

$$= -a_{21}(a_{12}a_{33} - a_{13}a_{32}) + a_{22}(a_{11}a_{33} - a_{13}a_{31}) - \cdots$$

para obtener su derivada, hay que derivar término a término, y sumar los resultados obtenidos, como en la derivada de una suma; a su vez la derivada de cada término será la derivada de un producto, y la regla para tal derivada es una suma de términos, en cada uno de los cuales se deriva un elemento del producto y se multiplica por los otros sin derivar y en cada término se deriva un elemento diferente, como se ve en la siguiente expresión:

$$d(a_{11}a_{22}a_{33}) = a'_{11}a_{22}a_{33} + a_{11}a'_{22}a_{33} + a_{11}a_{22}a'_{33}$$

donde el acento indica el factor que se deriva en cada término de la suma.

Los elementos que no se derivan en cada término, son los correspondientes adjuntos del término que se deriva.

De modo que la derivada del determinante "g", podemos expresarla de forma abreviada así:

$$dg = g^{ik} \; g \; dg_{ik}$$

Puesto que como hemos visto el producto:

$$g^{ik} \; g$$

son los correspondientes adjuntos de g_{ik} y la "suma" se da por sobreentendida, aunque no aparezca en la fórmula el símbolo de suma.

Será de mucha utilidad, para seguir avanzando en el entendimiento del cálculo tensorial, la fórmula que hemos obtenido para la derivada del determinante "g":

$$dg = g^{ik} \; g \; dg_{ik}$$

CONCLUSIÓN

Después de esta consideración sobre lo que se ha descubierto de la realidad en la que vivimos y de la que formamos parte, creo que merece la pena reflexionar sobre su significado. Tal vez haya muchas personas que piensen que no hay que buscar ningún "significado" o "sentido", y por supuesto pienso que hay que respetar la libertad de pensamiento de cada uno.

Las matemáticas que hemos considerado se aplican generalmente al estudio de cosas inanimadas, como las estrellas y los átomos; ¿somos capaces de imaginarnos las complejas "fórmulas" que serían necesarias para describir los complicados sistemas biológicos, los organismos vivos, los ecosistemas o el cerebro humano?; se considera "grandes matemáticos" a los que descubrieron las complicadas e ingeniosas relaciones que hemos analizado; ¿hay que considerar necesariamente irrazonables y anticientíficas a las personas que piensan que esas relaciones, y las increíblemente complejas que serían necesarias para describir la vida, señalan a la existencia de un "Gran Matemático"?

El famoso físico Paul Dirac, del que ya hemos hablado, que descubrió cómo fusionar la mecánica cuántica y la relatividad especial, y contribuyó así a una profunda e inesperada comprensión de la Tabla Periódica de los Elementos, el fundamento de toda la química, la bioquímica y la biología molecular, dijo, al hablar de sus descubrimientos, algo semejante a esto: "Uno podría expresar la situación diciendo que Dios es un matemático de orden muy elevado, y que Él usó matemática muy avanzada para crear el Universo".

Aunque a veces leemos, al explicar declaraciones como esa, que los científicos usan la expresión "Dios" en sentido metafórico, para referirse a lo que Einstein llamó "la *inteligencia* manifiesta en la naturaleza", al menos habría que admitir creo, que no se debería menospreciar a los que no pueden evitar asociar "matemática avanzada" e "inteligencia" con una "Mente Superior".

Hay científicos que consideran que hay que evitar relacionar de cualquier manera "ciencia" y "Dios", alegando que lo que llaman "el Dios de los vacíos", recurrir a la idea de "Dios" para explicar todo aquello que no se entiende plenamente, es un freno para la investigación científica (aunque hay una cantidad considerable de científicos que manifiestan creer en Dios).

A diferencia de esa manera de pensar, hay muchos que encuentran el respeto, curiosidad y admiración que generan en nosotros las cosas que nos rodean, como una fuerte motivación para seguir investigando, porque se "interesan intensamente en todas Sus maravillosas obras".

A lo largo de la historia, cómo hemos visto, muchos se han sentido intrigados y fascinados por las cosas asombrosas que nos rodean, y han buscado el mayor conocimiento y entendimiento posibles de ellas.

En la actualidad, según creemos, se sabe más que en ninguna época anterior de la que tengamos constancia, pero quizá uno de los mayores descubrimientos de nuestro tiempo es lo mucho que aún desconocemos; todo es mucho más complejo de lo que tal vez hayamos podido pensar, y la investigación sigue; y sin embargo funciona de manera coordinada.

Es cierto que muchas cosas perjudiciales que ocurren parecen deberse a que todo está muy desajustado, pero se reconoce que muchos de estos desajustes son resultado de la intervención humana;

desde cierta perspectiva podríamos pensar que vivimos en una realidad caótica, llena de peligros y descontrolada; pero tal vez lo que podría estar diciéndonos realmente la historia, y lo que se sabe actualmente, es que vivimos en una realidad en la que operan fuerzas demasiado poderosas y complejas, cómo para ser controladas y administradas de manera independiente por la humanidad sola.

Un ejemplo puede ser lo que les está ocurriendo a muchos ecosistemas, cuyo delicado equilibrio se ha visto trastocado por diversas razones; incluso parece que tendríamos que considerar a la Tierra entera, y hasta incluso a todo el Universo, del que la Tierra forma parte, como un gigantesco "ecosistema", en el que cada cosa que existe juega un papel, pero es un hecho que nuestra comprensión y nuestro poder son insuficientes para controlar algo de tal potencia y complejidad; aquí mismo en la biosfera de la Tierra, todo organismo tiene su función, incluidos los microorganismos, sin los cuales la vida no sería posible; por razones que no entendemos plenamente, parece que es cuando no están en el lugar que les corresponde, o cuando su cantidad se descontrola, o su estructura cambia, o nuestras defensas no funcionan como debieran, cuando causan daño; esto da énfasis al argumento anterior.

Los argumentos de tipo ontológico de los que hemos hablado, que han sido objeto de consideración desde la antigüedad, por parte de pensadores, filósofos, matemáticos y otros científicos, les han hecho llegar a conclusiones, de un tipo o de otro, sin necesidad de relacionarlos con los argumentos de diseño, reflexionando solamente sobre el tema de la "existencia" y el límite máximo de lo que existe; creo que sería difícil convencer a un matemático de que las "entidades abstractas" o "abstracciones", que estudia con tanto interés, no son algo real, independientemente de cual sea su postura filosófica sobre lo que son las matemáticas, o sobre la naturaleza de la "realidad" que tienen esas estructuras abstractas.

Pero aunque sean campos de estudio distintos, creo que podría haber una sutil conexión entre "ontología" y "diseño".

¿A qué conclusiones podemos llegar?

La ontología es la rama de la filosofía que se ocupa del tema de la existencia, de qué es lo que puede existir, del "Ser" y todo lo que se relaciona con un tema tan interesante e importante.

Parece claro que _algo existe_ , pues si no es así ¿qué es todo lo que hemos estado considerando en este libro?.

El pensamiento "solipsista", y otras formas de pensar que se asemejan, parecen llegar a la conclusión de que los descubrimientos que se han hecho hasta ahora, corroboran la idea de que "nada es real".

Lo que se ha desvelado parece que ha llevado a algunas personas a pensar así, o que confirma que es cierto lo que ya pensaban antes.

Pero los descubrimientos realizados hasta ahora no muestran que "nada existe en realidad"; lo que se ha descubierto más bien tiene que ver con la manera tan sorprendente en qué se genera lo que experimentamos como "realidad"; no se parece a la manera en que la experimentamos directamente a través de nuestros sentidos; esa experiencia directa es sumamente hermosa cuando pensamos en toda la belleza que se percibe en el mundo natural; pero la comprensión más profunda que se ha obtenido hasta ahora sobre cómo se genera, revela otro tipo de "belleza oculta" que nos deja atónitos, la belleza de unas ingeniosas y profundas relaciones, que nos llenan de admiración.

Los argumentos de tipo ontológico y los argumentos de diseño, parecen reforzarse mutuamente. Los argumentos ontológicos parecen llevar inevitablemente a la conclusión de la existencia del "Ser Supremo", y si es así, necesariamente todo lo demás que "llegue a ser" debe revelar también una "Inteligencia Infinita".

¿No podría ser ésta la idea, la "clave esencial", que estamos pasando por alto, haciendo uso de nuestro libre albedrío para actuar de manera independiente, en lugar de recurrir a una guía y dirección superiores, e incluso una intervención directa, que según muchos piensan, será necesaria?.

Todo lo que hemos considerado aquí, no parece que contradiga tal punto de vista, compartido por muchos; ¡más bien parece enfatizarlo!.

(Como dijimos al principio, el pensamiento llamado: "creacionista", que sostiene entre otras cosas, que todo lo que existe fue creado en seis días de veinticuatro horas, y hace solo unos pocos miles de años, se usa a menudo para mostrar la flagrante contradicción de la historia bíblica con los descubrimientos científicos; pero un entendimiento correcto del relato de los primeros capítulos del libro de "Génesis", analizando el significado de las palabras del lenguaje original en que fue escrito, revela más bien una sorprendente concordancia con las deducciones de la cosmología y la geología, en cuanto al estado inicial de la Tierra, y el orden progresivo general que condujo a la aparición de la vida)